Gesundheit und Fitness aus dem Reich der Mitte

Gesundheit und

Das offizielle Übungs-
handbuch der VR China,
herausgegeben von
Edward C. Chang

Fitness aus dem Reich der Mitte

Klassische chinesische
Atem- und
Bewegungsübungen
für jedermann

Ein O. W. Barth Buch im
Scherz Verlag

1. Auflage der Sonderausgabe 1989
Einzig berechtigte Übersetzung
aus dem Amerikanischen von Theo Kierdorf.
Titel der Originalausgabe: «Knocking at the Gate of Life».

Inhalt

Vorwort 9

1. Einführung in die Therapie mit Heilübungen

Die Entwicklung der Heilübungen in China 12
Die verschiedenen Arten von Heilübungen 13
Der Wert der Heilübungen 17
Was außerdem noch für Heilübungen spricht 18
Entwickeln einer Übungsroutine 19
Keine Übungen bei Fieber 20
Wie man sein Heilübungsprogramm selbst überwacht 20
Heilübungen in der Schule 21
Weitere Faktoren, die zur Selbstheilung beitragen 21

2. Heilübungen für alle

Das Spiel der Fünf Tiere 23
Stärkung durch *Yi Chin Ching* 28
Pa Tuan Chin – Die Acht Eleganten Übungen 37
Shih Erh Tuan Chin – Die Zwölf Eleganten Übungen 42
Chinesisches Taillentraining 45
Vom Nutzen des *T'ai Chi Ch'uan* 46
Warum *T'ai Chi* etwas Besonderes ist 48
Der Weg des *T'ai Chi Ch'uan* 49
Übungen aus der *T'ai-Chi*-Sequenz 50
Warum chinesische Massage einzigartig ist 50
Wie *Ch'i Kung* Energie und Gesundheit fördert 54
Wie *Ch'i Kung* Krankheiten lindert 55
Wie man *Ch'i Kung* meistert 56
Ch'i Kung Schritt für Schritt 57
Seltsame Gefühle beim Üben von *Ch'i Kung* 57
Fang Sung Kung – Entspannende Atmung 59
Ch'iang Chuang Kung – Kräftigende Atmung 60
Nei Yang Kung – Innerlich nährende Atmung 62
Atem- und Hockübung 64
T'ai-Chi-Übung mit dem Stab 65
Die alte Kunst des *Tsa Fu Pei* – An das Tor des Lebens klopfen 68
Li Shou – Was das Schwingen der Hände bewirken kann 69
Was beim Üben von *Li Shou* zu beachten ist 70
Vom Wert des Laufens für die Gesundheit 72
Weitere Gründe für Laufübungen 73
Wie weit, wie schnell und wie oft man laufen sollte 74
Regeln für das Laufen 75
Sonnenbad auf chinesische Art 77
Das perfekte Sonnenbad 77
Von den Vorzügen des Badens in kaltem Wasser 78
Kalte Bäder für jedermann 79
Luftbäder 80
Vorbeugende Augenübungen gegen Kurzsichtigkeit 81
Therapeutische Übungen bei Haarausfall 83

3. Bekämpfung von Herz- und Kreislaufkrankheiten

Wer üben sollte und wer nicht 85
Was Herzkranke beim Üben beachten sollten 87
Systematisches Gehprogramm für Herzkranke 88
Atemübungen für Herzpatienten 89
Heilübungen bei Bluthochdruck 89
Was Bluthochdruck-Patienten beim Training beachten sollten 91
Bluthochdruck und die sanfte Kunst des *Ch'i Kung* 92
Weitere Übungen zur Senkung des Blutdrucks 93
Übungen zur Behandlung von Arterienverhärtung und zur Vorbeugung gegen diese Krankheit 94
Heilübungen bei Erkrankungen der Koronararterien 97
Wieviel sollten Koronarpatienten trainieren? 99
Was Koronarpatienten beim Trainieren beachten sollten 101
Übungen zur Heilung von Koronarerkrankungen 102
Sequenz A: Vollständige Sequenz therapeutischer Übungen für Patienten mit Koronarerkrankungen 104
Sequenz B: Heilübungen für Patienten, die sich von einem Herzinfarkt erholen 106
Bürgersche Krankheit (Raucherbein) 107
Kann man Blutfleckenkrankheit durch Heilübungen verhindern? 108
Wärmen kalter Hände und Füße 109

4. Übungen für das Atemsystem

Vorbeugung gegen Erkältungen durch Selbstmassage 111
Chronische obstruktive Lungenkrankheit 111
Heilübungen bei Emphysem (Lungenblähung) 112
Übungen für Emphysemkranke 114
Fitneßübungen für Emphysemkranke 114
Atemübungen 115
Massieren der Brust 119
Hilfe für ältere Bronchitiskranke 119
Übungen bei Bronchialasthma 120
Übungen bei Silikose (Staublunge) 122
Was ist zu tun, wenn beim Üben Brustschmerzen auftreten? 124
Heilen von Rippenfellentzündung 125
Heilübungen bei Rippenfellentzündung, Sequenz 1 126
Heilübungen bei Rippenfellentzündung, Sequenz 2 127
Heilübungen bei Tuberkulose 128
Übungen für Tuberkulosekranke 129
Einige wichtige Punkte, die man beachten sollte 130

5. Verbesserung der Verdauung durch Körperübungen

Wie man Verstopfung heilt 132
Linderung von Verdauungsstörungen durch Massage 135
Stärkung der Bauchmuskulatur 136
Vorbeugung gegen Hämorrhoiden 137
Übungen zur Vorbeugung gegen Mastdarmvorfall 139
Selbstmassage bei Magen- und Darmerkrankungen 140
Heilung von Magen- und Darmgeschwüren 141
Wie Körperübungen bei Diabetes helfen können 142
Vorbeugung gegen Gallenblasenerkrankungen 143
Übungen für Hepatitispatienten 144

Diagnose und Behandlung von akuten Bauchschmerzen 145
Heilübungen bei Entzündungen des Dünn- und Dickdarms 148
Ch'i Kung und Magensenkung 149
Fettleibigkeit 150
Nei Chuang Kung (Übungen zur Erlangung innerer Stärke) 151
Kann man Fett durch Bauchmassage reduzieren? 154

6. Heilung von Erkrankungen des Nervensystems

Depression 156
Heilübungen bei Depression 157
Heilung von Schlaflosigkeit 158
Vorbeugung gegen Reise- oder Bewegungskrankheit (Kinetose) 159
Behandlung von Ischias durch Heilübungen 161
Gehirnerschütterung 162
Hilfe für Gelähmte 164
Heilübungen für Querschnittgelähmte 167
Fitneßübungen für Querschnittgelähmte 170
Übungen für epileptische Kinder 171
Therapeutische Übungen bei Lähmungen 171

7. Entspannen und Tonisieren von Muskeln und Knochen

Vorbeugung und Linderung von Arthritis 176
Körperübungen bei rheumatoider Arthritis 177
Übungen bei Verschleißerscheinungen der Wirbelsäule 179
Heilen von Arthritis der Schulter 181
Wie man «gefrorene» Schultern gelenkig macht 181
Übungen bei Schmerzen im Unterrücken 183
Heilung von Lendenschmerzen durch Körperübungen 186
Vorbeugung gegen Überlastungen des Knies 190
Heilübungen bei Knieüberlastungen 191
Mehr über das Kniegelenk 193
Heilübungen bei Schulter- und Nackenschmerzen 194
Korrektur runder Schultern 196
Übungen bei Plattfuß 197
Übungen zur Korrektur von Wirbelsäulenverkrümmungen 198
Übungen bei Verkrümmungen des Rückgrates nach vorne (Lordose) 202
Übungen bei Rundrücken 204
Übungen bei Hühnerbrust 205

8. Heilung von Erkrankungen des Urogenitalsystems

Übungen zur Erleichterung von Schwangerschaft und Geburt 207
Übungen während der Schwangerschaft 208
Übungen für die Zeit nach der Geburt 210
Weitere Übungen nach der Geburt 211
Übungen zur Linderung von Menstruationsbeschwerden 211
Die Muskeln des Beckenbodens 212
Heilung von Uterusvorfall 213
Therapeutische Übungen bei aufsteigenden Entzündungen der Geschlechtsorgane 215
Heilung von Blasenkatarrh (Zystitis) 216
Übungen bei Entzündungen von Prostata und Samenbläschen 217
Übungen bei Krampfaderbruch (Varikozele) 219

Register 221

Vorwort

Seit Präsident John F. Kennedys Appell an die Bevölkerung der USA, durch Körpertraining aktiv an der Verbesserung der Volksgesundheit mitzuwirken, ist die Zahl derer, die regelmäßig laufen, joggen, schwimmen und Fahrrad fahren, in den Vereinigten Staaten kontinuierlich gestiegen. Andere trainieren zu Hause oder im Büro mit mechanischen Übungsgeräten – Geräten zur Gewichtsverminderung, Übungsfahrrädern, Minitrampolinen, Rudergeräten und sogar Hanteln.

Doch immer noch ist die Zahl derer, die ihren Körper trainieren, relativ klein und besteht hauptsächlich aus der Gruppe der gesunden Jungen und Mittelalten. Zwar werden bei Schwangerschaft, Fettleibigkeit, Herzkrankheiten, Rückenschmerzen und anderen Muskelschmerzen gelegentlich spezielle Übungen ärztlich verordnet, doch Körpertraining zur Erhaltung der Gesundheit treiben bei uns meist die ohnehin Gesunden und Kräftigen.

Dies ging mir durch den Kopf, als ich während einer Chinareise im Jahre 1982 miterlebte, wie sich die Straßen der Stadt Kun Ming in den frühen Morgenstunden mit Menschen füllten. Einige liefen, andere trieben gymnastische Übungen verschiedenster Art, wieder andere übten *T'ai Chi.* Manche trainierten in Gruppen, die meisten jedoch waren mit individuellen Körperübungen beschäftigt.

Am Tor eines Parks am Seeufer versammelte sich schon vor sechs Uhr morgens eine Menschenmenge und wartete auf Einlaß. Als der Park geöffnet wurde, zeigten alle entweder einen Paß vor oder entrichteten ein geringes Eintrittsgeld. Damals wußte ich noch nicht, daß das, was sie dort taten, nicht zu vergleichen war mit jenem morgendlichen Konditionstraining, wie wir es in Amerika kennen. Sie klopften wirklich «an das Tor des Lebens», denn ihre Übungen dienten der Stärkung von Körper, Seele und Geist.

Nicht nur die große Zahl der Übenden und die Tatsache, daß alle individuelle Übungen ausführten, erstaunten mich. Noch stärker beeindruckte mich, daß fast alle Altersstufen vertreten waren. Kleine Kinder übten in Gruppen, und auch ältere, teilweise schon ziemlich gebrechliche Menschen waren bereits in diesen frühen Morgenstunden dabei. Einige von ihnen liefen zu zweit oder machten miteinander Gymnastik.

Später am Tag, zur Zeit unserer Kaffee- oder Mittagspause, strömten Menschen aus Schulen, Krankenhäusern und anderen großen Gebäuden auf die Höfe oder auf nahe gelegene Grünflächen und begannen erneut mit Körperübungen, meist in Gruppen. Einige spielten Basketball, andere trieben Gymnastik, wieder andere machten *T'ai Chi,* und auch jetzt wieder waren ein paar mit ganz individuellen Übungen beschäftigt.

Als ich die traditionelle Medizin der Chinesen kennenlernte, erfuhr ich bald, daß Akupunktur nur ein kleiner Teil dessen ist, was heute als «traditionelle chinesische Medizin» oder kurz TCM bezeichnet wird. Diese medizinische Tradition umfaßt von alters her Kräuterheilkunde, Akupunktur, Moxibustion, Physiotherapie, diätetische Anweisungen, Atemübungen und gymnastische Übungen. Mit den Atemübungen und den gymnastischen Übungen verbindet man in China außerdem Haltungsübungen und meditative Techniken.

Mit Hilfe dieser Methoden werden in China viele von uns in der westlichen Welt als «chronisch» bezeichnete Krankheiten geheilt oder gelindert, so daß man auf Medikamente weitgehend verzichten kann. Deshalb werden in diesem Buch oft Heilübungen, Massagen oder krankengymnastische Techniken als Teil der Behandlung bestimmter Krankheiten empfohlen.

Meines Wissens gab es bisher noch kein so umfassendes Buch zu diesem Thema in englischer Sprache wie das vorliegende. Es wurde in China von Dr. Cho Ta Hung geschrieben und von Dr. Edward Chang vom Albany State College, Georgia, für westliche Leser bearbeitet und herausgegeben. Es beschreibt die sieben Übungskategorien, die Auswirkungen der einzelnen Übungen, die jeweils notwendigen Vorsichtsmaßnahmen und sogar die mit manchen Übungen verbundenen Gefahren. Jede Übung wird bestimmten Krankheiten und Organen zugeordnet. Manchmal werden auch die energetischen Meridiane erwähnt, mit deren Hilfe die jeweiligen Krankheiten behandelt werden können. Die Übungsbeschreibungen sind sehr genau. Es gibt sehr sanfte Übungen – Bewegungen der Zehen oder Finger oder «Starren» – in Verbindung mit geistigen Haltungen und Atemübungen. Es gibt aber auch sehr kraftvolle Übungen. Bei einigen Übungen werden Verhaltensweisen von Tieren nachgeahmt – etwa die des Affen, des Bären oder des Tigers. Auch wird die Massage bestimmter Akupunkturpunkte empfohlen sowie heiße oder kalte Bäder und Sonnenbäder.

Die Übungsbeschreibungen umfassen Zungenbewegungen, Zähneklappern, Selbstmassage mit «Klopf»-Techniken, bestimmte geistige Haltungen und visuelle Vorstellungen wie zum Beispiel «Berge-Versetzen». In einigen Fällen werden gymnastische Übungen und Gruppensport angeraten – sogar für Gelähmte. Die Körper-Geist-Verbindung spielt dabei eine wichtige Rolle. Viele dieser Übungen könnte man auch als eine Art physischer Meditation bezeichnen.

Heilübungen vermögen Krankheiten vorzubeugen oder zumindest deren weiteres Fortschreiten aufzuhalten. Auch helfen sie, den Medikamentenkonsum einzuschränken, da sie die unangenehmen Symptome der Krankheiten verringern. Häufig wird eine Verbesserung des Zustandes erzielt, manchmal sogar die vollständige Genesung.

Dieses Buch ermöglicht es dem Patienten, sich aktiv an der Behandlung zu beteiligen. Das wirkt sehr ermutigend.

Eine Vielzahl von Krankheiten jedes Körpersystems wird spezifisch beschrieben, unter anderem Kurzsichtigkeit, Nerventaubheit, Hepatitis, Bluthochdruck, Koronarerkrankungen, Bürgersche Krankheit

(Raucherbein), Menstruationsbeschwerden, Schwangerschaft, Prostatitis, Verdauungsstörungen, Skoliose, Arthritis, Knieverletzungen, Hämorrhoiden, Haut- und Haarerkrankungen, Schwitzen an Händen und Füßen, Emphyseme, Staublunge, Hühnerbrust, Asthma, Epilepsie, Plattfüße und viele andere. Übungen bei einseitiger Lähmung und bei Querschnittslähmung werden ebenfalls beschrieben, mit deren Hilfe der Patient lernen kann, sich zu erheben und neben dem Bett zu stehen.

Auch die Pathophysiologie der Krankheiten wird dargestellt, was Einblick in die Wirkungsweise der Übungen gibt.

Als Arzt und Akupunkteur kann ich bestätigen, daß die Übungen geeignet sind, den energetischen Zustand der verschiedensten körperlichen und geistigen Funktionen zu verändern und zu verbessern. Die Vorstellung einer *energetischen Physiologie* des Körpers ist stets ein wichtiger Aspekt der medizinischen Wissenschaft des Orients gewesen, so wie es die *biochemische und zellulare Physiologie* in der westlichen Medizin sind.

Ich bewundere die Klarheit und Detailgenauigkeit sowie die umfassende Perspektive von Dr. Chos Buch. Dr. Changs Übersetzung ist hoch anzurechnen, daß sie den Geist des Originals treffend wiedergibt.

Dieses Buch vermag fast jedem etwas zu bieten – Jungen und Alten, Starken und Schwachen, Ängstlichen und Entschlossenen. Dies ist ein wundervolles Handbuch für Laien, für Gesunde wie für Kranke. Auch Heilkundigen jeder Art bietet es äußerst nützliche Tips für die Behandlung. Zum potentiellen Interessentenkreis zählen: Masseure und Krankengymnasten, Akupunkteure, Augenärzte, Gynäkologen, Internisten, Urologen, Orthopäden, Neurologen und natürlich Psychotherapeuten.

Ich bin sicher, daß Sie als Leser an diesem Buch Ihre Freude haben werden. Beim Lesen wird Ihnen vermutlich häufig der Gedanke kommen, daß eine bestimmte Übung für Sie selbst oder für Menschen Ihres Bekanntenkreises von Nutzen sein könnte. Suchen Sie sich die Übungen aus, die für Sie persönlich die besten sind.

Dieses Buch, das in der Tradition des Fernen Ostens geschrieben ist, bietet dem Westen die Chance, auch diese Möglichkeiten für ein gesünderes Leben zu nutzen.

Dr. med. Haig Ignatius,
Vizepräsident des
«Traditional Acupuncture Institute»

1. Einführung in die Therapie mit Heilübungen

In China trifft man in den Morgenstunden überall Männer und Frauen beim Körpertraining an. Sie alle arbeiten an der Wiederherstellung oder Erhaltung ihrer Gesundheit mit Hilfe von Heilübungen.

Heilübungen sind Körperübungen, deren therapeutischer Wert erwiesen ist. Sie vermögen bestimmte Krankheiten zu heilen und ihrer Entstehung vorzubeugen.

Heilübungen unterscheiden sich von anderen therapeutischen Methoden in verschiedener Hinsicht. Sie sind hauptsächlich für Menschen gedacht, die krank oder körperlich schwach sind – allerdings nicht nur für diese. Man setzt Heilübungen häufig zur Behandlung chronischer Erkrankungen ein.

Welche Übungen jeweils verordnet werden, hängt von der Art der Krankheit, vom Allgemeinzustand des Patienten sowie von seinen Lebensgewohnheiten ab. Da es sich um individuell praktizierte Übungen handelt, kann man sie speziellen Bedürfnissen anpassen. Jedoch sollte dies möglichst unter Anleitung eines erfahrenen Heilkundigen geschehen. Insbesondere für ältere und körperlich schwache Menschen sind Heilübungen zur Verbesserung ihres gesundheitlichen Allgemeinzustandes zu empfehlen.

Heilübungen unterscheiden sich von anderen therapeutischen Methoden, da sie vom Patienten Aktivität erfordern. Sie verlassen sich nicht wie Medikamente und chirurgische Eingriffe auf eine sozusagen automatisch eintretende Wirkung, sondern sie fördern die Eigeninitiative des Patienten bei der Verbesserung seines Gesundheitszustandes und damit gleichzeitig seiner physiologischen Funktionen.

Bei Heilübungen geht es oft um die Koordination von Geist und Körper. Deshalb sind *Ch'i Kung* (Die Kunst des Atmens) und *T'ai Chi Ch'uan* (Die Übung des Höchsten Prinzips) besonders wirksam bei der Behandlung von Krankheiten mit einer starken emotionalen Komponente, etwa bei Kolitis (Dickdarmkatarrh), Depression, Bluthochdruck und bei Magengeschwüren.

Die Entwicklung der Heilübungen in China

Obgleich der Begriff «Heilübungen» relativ neu ist, kann man die Verwendung von Körperübungen als therapeutische Methode in China bis ins erste Jahrtausend v. Chr. zurückverfolgen. Die alten Chinesen entdeckten vermutlich rein zufällig, als sie bei schwerer körperlicher Arbeit ihre schmerzenden Muskeln rieben und drückten, daß man durch Massage und Körperübungen Schmerzen lindern und die Bewegungsfähigkeit verbessern kann.

Sogar schon zur Zeit von T'an Yao (2360 v. Chr.) war der Tanz bei den Chinesen als Therapieform anerkannt. In der «Zeit der kämpfenden Reiche» (403–221 v. Chr.), führten die Taoisten *Tao Yin* (psycho-physiologische Übungen) und *Ta Na* (Atemübungen) als wirksame Methoden zur Behandlung bestimmter Krankheiten und zur Vorbeugung ein. Kürzlich fanden Archäologen in Changsha bei Ausgrabungen zusammen mit anderen Artefakten Reste alter Brokatseide mit den Abbildungen verschiedener Körperpositionen, die bei der Meditation und bei bestimmten Übungen eingenommen wurden. Dies untermauert die weit zurückreichende Tradition therapeutischer Körperübungen in China.

Gegen Ende der Han-Dynastie empfahl ein Arzt namens Hua To (141–203) Körperübungen zur Stärkung der Widerstandsfähigkeit gegen Krankheiten. Sein Heilübungssystem wird *Wu Ch'in Hsi* genannt (Spiel der fünf Tiere). Dabei werden die Bewegungen des Tigers, des Hirschs, des Bären, des Affen und des Vogels nachgeahmt. Aus späterer Zeit stammen *T'ai Chi Ch'uan*, *Pa Tuan Chin* (Die Acht Eleganten Übungen) und *Shih Erh Tuan Chin* (Die Zwölf Eleganten Übungen), um nur einige sehr bekannte Übungen zu nennen. Sie erwiesen sich als äußerst wirksam zur Prophylaxe. Schriften wie das *Nei Ching* (Das klassische Werk der inneren Medizin) und *Tsien Chin Fang* (Das Buch der tausend Verschreibungen) verzeichnen die Geschichte der Heilübungen und ihrer Methoden.

Die verschiedenen Arten von Heilübungen

Man unterscheidet sieben Kategorien von Heilübungen: therapeutische Gymnastik, Übungstherapie, mechanische Therapie, *Ch'i Kung* (Die Kunst des Atmens), *An Mu* (Massage), Naturbäder (Wasser- und Luftbäder bei verschiedensten Temperaturen sowie Sonnenbäder) und entspannende Freizeitaktivitäten.

Therapeutische Gymnastik

Von allen Arten von Heilübungen ist die therapeutische Gymnastik wegen ihrer außerordentlichen Wirkung die wichtigste. Jede Übung hat eine bestimmte Funktion bei der Heilung einer speziellen Krankheit. Beispielsweise verwendet man bei chronischer Bronchitis andere therapeutische Übungen als zur Linderung von Schmerzen im Bereich der Taille und der Beine. Übungen bei Bluthochdruck sind von denen zur Behandlung von Emphysem (Lungenblähung) sehr verschieden.

Bei der therapeutischen Gymnastik werden gewöhnlich fünf bis zwanzig Übungsserien nacheinander geübt. Jede Übung erfordert eine spezielle Vorbereitung und eine bestimmte Haltung, hat ein anderes Übungsziel und wird unterschiedlich oft wiederholt. Wichtiger als die Quantität und Variationsbreite der Übungen ist allerdings ihre Qualität. Manchmal erzielt man durch einige Wiederholungen der wichtigsten Übung die gleichen Heilerfolge wie durch die gesamte Serie.

Übungstherapie

Durch Übungstherapie kann man bestimmte Krankheiten behandeln sowie ihrer Entstehung vorbeugen. Zu dieser Kategorie von Heilübungen gehören *T'ai Chi Ch'uan*, verschiedene gymnastische Übungen, Gehen Fahrradfahren, Kanufahren, Wanderungen und andere weniger anstrengende Sportarten. Im allgemeinen ist Übungstherapie zur Verbesserung der Herzfunktion und zur Stärkung der Lungen wirksamer als therapeutische Gymnastik. Wenn der Patient kräftig genug ist, wird Übungstherapie häufig bei chronischen Krankheiten empfohlen.

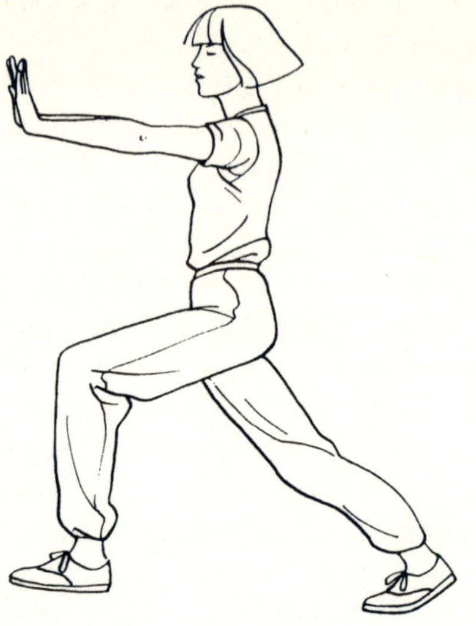

Abb. 2 Übungstherapie

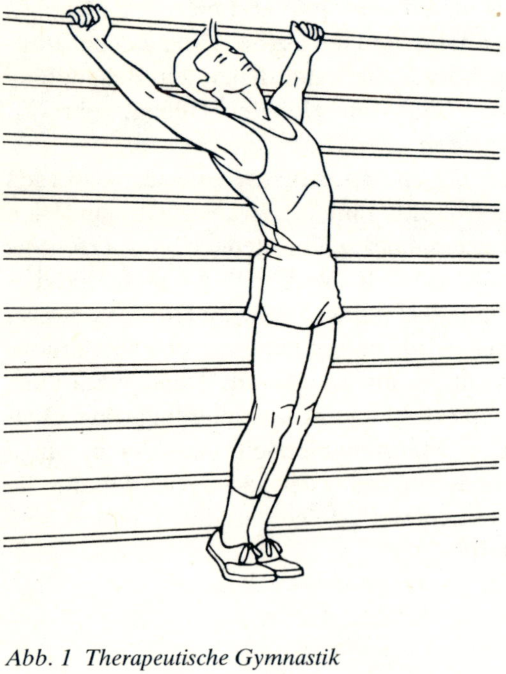

Abb. 1 Therapeutische Gymnastik

Therapie mit mechanischen Hilfsmitteln

Diese Übungen erfordern besondere Geräte. Sie dienen der Wiederherstellung der normalen Funktionsfähigkeit der Glieder und Gelenke und der Behebung von Deformationen. Ein Übungsfahrrad dient beispielsweise dazu, die Beinmuskeln zu stärken. Es gibt auch Räder zur Verbesserung der Funktionsfähigkeit der Schultergelenke (Abb. 3).

Ch'i Kung

Ch'i Kung verbindet geistige Konzentration mit Atemübungen. Dies ist eine Methode zur Pflege und Nährung von *Ch'i*, dem Energiefluß im Körper. Die Chinesen haben herausgefunden, daß *Ch'i Kung* bei vielen chronischen Krankheiten heilend wirkt, etwa bei Depression, Bluthochdruck, Magengeschwüren und Entzündungen des Zwölffingerdarms.

An Mu

An Mu (Massage) kann vom Patienten selbst oder von einem Masseur durchgeführt werden. Sie kann Schmerzen lindern, Blut- und Lymphkreislauf fördern, die Muskeln beweglicher machen und entspannen, die Verdauung verbessern und Müdigkeit verringern.

Naturbäder

Bäder in Wasser, Sonnenlicht und frischer Luft in Zusammenhang mit anderen Arten von Heilübungen verbessern den gesundheitlichen Allgemeinzustand.

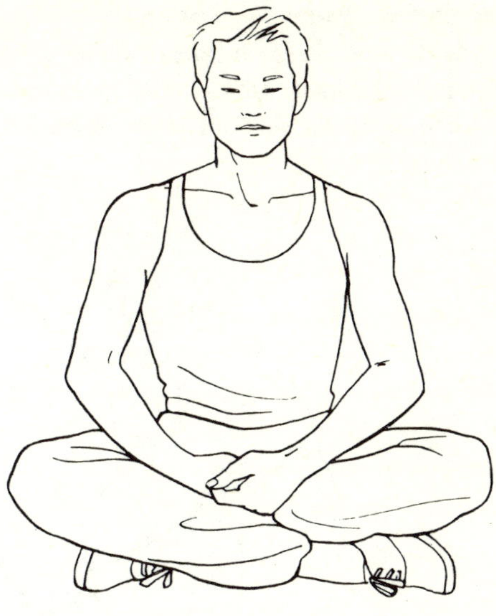

Abb. 4 Ch'i-Kung-Atmung

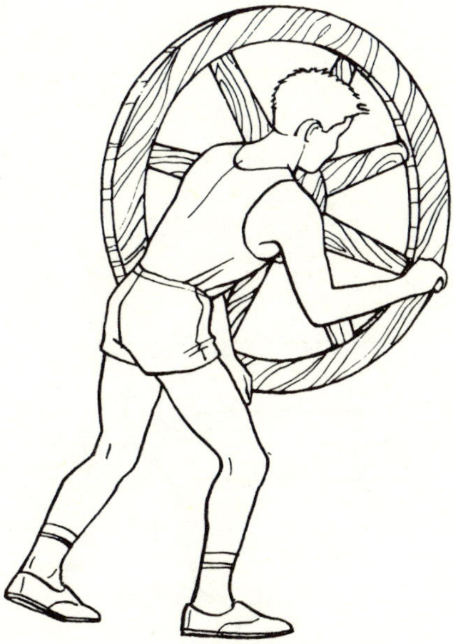

Abb. 3 Therapie mit mechanischen Hilfsmitteln

Entspannende Freizeitaktivitäten

Freizeitbeschäftigungen wie Gärtnern, Stricken und andere Hobbys stärken nicht nur die Muskeln, sondern entspannen auch das Nervensystem. So wird körperlicher Ausgleich mit der Förderung der physischen und psychischen Gesundheit verbunden.

Keine Art von Heilübungen und keine Form physischer Therapie darf als Allheilmittel angesehen werden. Wie jede therapeutische Methode haben natürlich auch Heilübungen ihre Grenzen. Eine Übung mag bei bestimmten Krankheiten besonders nützlich sein, bei anderen kaum wirken. Nach Ansicht chinesischer Ärzte sind Heilübungen am wirksamsten bei der Behandlung der folgenden Arten von Krankheiten:

- Chronische Krankheiten im Bereich der Atmungs-, Verdauungs-, Herz-Kreislauf-

und Genitalsysteme. Therapeutische Übungen helfen bei Lungentuberkulose, Emphysemen, chronischem Luftröhrenkatarrh, Bronchialasthma, chronischer Verstopfung, Hämorrhoiden, Anus- und Uterusvorfall, Magensenkung und Bluthochdruck. Man kann sie auch zur Behandlung von Depressionen und Arthritis einsetzen. Sie stärken

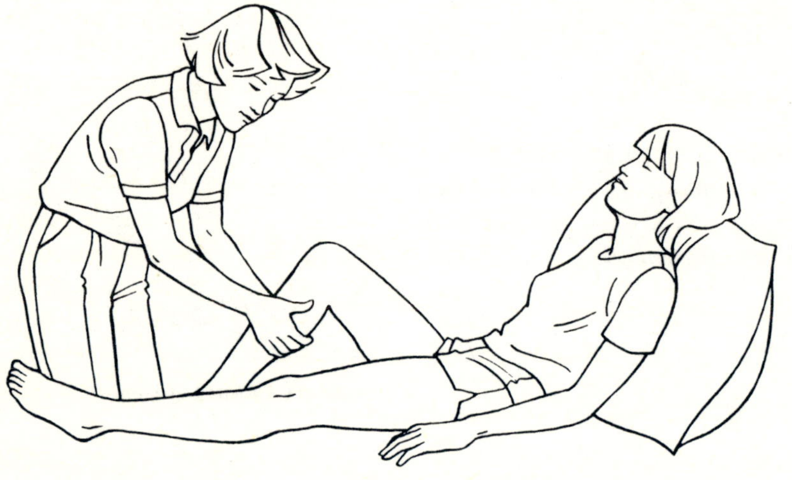

Abb. 5 An Mu (Massage)

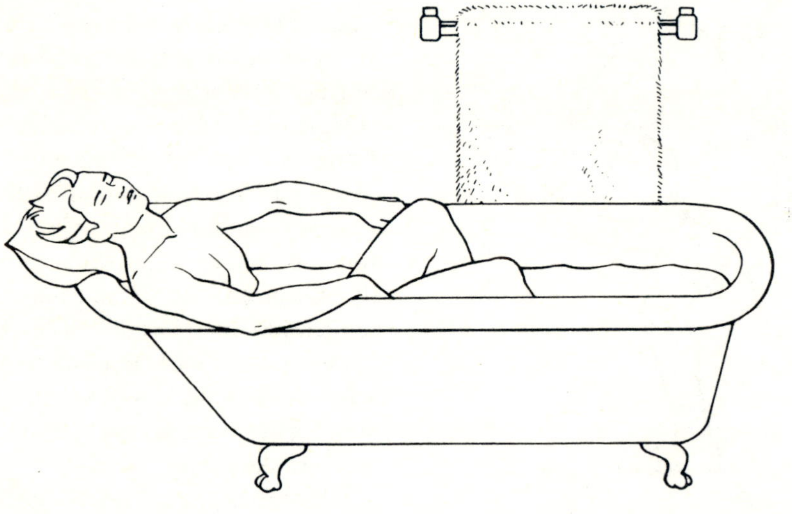

Abb. 6 Wassertherapie

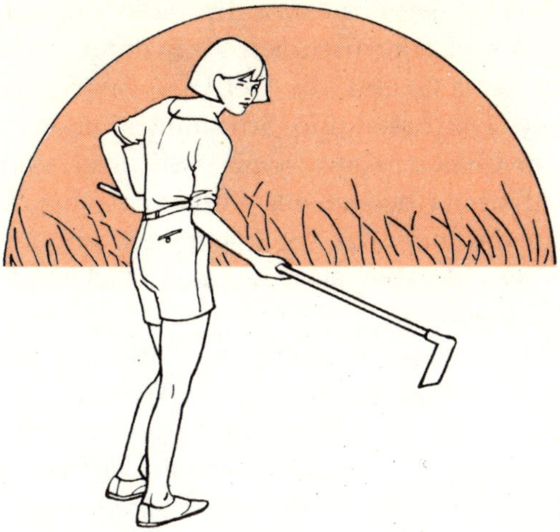

Abb. 7 Entspannende Freizeitaktivitäten

die Funktion der inneren Organe, erhöhen die Widerstandsfähigkeit des Körpers, lindern Symptome und verhindern das weitere Fortschreiten der Krankheit.

- Lähmung infolge von Nervenverletzungen oder verminderter Blutzufuhr im Gehirn.
- Gelenkversteifung infolge von Verletzungen oder von Arthritis.
- Abnorme Haltung infolge von Wirbelsäulenverkrümmung oder andere orthopädische Probleme sind ebenfalls in gewissen Maßen korrigierbar – sogar Plattfüße, wenn es sich nicht um sehr schwere Fälle handelt.

Der Wert der Heilübungen

Heilübungen helfen, Krankheiten zu heilen. Sowohl wissenschaftliche Untersuchungen als auch Erfahrungsberichte von Patienten, die solche Übungen praktiziert haben, bestätigen dies.

Therapeutische Übungen verhindern und bekämpfen Krankheiten. Einige Krankheiten haben ihren Ursprung in Arbeitsgewohnheiten. Wenn ein Mensch beispielsweise die meiste Zeit über am Tisch arbeitet und sich nicht viel bewegt, so wird seine Bauchmuskulatur schlaff und sein Darm träge. Das kann chronische Verstopfung zur Folge haben.

Andere Menschen entwickeln Neurasthenie (Nervenschwäche), ein verbreiteter körperlich/geistiger Zustand, der sich durch Lethargie, Depressionen, Müdigkeit und manchmal durch Schlaflosigkeit äußert. Die Ursache ist einseitige Konzentration auf geistige Aktivitäten ohne irgendeine Form physischen Ausgleichs. Ein Gleichgewicht zwischen geistiger und körperlicher Aktivität sollte das Ziel jeder Behandlung sein.

Krankheiten, die durch Herz- und Lungenschwäche entstehen – z. B. Emphyseme und chronische Kreislaufstörungen –, können durch Heilübungen erfolgreich behandelt werden. Durch solche Übungen werden die Lungen und das Herz gestärkt, also die Atmungs- und die Kreislauffunktion. Manchmal verschwinden die Symptome völlig.

Bei Krankheiten wie Tuberkulose, Bluthochdruck und Diabetes im akuten Stadium ist medikamentöse Behandlung erforderlich. Sind die Organe des Patienten jedoch zu schwach bzw. ist ihre Funktion zu sehr geschwächt, um reagieren zu können, so ist medikamentöse Behandlung nicht immer zu empfehlen. Regelmäßige Heilübungen stärken in solchen Fällen die inneren Organe und verbessern die Effizienz der Stoffwechselprozesse, was es dem Körper erst ermöglicht, in der gewünschten Weise auf Medikamente zu reagieren. Dies ist eine der möglichen sekundären Auswirkungen von Heilübungen.

Manchmal sind Patienten, die an chronischen Krankheiten leiden, so lethargisch, daß sie kein Interesse mehr an irgendeiner Form körperlicher Aktivität haben. Dadurch werden die physiologischen Funktionen ihres Körpers geschwächt. Mangel an körperlicher Übung über längere Zeit kann sich in Symptomen wie Depression, Atembeschwerden, Kreislaufstörungen, Herzschwäche, Verdauungsstörungen, Stoffwechselstörungen, Muskelverhärtung und Muskelschwund äußern. Diese Menschen sind häufig auch anfällig für andere Krankheiten, abgesehen davon, daß sie kaum von den ursprünglichen genesen. Der Betroffene könnte jedoch am Heilprozeß erheblich mitwirken, wenn er durch gezielte Übungen die Funktionsfähigkeit seiner wichtigsten inneren Organe verbessern würde, die die Atmung und den Kreislauf regulieren und das Verdauungssystem aktivieren. Solche Übungen können ein entscheidender Schritt zur Wiedererlangung der Gesundheit sein.

Bei einigen Krankheiten wird hauptsächlich die Bewegungsfähigkeit beeinträchtigt, so etwa bei Gelenksteifheit und bei Verhärtung, Versteifung oder Lähmung von Muskeln. Diese Beeinträchtigungen kann man durch adäquate Übungen reduzieren. Gymnastik verbessert die Beweglichkeit der Gelenke, stärkt Nerven und Muskeln und hilft, die Kontrolle über die Bewegungsfähigkeit der Muskeln wiederzuerlangen.

Was außerdem noch für Heilübungen spricht

Der Vorsitzende Mao Tse-Tung hat sich immer sehr für Körperübungen als Mittel zur Verbesserung der Gesundheit des chinesischen Volkes eingesetzt. Er unterstützte alle Arten von körperlichen Aktivitäten, unter anderem Gymnastik, Wettkampfsport, Laufen, Fahrradfahren, Schwimmen und *T'ai Chi Ch'uan*. Unter seiner Schirmherrschaft hat China bedeutende Fortschritte bei der Entwicklung der Heilmethoden gemacht, unter anderem auch auf dem Gebiet der Heilübungen.

Man mag fragen, warum die Patienten üben sollen, wenn die Medizin die Arbeit auch alleine tun kann. Solche Fragen tauchen insbesondere angesichts der enormen Fortschritte der modernen Medizin auf. Heilübungen haben jedoch einen einzigartigen therapeutischen Wert, der bei anderen Arten der Behandlung nicht zu finden ist. Obgleich man viele chronische Krankheiten auch ausschließlich medikamentös behandeln kann, vermögen therapeutische Übungen die Genesung und vollständige Wiederherstellung der Gesundheit erheblich zu beschleunigen. Klinische Erfahrung lehrt, daß Medikamente allein die meisten Probleme nicht zu lösen vermögen. Wenn die Medikamente hingegen in Verbindung mit Heilübungen eingesetzt werden, so verstärkt das eine die Wirkung des anderen. Der Nutzeffekt für den Patienten kann erheblich sein.

Die Vorteile von Heilübungen sind vielfältig. Zum einen sind sie leicht zu praktizieren. Außerdem sind sie fast kostenlos, erfordern keine besonderen Hilfsmittel, und ihre therapeutischen Wirkungen sind offensichtlich. Im folgenden sind einige der Vorteile aufgeführt, die sich bei regelmäßigem und systematischem Praktizieren therapeutischer Übungen einstellen:

- Die Funktionsfähigkeit des Herzens, der Lungen und der Gelenke wird verbessert.

Die Entwicklung der Muskeln wird auf eine Weise gefördert, wie medikamentöse Therapie es nicht vermag.

- Heilübungen sind ganzheitliche Therapie. Im Gegensatz zu anderen Therapien, die sich nur auf den jeweiligen kranken Bereich beschränken, wirken Heilübungen auf den ganzen Körper, indem sie das Nervensystem und den Blutkreislauf tonisieren. Sie verbessern auch die Fähigkeit des Körpers, Nährstoffe zu absorbieren und zu transportieren, wodurch die Körperabwehr gestärkt wird.
- Heilübungen sind eine Form der Selbsthilfetherapie. Der Patient nimmt aktiv am Behandlungsprozeß teil. Dadurch entwickelt er eine positivere Einstellung zur Behandlung und Vertrauen in seine eigenen Einflußmöglichkeiten auf den Genesungsprozeß. All dies kann die Genesung beschleunigen.
- Heilübungen sind natürliche Therapie. Sie bauen auf die Fähigkeit jedes Menschen – Mann wie Frau, jung wie alt – zu üben. Wenn man den Anweisungen korrekt folgt, treten auch keine negativen Nebenwirkungen auf.
- Heilübungen sind eine präventive Methode, und Vorbeugen ist natürlich besser als Heilen. Im allgemeinen sind Krankheiten sowohl auf äußere als auch auf innere Faktoren zurückzuführen. Wenn es uns gelingt, unsere physische Kraft und die Fähigkeit unseres Körpers, Krankheiten abzuwehren, zu stärken, so sind wir wahrscheinlich auch bei ungünstigen äußeren Umständen weniger anfällig für Krankheiten. Wir alle wissen, daß unter ähnlichen Bedingungen manche Menschen krank werden, während andere gesund bleiben. Der Grund ist, daß ein gesunder Mensch der Invasion der Krankheitserreger Widerstand zu leisten vermag, da seine inneren Funktionen intakt sind. Heilübungen fördern diese Funktionsfähigkeit und wirken so vorbeugend gegen Krankheiten.

Entwickeln einer Übungsroutine

Um die gewünschten Resultate zu erzielen, muß man Heilübungen regelmäßig praktizieren. Der Grund dafür ist sehr einfach: Es dauert eine Weile, Muskeln zu stärken, die Beweglichkeit der Gelenke oder die Funktionsfähigkeit des Herzens und der Lungen zu verbessern. Die Besserung tritt allmählich ein, und zwar proportional zur bei den Übungen aufgewandten Zeit.

Wenn Sie also Heilübungen praktizieren wollen, so tun Sie dies regelmäßig über eine lange Zeit. Ein aufbauendes und systematisches Programm bringt die besten Resultate. Die Übungen sollten allmählich von einfachen zu komplexeren fortschreiten sowie von den leichteren zu den anstrengenderen. Der gesamte Behandlungsverlauf sollte systematisch geplant sein.

Jeder Mann über 35 und jede Frau über 40, der oder die im bisherigen Leben viel gesessen hat, sollten einen Arzt zu Rate ziehen, bevor er oder sie mit der Realisation eines Übungsprogramms beginnt. Insbesondere Menschen, bei denen die Gefahr einer Koronarerkrankung besteht, sollten sich vorsichtshalber einem Belastungstest unterziehen. Dann wissen sie sicher, ob es wirklich ungefährlich für sie ist, Heilübungen zu praktizieren, bzw. in welchen Grenzen sie es risikolos tun können. Risiken, die zu einer Koronarerkrankung führen können, umfassen Bluthochdruck, Diabetes, Rauchen, einen erhöhten Cholesterinspiegel und das Auftreten von Koronarerkrankungen bei engen Familienangehörigen.

Keine Übungen bei Fieber

Es ist nicht ratsam, bei Fieber zu üben. Insbesondere anstrengende Übungen können den Körper dann schädigen. Bei Fieber produziert der Körper verstärkt Wärme. Wenn man in diesem Zustand übt, werden die aufgrund des Fiebers ohnehin verstärkten Stoffwechselreaktionen und die erhöhte Wärmeproduktion noch weiter intensiviert, wodurch die Körpertemperatur so stark ansteigen kann, daß der Körper geschädigt wird.
Bei Fieber durchlaufen die Proteine im Gewebe chemische Veränderungsprozesse, und die Vitamine werden schneller verbraucht. Körperübungen bei Fieber beschleunigen den Stoffwechsel und verringern die Widerstandsfähigkeit gegen Krankheiten. Außerdem muß das Herz pro zusätzlichem Grad Körpertemperatur 10- bis 20mal mehr in der Minute schlagen. Diese erhöhte Leistung belastet das Herz stark. Durch zusätzliche anstrengende Körperübungen wird das Herz noch stärker belastet, was zu Fehlfunktion führen kann.
Man denke auch daran, daß Fieber oft ein Symptom von Infektionskrankheiten im Frühstadium ist. In diesem Zustand braucht ein Mensch vor allem viel Ruhe, keine Körperübungen.
Obgleich Heilübungen bei Fieber allgemein nicht ratsam sind, kann ein Patient mit einer chronischen Krankheit bei nur geringfügiger Temperaturerhöhung *ein wenig* Gehen und *Ch'i Kung* praktizieren.
Grundsätzlich gilt jedoch, daß Körperübungen im akuten Stadium einer Krankheit mehr schaden als nützen. Es kann zu Komplikationen wie dem Riß eines Aneurismas (Pulsaderaussackung) kommen – einer Ausbuchtung in der Wand einer Vene, Arterie oder des Herzens.

Wie man sein Heilübungsprogramm selbst überwacht

Da Heilübungen einfach und leicht zu praktizieren sind, können chronisch Kranke die therapeutischen Übungen nach Anweisung ihres Arztes im Krankenhaus oder zu Hause selbständig ausführen. Doch muß der Patient seine Fortschritte genau überwachen.
Das bedeutet, daß man die eigenen Körperreaktionen während des Übens beobachten muß. Dies ermöglicht, Intensität, Stil und die Art der Übungen der jeweiligen Situation anzupassen.
Therapeutische Übungen lassen sich in drei Intensitätsgrade unterteilen, entsprechend den unmittelbar im Anschluß an die Übung gemessenen Pulsfrequenzen. Bei einem gesunden Erwachsenen, der normalerweise eine Pulsfrequenz von 60 bis 80 Schlägen pro Minute hat, kann der Puls nach sehr anstrengenden Übungen auf 120 bis 140 steigen, nach mittelschweren Übungen auf 90 bis 110. Bei relativ leichten Übungen bleibt der Puls entweder normal, oder er steigt um zehn Schläge. Bei Heilübungen bleibt der Puls meist unter 110.
Tritt nach den Übungen eines der folgenden Symptome auf, so ist es besser, die Übungen fürs erste einzustellen: Fieber, Schlaflosigkeit, Gewichtsverlust, Mattigkeit, eine allgemeine Verschlechterung des Gesundheitszustandes, Schmerzen oder Schwellungen.

Diese Symptome können auf Überanstrengung hinweisen. Gelegentlich treten sie auch auf, wenn man sich nicht genau an die Instruktionen gehalten hat. Wenn Sie eines dieser Symptome bei sich beobachten, so lassen Sie sich von einem Arzt untersuchen und fragen Sie einen erfahrenen Gymnastiklehrer um Rat. Genaue Selbstüberwachung beim Praktizieren eines Übungsprogramms hilft, auftauchende Probleme sofort zu erkennen und die Übungspraxis dementsprechend abzuändern. Selbstüberwachung ist eine gute Vorsichtsmaßnahme.

Heilübungen in der Schule

Heilübungen haben sich nicht nur in Krankenhäusern, Rehabilitationskliniken und zu Hause bewährt, sondern auch in Schulen. Kinder mit chronischen Leiden und Körperbehinderte sollten für präventive und therapeutische Übungen in Gruppen zusammengefaßt werden.

Es empfiehlt sich, Kinder, die Heilerziehung benötigen, in zwei Gruppen zusammenzufassen – die der chronisch Kranken und die der körperlich Behinderten. Zur ersten Gruppe gehören Kinder, die an Herzkrankheiten, Lungentuberkulose, Magengeschwüren, Zwölffingerdarmgeschwüren, rheumatischer Arthritis, emotionalen Problemen, Verhaltensproblemen sowie an Anämie (Blutarmut) leiden. Gruppen dieser Kategorie sollten nie mehr als 15 Kinder umfassen. In Gruppen der zweiten Kategorie werden Kinder zusammengefaßt, die an Kinderlähmung, Wirbelsäulendeformation und Behinderungen der Gliedmaßen leiden. Die ideale Teilnehmerzahl bei dieser Art von Gruppen liegt bei höchstens zehn.

Für chronisch kranke Kinder sind Heilübungen wie *T'ai Chi Ch'uan* sowie Gymnastik und Spiele wie Federball, Basketball oder Volleyball unter der Anleitung eines Lehrers zu empfehlen. Die körperlich Behinderten benötigen oft vor allem am Anfang individuelle Anleitung, um speziell auf sie zugeschnittene Übungen zu erlernen.

Weitere Faktoren, die zur Selbstheilung beitragen

Therapeutische Übungen verbessern die physische Kondition, stärken das Immunsystem des Körpers und ermöglichen es ihm so, eine bereits existierende Krankheit effektiver zu bekämpfen. Doch selbst Patienten mit chronischen Krankheiten, die vom Wert der Heilübungen überzeugt sind, achten oft nicht genügend auf andere für die Heilung wichtige Faktoren wie Essen, Schlaf und psychische Aspekte des Lebens.

Heilübungen sind keineswegs eine Art Wundermittel, und es ist nicht gut, sie als isoliertes Phänomen anzusehen. Stets sollten andere Formen der Behandlung hinzukommen.

Optimismus ist für chronische Patienten der wichtigste Faktor der Behandlung. Wer von vorneherein davon ausgeht, daß er auf verlorenem Posten kämpft, wird kaum zu nennenswerten Besserungen kommen, selbst wenn er fleißig Heilübungen praktiziert.

Medikamente sollten weder über- noch unterbewertet werden. Manche Patienten überschätzen die Bedeutung therapeutischer Übungen und lehnen medikamentöse Behandlung generell ab. Andere verlassen sich so sehr auf Medikamente, daß sie den Wert anderer Heilmethoden übersehen. Beide Extreme sollte man vermeiden.

Medikamentöse Behandlung ist im Anfangsstadium akuter und chronischer Krankheiten oft nicht zu umgehen. Manchmal muß man auch später wieder darauf zurückgreifen, selbst wenn Heilübungen bei der Therapie eingesetzt werden. Die Medikamente sollten erst dann reduziert oder ganz abgesetzt werden, wenn der Patient infolge regelmäßigen Übens geheilt ist.

Kranke müssen auch besonderes Augenmerk auf ihre Ernährung richten. Gute Ernährung erfordert abwechslungsreiche Kost, die keineswegs teuer sein muß. Manchmal wird fälschlich angenommen, daß gute Ernährung teuer sein muß. In Wahrheit sind Gemüse und einige andere billige Nahrungsmittel sogar höherwertig als teure Speisen. Ausgewogenheit sollte das Hauptanliegen jeder bewußten Ernährung sein. Achten Sie auf abwechslungsreiche Kost, und vermeiden Sie es, sich zu sehr auf einige wenige Nahrungsmittel zu beschränken. Ältere und physisch geschwächte Menschen sollten mehr Gemüse essen, da dieses besonders nahrhaft und gesundheitsfördernd ist.

Wichtig für den Heilungsprozeß ist weiterhin, daß der Patient ein Gleichgewicht zwischen Arbeit und Entspannung anstrebt, sich eine regelmäßige Nachtruhe angewöhnt und eine bestimmte Zeit am Tage für Heilübungen reserviert. Kurz gesagt: Eine regelmäßige Lebensweise fördert die Heilung.

Patienten mit chronischen Krankheiten sollten Tabak- und Alkoholkonsum einschränken, da erwiesen ist, daß beides die Behandlung chronischer Krankheiten erschwert. Wer beides meidet und regelmäßig übt, profitiert am meisten von einem Körperübungsprogramm.

2. Heilübungen für alle

Ob Sie neunzig oder neun Jahre alt sind, ein Gewichtheber oder zu schwach, um auch nur den eigenen Arm zu heben, in jedem Fall gibt es speziell für Sie geeignete chinesische Heilübungen. Es gibt Übungen, die am Morgen vitalisieren, und solche, die am Abend zu einem besseren Schlaf verhelfen. Die in diesem Kapitel vorgestellten Übungen fördern bei Gesunden die Widerstandskraft gegen Krankheiten, sie vermögen aber auch Menschen zu helfen, die an unangenehmen chronischen Krankheiten leiden.

Die Zwölf Eleganten Übungen, das Spiel der Fünf Tiere – hinter so poetischen Namen verbergen sich Heilübungen, die in China seit Jahrhunderten in Ehren gehalten, geübt und weiterentwickelt werden. Mit ihnen ist eine lange, erfolgreiche Tradition der Heilkunst verbunden, die vielen Millionen Menschen geholfen hat. Ebenso geschätzt sind einige moderne Übungen.

Das Spiel der Fünf Tiere

Wu Ch'in Hsi, das Spiel der Fünf Tiere, wurde von Hua T'uo entwickelt, einem berühmten chinesischen Arzt der späten Han-Dynastie. Diese Übungen ahmen die Bewegungen und Verhaltensweisen von fünf Tierarten nach: die wilde und unbändige Art des Tigers, die eleganten Bewegungen des Hirsches, den ruhigen und schwerfälligen Gang des Bären, die Behendigkeit des Affen und den Flug des Vogels.

Für seine Zeit war Hua T'uos Sicht der Medizin pragmatisch und empirisch. Er war gegen Aberglauben und griff die medizinische Theorie der Konfuzianer an, die auf dem Supranaturalismus gründete. Im Spiel der Fünf Tiere schlägt sich die Anschauung nieder, daß Körpertraining und Medizin bei der Entwicklung körperlicher Fitneß und der Vorbeugung und Behandlung von Krankheiten zusammenwirken können. Diese Idee wurde mehr als tausend Jahre später in Schweden wiederentdeckt.

Seit Hua T'uos Zeit sind dem Spiel der Fünf Tiere viele Variationen hinzugefügt worden. Die ursprünglichen Bewegungen wurden immer wieder abgewandelt und verbessert. Im folgenden Abschnitt wird eine leicht zu erlernende Variante dieser Übungssequenz beschrieben, die für ihre guten Resultate bekannt ist. Sie können je nach Kondition die gesamte Sequenz oder einen Teil derselben üben.

Das Spiel des Bären

1. Ihre Füße stehen schulterbreit voneinander entfernt. Lassen Sie die Arme natürlich hängen (Abb. 8a). Atmen Sie 2- bis 5mal tief ein und aus. Schwingen Sie Hüften und Leisten wie ein Bär.
2. Beugen Sie das rechte Knie leicht, und bewegen Sie die rechte Schulter nach vorne und abwärts, wobei der rechte Arm entspannt hängt. Gleichzeitig drehen Sie die linke Schulter etwas zurück und heben die linke Hand ein wenig an (Abb. 8b).
3. Es folgt die Umkehrung der 2. Übung. Beugen Sie das linke Knie ein wenig, bewegen Sie die linke Schulter nach vorne und abwärts, und lassen Sie den linken Arm entspannt hängen. Drehen Sie die rechte Schulter etwas zurück und heben Sie die rechte Hand leicht an (Abb. 8c).

Wiederholen Sie die Übung beliebig oft. Sie verbessert die Verdauung, macht die Gelenke beweglicher und stärkt die Funktion von Milz und Magen.

Hier noch ein paar ergänzende Anleitungen zur Imitation des Bären:

- Drehen Sie Hüften und Lenden möglichst natürlich.
- Bewegen Sie die Gelenke sanft und entspannt.
- Setzen Sie die Füße graziös und ruhig.
- Seien Sie ruhig und bedächtig, und konzentrieren Sie sich auf das Tan T'ien (das Zinnoberfeld), den Bereich etwa 7,5 cm unter dem Nabel.

Das Spiel des Tigers

1. Lassen Sie die Arme natürlich hängen. Der Nacken ist aufrecht, das Gesicht entspannt, und Sie schauen geradeaus. Im geschlossenen Mund berührt die Zunge sanft den Gaumen. Achten Sie darauf, daß der Oberkörper aufrecht ist, und strecken Sie die

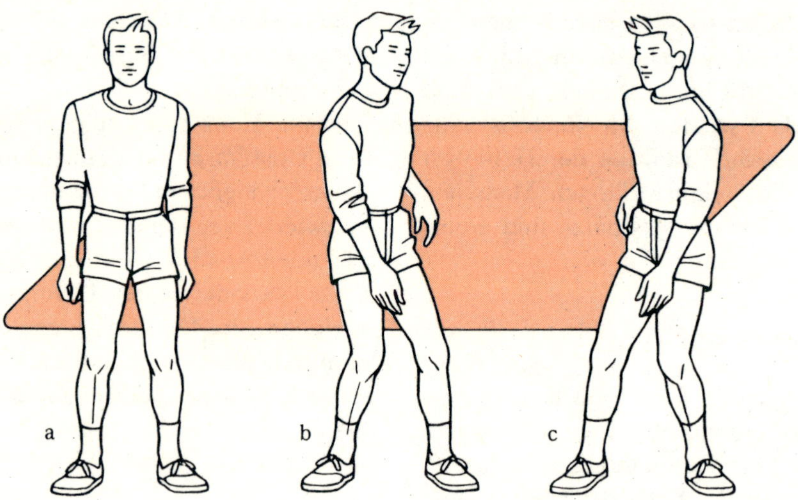

Abb. 8 Das Spiel des Bären

Brust nicht vor. Die Fersen stehen dicht beieinander, die Füße bilden einen Winkel von 90 Grad. Dies ist im Prinzip das, was man als «Habacht-Stellung» bezeichnet. Achten Sie aber darauf, daß der ganze Körper entspannt bleibt (Abb. 9a). Verharren Sie eine Weile in dieser Position.

2. Gehen Sie langsam in die Knie, so daß Ihr Körper sich senkt. Verlagern Sie das Gewicht auf das rechte Bein, heben Sie die linke Ferse ein wenig vom Boden, so daß sie sich in der Nähe des rechten Knöchels befindet. Ballen Sie die Hände zu Fäusten und bringen Sie sie in die Nähe der Taille; die Finger befinden sich oben. Schauen Sie nach links (Abb. 9b).

3. Treten Sie nun einen Schritt vor und nach links. Der rechte Fuß steht danach einen halben Schritt hinter dem linken. Der Abstand zwischen den Fersen sollte ungefähr 30 cm betragen. Das Körpergewicht liegt auf dem rechten Fuß. Heben Sie gleichzeitig die Fäuste zur Brust, wobei die Finger zum Körper weisen. Während Sie die Fäuste auf Mundhöhe anheben, drehen Sie sie um, öffnen sie und stoßen mit den Handflächen in Brusthöhe kräftig nach vorne. Dabei sind Ihre «Tigermäuler» – die Zwischenräume zwischen Daumen und Zeigefingern – einander zugewandt. Richten Sie beide Augen auf die Spitze des linken Zeigefingers (Abb. 9c).

4. Wiederholen Sie die Übung in umgekehrter Richtung. Beginnen Sie wieder mit der entspannten 90-Grad-Stellung der Füße. Sie gehen in die Knie, verlagern das Körpergewicht auf das rechte Bein, heben die rechte Ferse vom Boden und bringen sie in die Nähe des linken Knöchels. Dann fahren Sie mit den Übungen so fort, wie in Punkt 2 und 3 beschrieben, jedoch seitenverkehrt (Abb. 9d und e).

Sie können die Sequenz beliebig oft wiederholen. Versuchen Sie, den Kampfgeist des

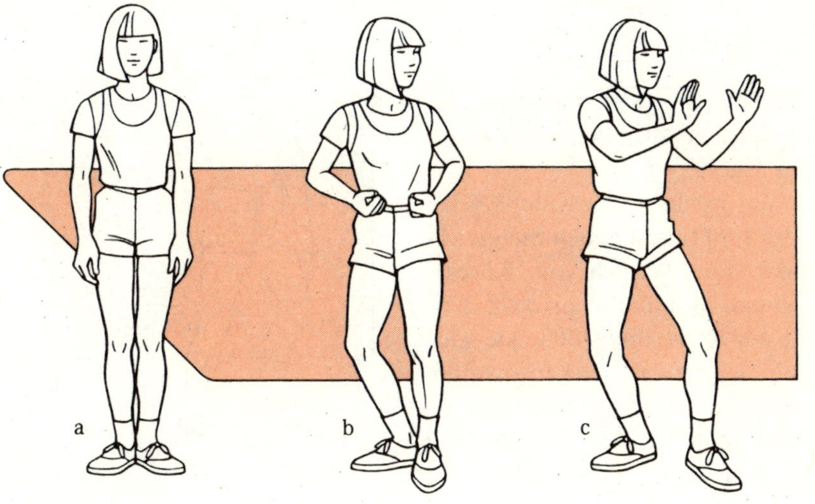

Abb. 9 Das Spiel des Tigers

Tigers zu erfassen und seine Schnelligkeit und Anmut zu imitieren. Seien Sie gelassen und zugleich wild.

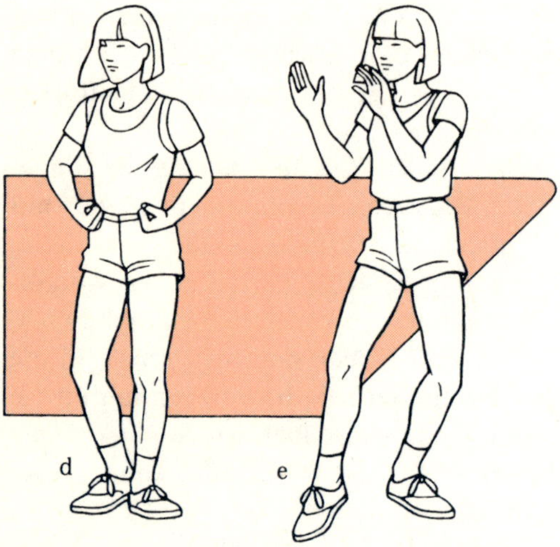

Abb. 9 Das Spiel des Tigers

Das Spiel des Affen

1. Stehen Sie ein paar Minuten lang entspannt in der gleichen Ausgangsposition wie beim Spiel des Tigers.

2. Gehen Sie ein wenig in die Knie, so daß der Körper sich senkt, und heben Sie gleichzeitig die linke Hand seitlich vom Körper. Sobald die Hand Mundhöhe erreicht hat, formen Sie sie zur Klaue und stoßen sie nach vorne, als ob Sie etwas packen wollten (Abb. 10a).

3. Nun tritt der rechte Fuß vor, und die linke Ferse erhebt sich leicht vom Boden. Sie heben die rechte Hand wie zuvor die linke. Wenn sie Mundhöhe erreicht hat, formen Sie eine Klaue und stoßen diese mit leicht gekrümmtem Handgelenk vor (Abb. 10b).

4. Nehmen Sie nun den linken Fuß zurück und stellen Sie ihn fest auf den Boden. Anschließend beugen Sie das Knie des hinteren Beins und verlagern das Körpergewicht darauf. Auch der rechte Fuß geht nun etwas zurück, und die Ferse hebt sich. Die Zehen bleiben auf dem Boden. Heben Sie gleichzeitig die linke Hand. Erreicht diese Mundhöhe, so formen Sie sie zu einer Klaue und stoßen sie vor. Gleichzeitig ziehen Sie die rechte Hand seitlich zurück (Abb. 10c).

5. Treten Sie schnell und anmutig mit dem rechten Fuß einen Schritt vor, und bringen Sie die rechte Hand vor die Brust. Formen Sie die Hand erneut zur Klaue und stoßen Sie sie mit einer Greifbewegung vor, sobald sie die Mundhöhe erreicht hat (Abb. 10d).

6. Treten Sie mit dem linken Fuß vor und lassen Sie den rechten Fuß folgen. Heben Sie die rechte Ferse. Die Zehen bleiben auf dem

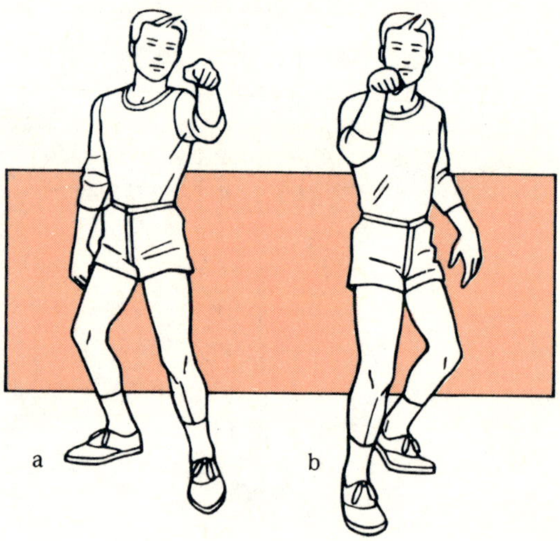

Abb. 10 Das Spiel des Affen

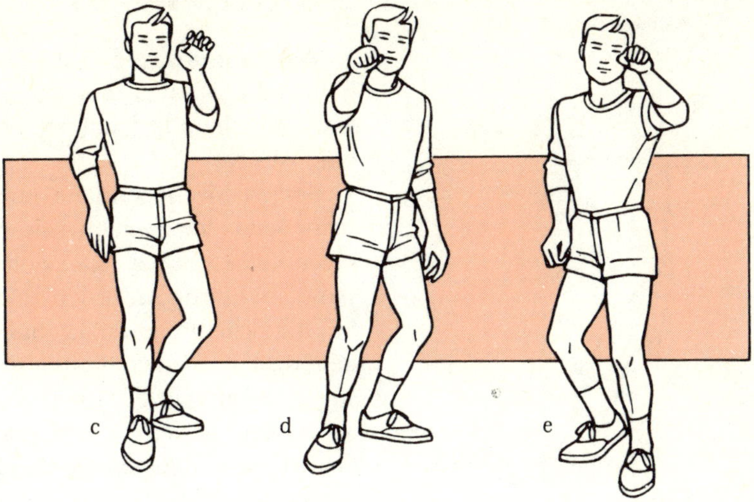

Boden. Die rechte Hand bewegt sich zur Brust. Erreicht sie Mundhöhe, so formen Sie eine Klaue und stoßen diese vor. Wieder bewegt sich der leicht angewinkelte rechte Arm zurück (Abb. 10e).

7. Der rechte Fuß tritt zurück und steht dann fest auf dem Boden. Beugen Sie das Knie des rechten Beines leicht und verlagern Sie das Körpergewicht darauf. Die Ferse ist angehoben, die Zehen bleiben auf dem Boden. Führen Sie die rechte Hand zur Brust. Sobald Sie Mundhöhe erreicht hat, formen Sie wieder die Klaue und stoßen diese vor. Nun wird die linke Hand seitlich zurückgezogen, wobei der Arm leicht angewinkelt ist.

Das Spiel des Hirsches

1. Beugen Sie das rechte Knie und ziehen Sie den Oberkörper zurück. Strecken Sie das linke Bein vor, wobei auch das linke Knie leicht einknickt. Das Körpergewicht lastet auf dem rechten Bein.

2. Strecken Sie die linke Hand vor. Die Handfläche ist geöffnet und weist nach rechts. Der linke Ellenbogen ist leicht gebeugt. Strecken Sie die rechte Hand, deren Handfläche ebenfalls geöffnet ist und nach innen weist, bis auf Höhe des linken Ellenbogens vor (Abb. 11).

3. Lassen Sie die Arme im Uhrzeigersinn vor dem Körper kreisen. Dabei ist der Kreis der linken Hand größer als derjenige der rechten. Die Bewegung kommt aus der Taille und vom Ende der Wirbelsäule her, nicht aus den Schultergelenken.

Diese Übung basiert auf der Beobachtung, daß Hirsche häufig mit dem Schwanz wakkeln. Wenn ein Mensch seine Arme in einem großen Kreis bewegt, muß sein Steißbein – das dem Schwanz des Hirsches entspricht – zwangsläufig einen kleineren Kreis beschreiben.

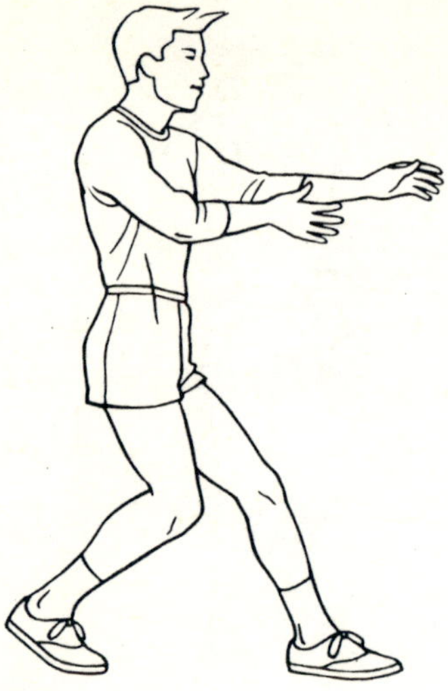

Abb. 11 Das Spiel des Hirsches

Der Zweck der Übung ist, die Bewegungsfähigkeit im Bereich von Taille und Steißbein zu verbessern, diese Körperregionen und die Nieren zu stärken und die Durchblutung der Beckenhöhle anzuregen. Außerdem werden die Beine gestärkt.

4. Nachdem Sie die Übungsschritte 1 bis 3 einige Male wiederholt haben, können Sie die Übung umkehren. Treten Sie mit dem rechten Fuß vor und verlagern Sie das Gewicht auf den linken. Strecken Sie die rechte Hand geöffnet vor und halten Sie den Ellbogen leicht gebeugt. Strecken Sie die linke Hand ebenfalls bis auf Höhe des rechten Ellbogens vor. Lassen Sie die Arme einige Male im Uhrzeigersinn kreisen, und wiederholen Sie die Übung danach in umgekehrter Richtung.

Das Spiel des Vogels

1. Ausgangsposition: Sie stehen mit locker hängenden Armen und schauen geradeaus. Entspannen und beruhigen Sie sich zunächst eine Weile.

2. Setzen Sie den linken Fuß vor und anschließend den rechten, diesen jedoch nur einen halben Schritt. Die Zehen des rechten Fußes berühren sanft den Boden. Während Sie die Schritte machen, atmen Sie tief ein, heben die Arme und breiten sie zu einem riesigen «V» aus (Abb. 12a).

3. Treten Sie mit dem rechten Fuß einen Schritt vor und lassen Sie den linken folgen. Gehen Sie in die Hocke, senken Sie die Arme und legen Sie sie um die Knie. Atmen Sie gleichzeitig tief aus (Abb. 12b).

4. Der rechte Fuß tritt einen Schritt vor, der linke folgt mit einem halben Schritt. Unterdessen atmen Sie ein und schwingen die Arme zu beiden Seiten über den Kopf, so daß ein großes «V» entsteht (Abb. 12c).

5. Wiederholen Sie Punkt 3 und 4, jedoch in entgegengesetzter Richtung, bis Sie sich angenehm müde fühlen.

Diese Übung stärkt Herz und Lungen, Nieren und Taillenbereich. Bei einigen Patienten, die sie lange übten, verschwanden infolgedessen langjährige Schmerzen im unteren Rückenbereich.

Stärkung durch *Yi Chin Ching*

Yi Chin Ching war im alten China sehr populär. Viele Jahrhunderte sind seither vergangen, doch auch heute noch wird *Yi Chin Ching* viel geübt. Besonders beliebt ist *Yi Chin Ching* unter Ärzten, die sich auf Krankengymnastik und Massagebehandlung spezialisiert haben; oft praktizieren sie *Yi Chin Ching* selbst.

Yi Chin Ching dient nicht nur der Erhaltung der Gesundheit, sondern kann auch in der Rekonvaleszenz nach Erkrankungen der Knochen eingesetzt werden. *Yi Chin Ching* wirkt besonders stärkend auf die Muskulatur.

Wahrscheinlich wurde *Yi Chin Ching* ursprünglich als Training für Muskeln und Faszien entwickelt – jener Gewebe, die die Knochen umgeben und sie miteinander verbinden. Wörtlich bedeutet *Yi* «Transformation», *Chin* «Muskel» und *Ching* «Methode». *Yi Chin Ching* ist also eine Methode, um schwache und schlaffe Muskeln in starke und feste zu transformieren.

Charakteristisch für *Yi Chin Ching* sind harte und kräftige Bewegungen. Doch in dieser Härte verbirgt sich Sanftheit. In der Bewegung liegt Gelassenheit. In *Yi Chin Ching* sind *Yi* – Bewußtsein – und Kraft vereint.

Die Bewegungen von *Yi Chin Ching* ähneln denen von *Pa Tuan Chin*, aber *Yi Chin Ching* übertrifft *Pa Tuan Chin* sowohl hinsichtlich der Kraft wie auch der Härte seiner Bewegungen.

Bei *Yi Chin Ching* muß der Übende einen ruhigen Geist, innere Gelassenheit und einen harmonischen Atemrhythmus bewahren. Außerdem muß er versuchen, die äußere Kraft mit der inneren und Bewegung mit Gelassenheit zu vereinen.

Im folgenden wird eine Sequenz von *Yi Chin Ching* beschrieben.

Figur 1. Falten der Hände vor der Brust

Die Füße stehen schulterweit, die Arme hängen locker. Halten Sie den Oberkörper aufrecht und konzentrieren Sie den Blick auf ein entferntes Objekt.

1. Führen Sie die ausgestreckten Hände mit nach oben weisenden Handflächen auf Schulterhöhe vor die Brust.

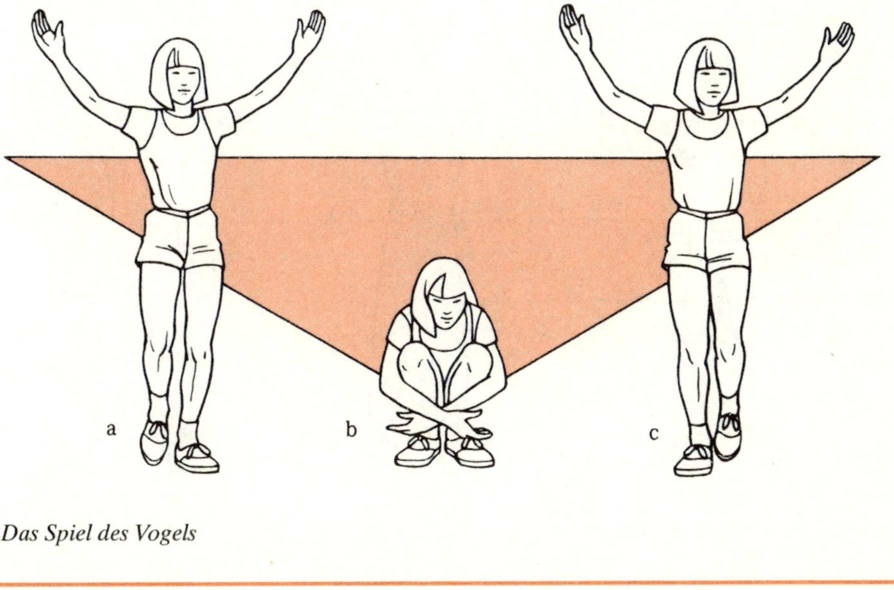

Abb. 12 Das Spiel des Vogels

2. Drehen Sie die Hände um, wobei die Finger einander zugewandt bleiben, und entfernen Sie sie faustbreit von der Brust. Die Fingerspitzen berühren einander leicht, und die Handflächen weisen zur Brust, wie Abbildung 13a zeigt.
Dies ist die Ausgangsposition. Dabei ist besonders auf folgendes zu achten: Der Körper soll sich in einer natürlichen und angenehmen Haltung befinden, der Geist soll frei von ablenkenden Gedanken sein und konzentriert. Die Atmung ist natürlich.

Figur 2. Die Arme bilden einen Tragebalken

Beginnen Sie in der entspannten, aufrechten Ausgangsposition, bei der die Füße schulterbreit voneinander entfernt sind.
1. Greifen Sie mit den Zehen nach dem Boden, und drehen Sie die Handflächen nach außen.
2. Erheben Sie sich auf die Zehen, und strecken Sie die Arme in Schulterhöhe gerade nach beiden Seiten aus. Die Handflächen sind nach oben gerichtet. Stellen Sie die Füße wieder fest auf den Boden, lassen Sie die Arme fallen, und entspannen Sie sich.
Sie müssen die Arme unbedingt im gleichen Moment ausstrecken, in dem Sie sich auf die Zehen erheben. Konzentrieren Sie sich auf Handflächen und Zehen und atmen Sie frei ein und aus.

Figur 3. Den Himmel mit beiden Händen hochhalten

Die Übung beginnt in der bekannten Ausgangsposition.
1. Führen Sie beide Arme langsam an den Seiten des Körpers entlang hoch bis über den Kopf. Die Handflächen weisen nach oben. Die Finger sind gegeneinander gerichtet und berühren einander fast. Für einen Betrachter sieht das so aus, als wollten Sie den Himmel hochhalten. Erheben Sie die Fersen ein wenig vom Boden, und pressen Sie die Zähne

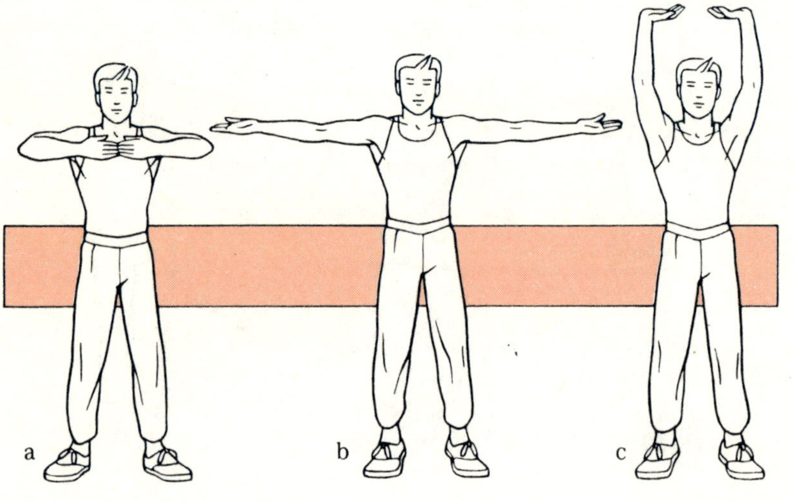

Abb. 13 Stärkung durch Yi Chin Ching

zusammen. Ihre Zunge berührt den Gaumen. Atmen Sie tief, und konzentrieren Sie sich auf die Hände (Abb. 13c).
2. Sie ballen Fäuste und senken die Arme zu beiden Seiten des Körpers auf Schulterhöhe. Stellen Sie die Füße nun wieder fest auf den Boden. Bewegen Sie sich möglichst langsam. Die Armmuskeln sind angespannt.
Vergessen Sie nicht, im Geiste auf die Hände zu schauen – nicht mit den Augen. Figur 1 bis 3 sollten nacheinander geübt werden, jede Figur nur einmal.

Figur 4. Einen Stern gegen einen anderen austauschen

Diese Figur schließt an die vorige an. Die Füße stehen schulterbreit, die Arme sind in Schulterhöhe seitlich ausgestreckt.
1. Heben Sie die rechte Hand langsam über den Kopf. Drehen Sie die Handfläche nach unten. Die Finger sind eng zusammen, die Fingerspitzen nach unten gerichtet und leicht eingezogen. Sie heben nun den Kopf und schauen auf die rechte Handfläche, während der Handrücken der linken Hand oberhalb des Kreuzbeins aufliegt (Abb. 14). Bleiben Sie 3 bis 5 tiefe Atemzüge lang in dieser Haltung.
Wiederholen Sie die Übung 3- bis 5mal.
Während der Übung schauen Sie auf die erhobene Hand, konzentrieren sich aber auf die Hand hinter dem Rücken. Atmen Sie durch die Nase ein und durch den Mund aus. Drücken Sie beim Einatmen sanft mit dem Handrücken der rechten Hand auf den Auflagepunkt oberhalb des Kreuzbeins; lösen Sie den Druck beim Ausatmen. Achten Sie auf langsames und gleichmäßiges Atmen.

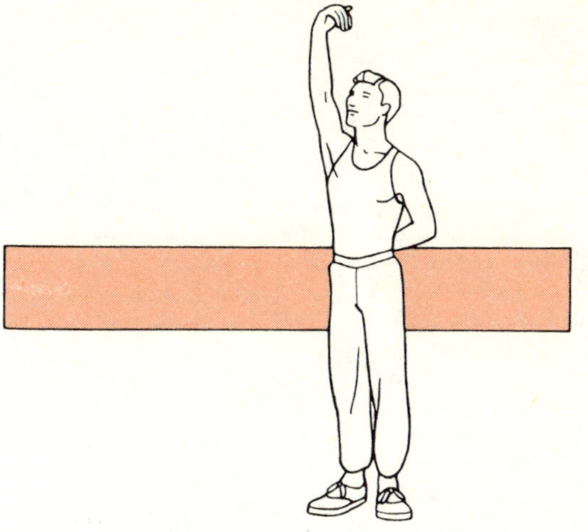

Abb. 14 Einen Stern gegen einen anderen austauschen

Figur 5. Am Schwanz der Kuh ziehen

Diese Übung beginnt in der Endposition der vorherigen.
1. Nehmen Sie die rechte Hand vom Rücken und strecken Sie sie vor, wobei die Handfläche nach unten weist. Wenn die Hand Schulterhöhe erreicht hat, beugen Sie den Ellbogen leicht und bringen die Finger zusammen, so daß eine «Pflaumenblüte» entsteht – dazu rollen Sie die Finger leicht ein. Treten Sie nun mit dem rechten Bein weit vor. Das rechte Knie ist gebeugt, das linke Bein bleibt ausgestreckt, so daß eine Art Bogen entsteht. Senken Sie gleichzeitig die linke Hand, ballen Sie sie zu einer lockeren Faust und ziehen Sie diese hinter die rechte Hüfte (Abb. 15).
2. Atmen Sie ein, konzentrieren Sie sich auf die rechte Hand und stellen Sie sich vor, Sie würden am Schwanz einer Kuh ziehen. Beim Ausatmen konzentrieren Sie sich auf die lin-

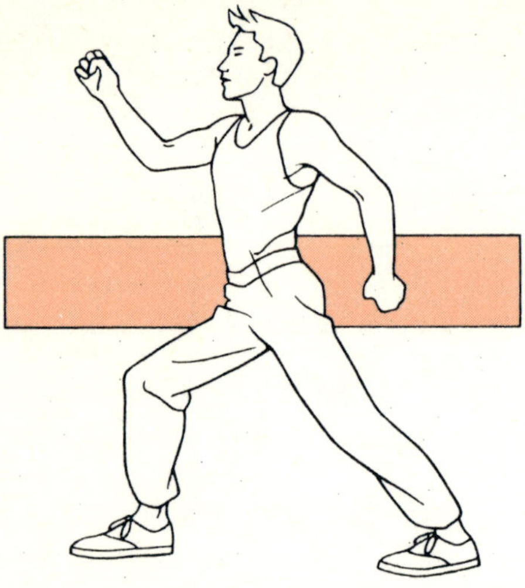

Abb. 15 Am Schwanz der Kuh ziehen

ke Hand und stellen sich vor, diese würde eine Kuh vorwärts ziehen. Atmen Sie auf diese Weise ein und aus. Achten Sie darauf, daß das imaginäre Zurückziehen und Vorwärtsziehen in den Beinen, im Rumpf, in den Schultern und in den Ellbogen Spannung erzeugt – das ist der Zweck der Übung.

3. Vertauschen Sie nun die Position des linken und rechten Beines. Der rechte Fuß steht jetzt vorne. Sie heben die linke Hand vor und formen wieder eine «Pflaumenblüte». Ziehen Sie die Rechte zurück und ballen Sie sie locker zur Faust wie in Punkt 1 dieser Figur.

4. Atmen Sie ein und aus, und ziehen Sie wieder eine Kuh am Schwanz zurück und eine andere vor.

Wiederholen Sie die gesamte Übung 3- bis 5mal.

Konzentrieren Sie sich abwechselnd auf die beiden Hände und schauen Sie gleichzeitig geradeaus. Versuchen Sie, beim Atmen den Unterbauch angenehm entspannt zu halten. Die Kraft liegt in den Armen.

Figur 6. Die Handflächen vorstoßen, so daß sich die Arme strecken

Sie befinden sich in der Endposition der vorigen Figur. Ziehen Sie den rechten Fuß vor, so daß er auf gleicher Höhe wie der linke steht. Achten Sie auf eine aufrechte Haltung. Bringen Sie beide Hände vor die Brust. Die Handflächen sind weit geöffnet und weisen nach außen, die Finger gerade in die Höhe.

1. Halten Sie die Handflächen, als wollten Sie einen Berg wegdrücken. Dabei stehen die Hände im Winkel von 90 Grad zu den Unterarmen; die Handflächen sind nach vorne gerichtet. Stoßen Sie die Arme langsam und mit stetig wachsender Kraft von der Brust weg, bis sie ganz ausgestreckt sind. Halten Sie den Körper gerade, die Augen weit geöffnet und den Blick auf ein fernes Objekt gerichtet (Abb. 16).

2. Bringen Sie die Hände wieder vor die Brust.

Wiederholen Sie die Übung 3- bis 5mal.

Es ist wichtig, daß die Kraft allmählich verstärkt wird. Wenn die Arme ganz ausgestreckt sind, muß die Kraft fast reichen, um einen imaginären Berg wegzudrücken. Deshalb bezeichnet man diese Handstellung als «Berge-Versetzen». Achten Sie auch darauf, daß der Atemrhythmus harmonisch bleibt. Atmen Sie beim Vorstoßen aus, und atmen Sie ein, während Sie die Hände wieder in die Ausgangsposition bringen.

Figur 7. Ein Schwert ziehen

Beginnen Sie mit der Endposition der vorigen Figur, bei der die Arme in Schulterhöhe ausgestreckt sind und die Handflächen «Berge versetzen».

1. Umfassen Sie mit der rechten Hand den Hinterkopf. Ziehen Sie sanft am linken Ohr, während Sie den Ellbogen mit der Hand zurückhalten. Wenden Sie den Kopf nach links und führen Sie die linke Hand zwischen den Schulterblättern so weit wie möglich abwärts, wobei die Handfläche vom Körper weg weist (Abb. 17).

2. Atmen Sie ein, greifen Sie mit der rechten Hand hinter den Kopf, und ziehen Sie am linken Ohr. Der Ellbogen soll dabei möglichst weit hinten bleiben und der Nacken aufrecht. Konzentrieren Sie sich auf den rechten Ellbogen. Atmen Sie aus und entspannen Sie sich. Atmen Sie in dieser Haltung 3- bis 5mal ein und aus.

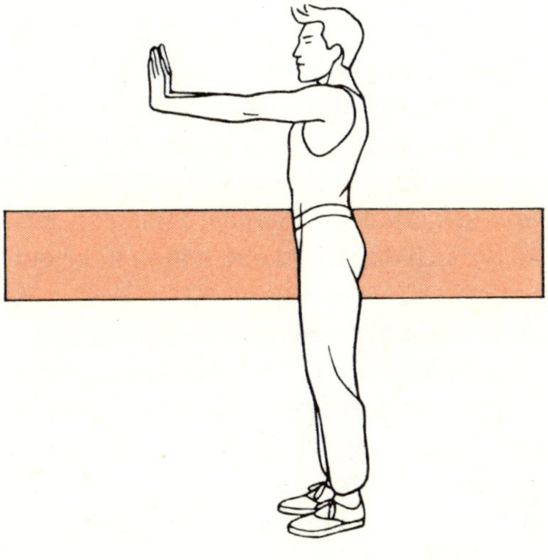

Abb. 16 Vorstoßen der Handflächen

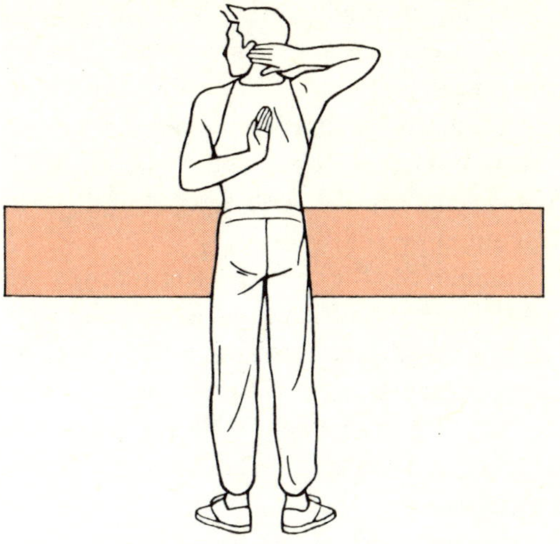

Abb. 17 Ein Schwert ziehen

3. Sie heben die rechte Hand und legen sie zwischen die Schulterblätter. Die linke Hand bleibt am Hinterkopf. Ziehen Sie sanft am rechten Ohr. Wieder bleibt der Ellbogen möglichst weit zurück. Der Kopf ist nach rechts gewandt.

4. Atmen Sie ein und ziehen und kneifen Sie das rechte Ohr mit der Hand. Halten Sie den linken Ellbogen zurück und konzentrieren Sie sich auf ihn. Entspannen Sie sich und atmen Sie aus. Dann atmen Sie ein und aus, ziehen erneut am Ohr und strecken den Ellbogen zurück.

Wiederholen Sie die Übung beidseitig 3- bis 5mal.

Der Körper bleibt während der gesamten Übung aufrecht, und Sie sollen frei atmen.

Figur 8. Die Füße fest auf den Boden stellen

Sie stehen entspannt, die Füße im Winkel von 90 Grad. Sie machen einen großen Schritt nach links, so daß Ihre Füße anschließend mehr als schulterbreit voneinander entfernt sind. Heben Sie nun die Arme seitwärts bis auf Schulterhöhe, wobei die Handflächen nach unten weisen.

1. Nehmen Sie die typische Reithaltung ein (halbe Hocke). Rücken und Kopf halten Sie aufrecht. In dieser Position senken Sie die Hände plötzlich auf die Höhe von etwa 15 cm über den Oberschenkeln. Die Finger halten natürlichen Abstand voneinander. Beide Hände sind einander zugewandt. Die Handflächen sind geöffnet und weisen nach unten. Halten Sie die «Tigermäuler» – den Raum zwischen Daumen und Zeigefinger – weit geöffnet (Abb. 18).

2. Drehen Sie die Handflächen um und heben Sie sie langsam, aber mit Kraft auf Brusthöhe, als würden Sie ein zentnerschweres Objekt heben. Erheben Sie sich im gleichen langsamen Tempo aus der Reithaltung.

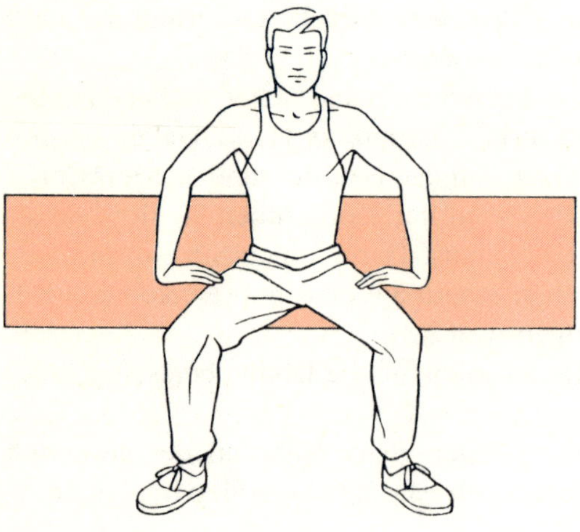

Abb. 18 Die Füße fest auf den Boden stellen

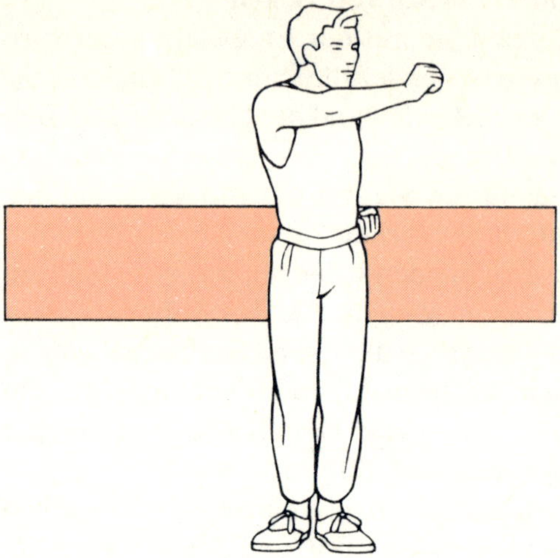

Abb. 19 Von links und rechts boxen

Wiederholen Sie diese Übung 3- bis 5mal.

Die Bewegungen sind langsam und ruhig, aber gleichzeitig auch kraftvoll. Die Zunge berührt sanft den Gaumen. Der Mund ist fast geschlossen, die Augen sind weit geöffnet. Atmen Sie natürlich ein und aus. Während Sie in die halbe Hocke gehen, atmen Sie aus, wenn Sie sich daraus erheben, atmen Sie ein.

Figur 9. Von links und rechts boxen

Sie stehen in der anfangs beschriebenen entspannten Ausgangsposition, die Füße in einem Winkel von 90 Grad, der Rücken ist aufgerichtet. Ziehen Sie die Ellbogen leicht zurück. Die Handflächen weisen nach oben und sind geöffnet.

1. Drehen Sie die Hände um und formen Sie

lockere Fäuste. Dann winkeln Sie die Arme leicht an und ziehen die Fäuste seitlich in Hüfthöhe zurück. Schwingen Sie langsam die rechte Faust nach links. Der Oberkörper dreht sich mit. Gleichzeitig ziehen Sie den linken Ellbogen zurück (Abb. 19).

2. Wenn die Schwingbewegung beendet ist, wiederholen Sie das Ganze seitenverkehrt. Ziehen Sie die rechte Faust seitlich in Hüfthöhe zurück und lassen Sie die linke Faust nach rechts schwingen, wie in Übungsschritt 1.

Wiederholen Sie dies 3- bis 5mal.

Das Schleudern soll ebenso wie das Zurückziehen der Faust Teil eines sanften, kontinuierlichen Schwingens sein. Zurückziehen und Vorschnellen ähneln dabei dem unentwegten Rollen von Wellen. Auch die Atmung soll mit diesen Bewegungen in Einklang stehen. Atmen Sie durch die Nase ein, während die Faust nach außen schwingt, und wieder aus, wenn der Arm ganz ausgestreckt ist.

Figur 10. Beute schlagen wie ein wilder Tiger

Sie stehen in der entspannten Ausgangsposition (Füße im 90-Grad-Winkel) und lassen die Arme locker hängen.

1. Treten Sie mit dem rechten Fuß weit vor, beugen Sie das rechte Knie und strecken Sie das linke Bein so weit wie möglich zurück. Die Finger dienen zum Abstützen. Die Position ähnelt der eines Sprinters kurz vor dem Start. Halten Sie den Kopf hoch und den Blick starr nach vorne gerichtet (Abb. 20).

2. Winkeln Sie die Arme etwas an und bringen Sie den Körper langsam ein wenig nach vorne. Stellen Sie sich vor, Sie seien ein wilder Tiger, der soeben seine Beute packt. Erheben Sie nun den Oberkörper und bewegen Sie sich gleichzeitig ein wenig zurück. Dann stehen Sie auf und bringen den rechten Fuß wieder in seine ursprüngliche Position.

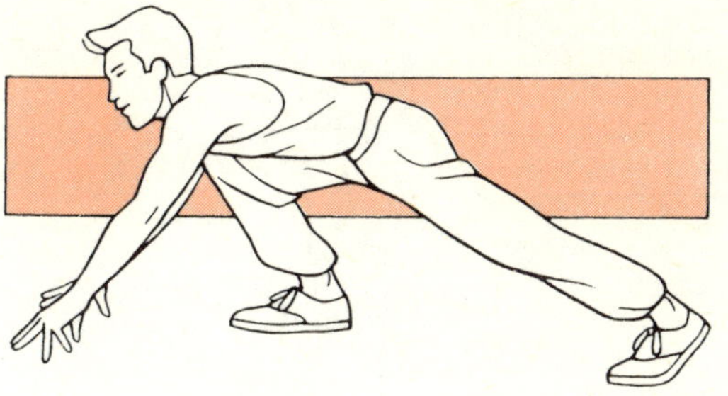

Abb. 20 Beute schlagen wie ein wilder Tiger

3. Treten Sie nun mit dem linken Fuß weit vor und wiederholen Sie die Übungsschritte 1 und 2 seitenverkehrt.

4. Kehren Sie in die Ausgangsposition zurück. Es genügt, die Übung in jeder Richtung einmal zu üben.

Wenn man eine Beute packen will, so muß die Taille entspannt und die Wirbelsäule konkav gebogen oder gerade sein. Keinesfalls darf sie einen konvexen Bogen bilden (Hohlkreuz). Am besten berühren Sie mit den Fingerspitzen den Boden. Wenn Ihre Finger das Gewicht Ihres Körpers nicht tragen können, so berühren Sie statt dessen mit den Handflächen den Boden. Atmen Sie aus, während Sie sich abwärts und nach vorne bewegen; atmen Sie ein, während Sie die Arme ausstrecken und sich zurückbewegen. Atmen Sie durch die Nase ein und durch den Mund aus.

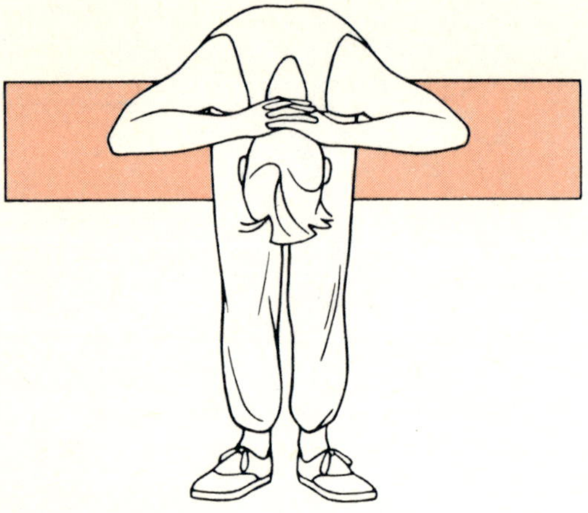

Abb. 21 Verbeugen

Figur 11. Verbeugen

Sie stehen auch diesmal in der gleichen entspannten Ausgangsposition und lassen die Arme locker hängen.

1. Umfassen Sie mit beiden Händen den Hinterkopf, und verschränken Sie die Finger. Ziehen Sie die Ellbogen so weit wie möglich zurück.

2. Beugen Sie sich in der Hüfte vor, aber achten Sie darauf, daß die Beine gestreckt bleiben. Senken Sie den Kopf wie zu einer Verbeugung. Die Beine bleiben weiterhin gestreckt (Abb. 21).

3. In dieser Position sollen Sie «die Himmelstrommel schlagen». Entflechten Sie die Finger, legen Sie die Handflächen über die Ohren, wobei die Zeigefinger auf den Mittelfingern ruhen. Wenn die Zeigefinger herabgleiten, schlagen sie auf den Schädel. «Trommeln» Sie auf diese Weise 10- bis 20mal.

4. Anschließend richten Sie sich wieder auf und lassen die Arme entspannt herabhängen.

Wiederholen Sie die Verbeugung anfangs nur 1- bis 2mal, später 3- bis 5mal.

Verbeugen sie sich keinesfalls tiefer, als Ihnen angenehm ist. Ihre Kiefer ruhen locker aufeinander. Die Zunge berührt leicht den Gaumen. Atmen Sie flach oder halten Sie den Atem an, bis Sie sich wieder aufgerichtet haben und in die Ausgangsposition zurückgekehrt sind. Diese Übung ist für Patienten, die an Bluthochdruck oder Arteriosklerose leiden, nicht geeignet.

Figur 12. Mit dem Schwanz wackeln

Sie stehen in der entspannten Ausgangsposition (Füße im Winkel von 90 Grad) mit natürlich herabhängenden Armen.

1. Heben Sie die Hände auf Brusthöhe und schieben Sie die Handflächen vor, bis die Arme völlig ausgestreckt sind.

2. Die Hände kehren zur Brust zurück, wobei die Finger verschränkt sind und die Handflächen nach unten weisen.

3. Lehnen Sie sich vor und versuchen Sie, mit den Händen den Boden zu berühren. Die Beine bleiben ausgestreckt (Abb. 22). Zwingen Sie Ihren Körper aber nicht zu sehr, sich zu beugen.

Heben Sie den Kopf ein wenig, halten Sie die Augen weit geöffnet und schauen Sie geradeaus.

4. Sie richten sich nun wieder auf und strekken sich. Dabei erheben Sie sich auf die Zehen. Wenn Sie auf die Fußsohlen zurückgesunken sind, lassen Sie die Arme sinken. Dabei soll der Atem natürlich fließen. Patienten mit Bluthochdruck oder Arterienverkalkung im Kopfbereich ist diese Übung nicht anzuraten.

Dies ist die vollständige Sequenz von *Yi Chin Ching*.

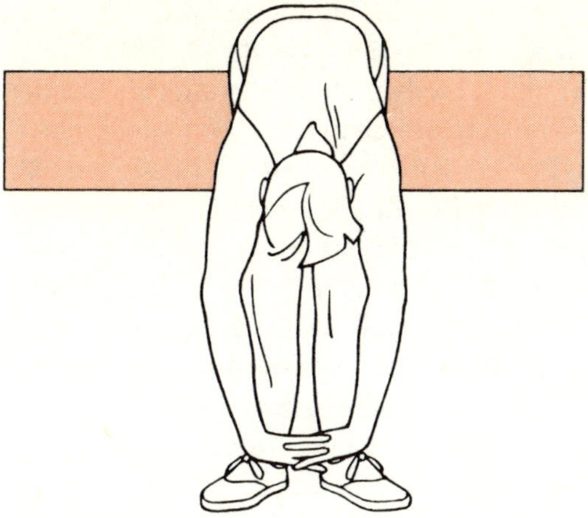

Abb. 22 Mit dem Schwanz wackeln

Pa Tuan Chin – die Acht Eleganten Übungen

Pa Tuan Chin, die Acht Eleganten Übungen, sind eine alte chinesische Übungssequenz, die vor mehr als 800 Jahren entstanden sein soll. Sie besteht aus acht Übungsgruppen mit den folgenden Namen:

1. Mit beiden Händen den Himmel halten, um den Akupunkturmeridian *San Chiu* (Dreifacher Erwärmer) zu regulieren.
2. Einen Bogen nach links und nach rechts spannen, wie um auf einen Vogel zu schießen.
3. Eine Hand heben, um Milz und Magen zu regulieren.
4. Zurückschauen, um sich von körperlicher und seelischer Erschöpfung zu befreien.
5. Mit Kopf und Schwanz wackeln, um die Flamme des Herzens auszuscheiden.
6. Mit beiden Händen nach den Zehen greifen, um Nieren und Taille zu stärken.
7. Die Fäuste ballen und wütend dreinschauen, um den Körper zu stärken.
8. Den Rücken schütteln, um Krankheit zu eliminieren.

Chin bezeichnet ursprünglich ein mehrfarbig besticktes Seidentuch und wird deshalb oft mit «Brokat» übersetzt; im Altchinesischen wurde die Bedeutung von *Chin* so erweitert, daß das Wort im übertragenen Sinn auch «elegant, kostbar» bedeutet. Eine Sequenz von acht speziell ausgewählten Übungsserien erhielt den Namen *Pa Tuan Chin.* Eine weitere Sequenz von zwölf ausgewählten Übungen erhielt den Namen *Shih Erh Tuan Chin.*

Pa Tuan Chin kann entweder im Stehen oder mit leicht gebeugten Knien (in der Sattelhaltung) geübt werden. Obgleich bei diesen Übungen auch Rumpf, Kopf und Nacken bewegt werden, liegt ihr Schwerpunkt auf den Armen.

Man kann *Pa Tuan Chin* entweder mit sanften oder mit kräftigen Bewegungen üben. Wenn man die Übungssequenz mit kräftigen Bewegungen übt, sollte die Kraft stetig, gleichmäßig und eher potentiell als real ausgeübt werden.

Pa Tuan Chin stärkt Arme und Beine, entwickelt den Brustkorb und dient der Korrektur von Haltungsfehlern wie Hohlkreuz und Rundrücken. Diese Übungen sind nicht nur Menschen mittleren Alters und Älteren zu empfehlen, sondern auch Jugendlichen, die nicht kräftig genug sind oder eine falsche Körperhaltung haben.

Pa Tuan Chin kann entweder mit mehr oder mit weniger Kraft als *T'ai Chi Ch'uan* geübt werden. Die weniger kraftvolle Variante von *Pa Tuan Chin* ist für normal starke Menschen mittleren und vorgerückten Alters geeignet und für Menschen, die an chronischen

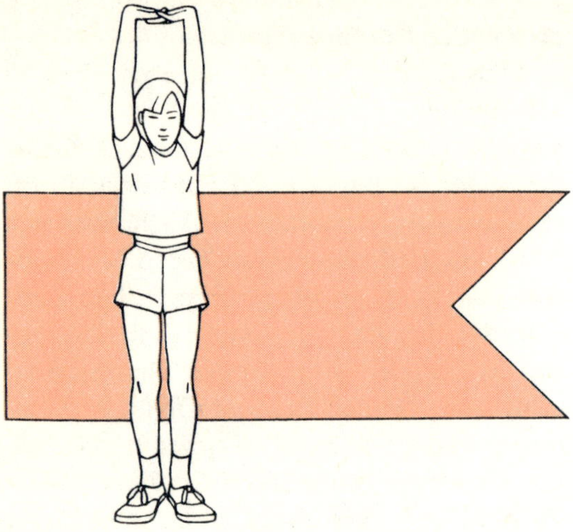

Abb. 23 Mit beiden Händen den Himmel halten

Krankheiten leiden. Es folgt die genaue Beschreibung von *Pa Tuan Chin*.

Erste Übung – Mit beiden Händen den Himmel halten

Sie stehen entspannt mit angewinkelten Füßen, lassen die Arme locker herabhängen und schauen geradeaus.

1. Heben Sie langsam die ausgestreckten Arme nach beiden Seiten über den Kopf. Verschränken Sie die Finger beider Hände, so daß die Handflächen nach unten weisen. Die Fersen befinden sich ca. 2,5 cm über dem Boden.

2. Drehen Sie die Handflächen nach oben, und halten Sie die Ellbogen gestreckt. Drükken Sie die Hände hoch, und bleiben Sie weiterhin auf den Zehenspitzen stehen (Abb. 23). Verharren Sie einige Sekunden lang in dieser Position.

3. Lösen Sie die Finger aus der Verschränkung, und bewegen Sie die Arme langsam zur Seite, bleiben Sie aber weiterhin auf den Zehenspitzen stehen.

4. Die Fersen senken sich nun sanft, und Sie kehren in die Ausgangsposition zurück.

Dies können Sie beliebig oft wiederholen – 8- oder 16mal oder sooft Sie wollen. Jedoch sollten Sie dann die weiteren sieben Übungen von *Pa Tuan Chin* ebensooft wiederholen.

Zweite Übung – Einen Bogen spannen

Sie stehen in der gleichen entspannten Ausgangsposition wie bei Übung eins.

1. Treten Sie einen Schritt nach links und beugen Sie die Knie zur Reithaltung. Die Oberschenkel stehen möglichst parallel zum Boden; der Rücken bleibt aufrecht. Kreuzen Sie die Arme vor der Brust; der rechte Arm befindet sich außen, der linke innen. Die Finger sind entspannt ausgestreckt. Wenden Sie den Kopf nach links und schauen Sie auf die rechte Hand.

2. Die linke Hand ballen Sie zur Faust. Zeigefinger und Daumen sind gestreckt, die übrigen drei Finger gekrümmt. Strecken Sie den linken Arm langsam nach links, bis er ganz gerade ist. Ballen Sie gleichzeitig die rechte Hand zur Faust und ziehen Sie sie nach rechts, als würden Sie einen Bogen spannen. Dabei weist der rechte Ellbogen nach rechts. Schauen Sie konzentriert auf den linken Zeigefinger.

3. Entspannen Sie die linke Hand und bringen Sie sie wieder vor die Brust. Gleichzeitig ziehen Sie die rechte Hand zurück. Kreuzen Sie beide Arme erneut. Diesmal ist der linke Arm außen und der rechte innen. Wenden Sie sich nach rechts und schauen Sie auf die linke Hand.

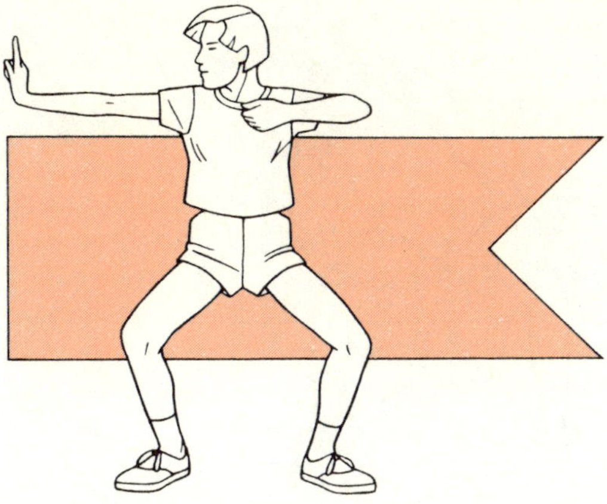

Abb. 24 Einen Bogen spannen

4. Ballen Sie die rechte Hand zur Faust. Zeigefinger und Daumen sind ausgestreckt, die übrigen drei Finger gekrümmt. Strecken Sie den rechten Arm langsam nach rechts, bis er ganz gerade ist. Ballen Sie unterdessen die linke Hand zur Faust und ziehen Sie den linken Ellbogen nach links, als würden Sie einen Bogen spannen. Schauen Sie auf den rechten Zeigefinger (Abb. 24).

Dritte Übung – Eine Hand heben

Sie stehen locker und mit natürlich herabhängenden Armen in der bekannten Ausgangsposition (Füße im Winkel von 90 Grad).

1. Sie biegen die linke Hand zurück, drükken die Finger aneinander und strecken den Ellbogen. Erheben Sie den linken Arm zunächst nach links und dann über den Kopf. Das Handgelenk weist nach oben, die Finger nach rechts. Strecken Sie gleichzeitig die rechte Hand nach unten, wobei die Handfläche nach hinten weist (Abb. 25).

2. Führen Sie die linke Hand langsam im Halbkreis wieder nach unten und strecken Sie sie zum Boden hin; die Handfläche weist nach hinten. Gleichzeitig biegen Sie die rechte Hand zurück und heben sie langsam im Halbkreis nach rechts über den Kopf. Die Finger sind eng beieinander und weisen nach links, der Arm ist vollständig ausgestreckt, die Handfläche nach oben gerichtet.

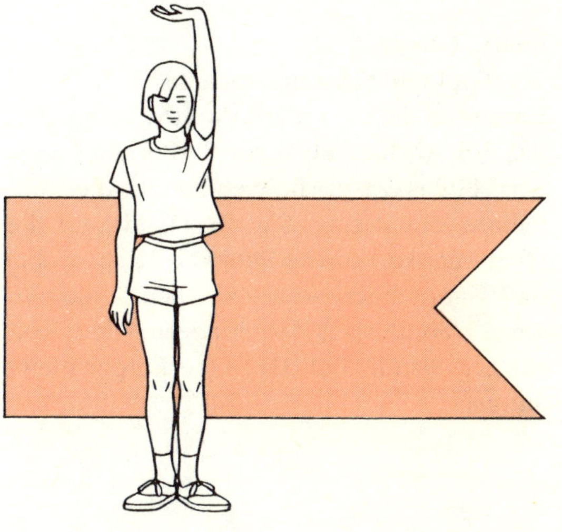

Abb. 25 Eine Hand heben

Vierte Übung – Zurückschauen

Sie stehen entspannt in der Ausgangsposition. Halten Sie den Kopf aufrecht, lassen Sie die Arme locker hängen, aber drücken Sie die Handflächen leicht gegen die Außenseiten der Oberschenkel.

1. Halten Sie den Oberkörper aufrecht und ziehen Sie die Schultern ein wenig zurück. Drehen Sie gleichzeitig den Kopf langsam nach links und schauen Sie sich um.

2. Entspannen Sie Kopf und Schultern, wenden Sie den Kopf wieder nach vorne und schauen Sie geradeaus.
3. Halten Sie den Oberkörper aufrecht und ziehen Sie die Schultern ein wenig zurück. Drehen Sie gleichzeitig den Kopf langsam nach rechts und schauen Sie sich um (Abb. 26).
4. Bringen Sie Kopf und Schultern in die Ausgangsposition und schauen Sie geradeaus.

Fünfte Übung – Mit Kopf und Schwanz wackeln

Entfernen Sie die Füße so weit voneinander, daß der Abstand etwa der dreifachen Länge eines Fußes entspricht. Nehmen Sie die Reithaltung ein. Legen Sie die Hände auf die Oberschenkel, direkt über die Knie, wobei die «Tigermäuler» – die Zwischenräume zwischen Daumen und Zeigefingern – dem Körper zugewandt sind. Der Oberkörper bleibt aufrecht.

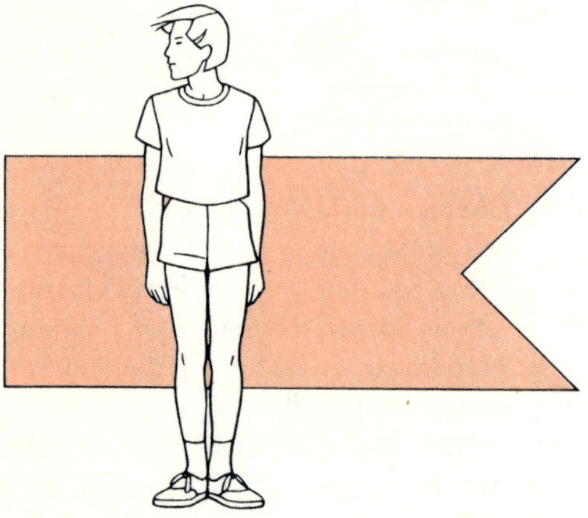

Abb. 26 Zurückschauen

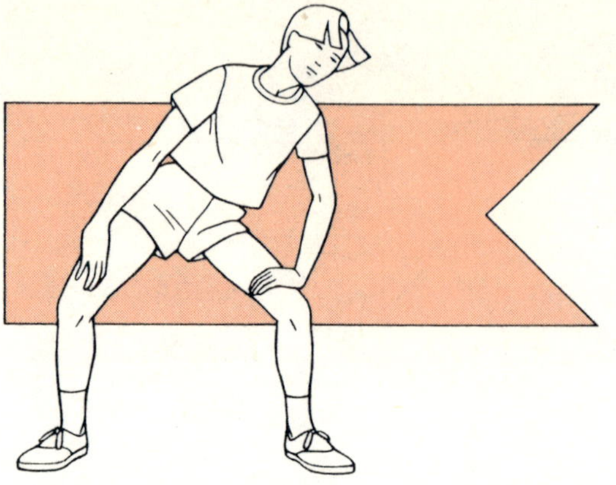

Abb. 27 Mit Kopf und Schwanz wackeln

1. Beugen Sie den Oberkörper nach links vorne; der Kopf ist leicht gesenkt (Abb. 27). Kreisen Sie mit Kopf und Oberkörper im Uhrzeigersinn. Sie werden feststellen, daß gleichzeitig mit dem Kreisen des Kopfes das Gesäß einen kleineren Kreis in umgekehrter Richtung beschreibt. Dies nennt man «mit Kopf und Schwanz wackeln».
2. Hören Sie mit dem Kreisen in der Phase auf, in der Sie sich nach rechts beugen, und kehren Sie in die Ausgangsposition zurück – Sie hocken, als würden Sie auf einem Pferd reiten; der Rücken bleibt dabei gerade.
3. Beugen Sie den Oberkörper nach rechts vorne und kreisen Sie im Gegenuhrzeigersinn. Verharren Sie, nachdem Sie aufgehört haben zu kreisen, noch eine Weile in der Reithaltung.

Sechste Übung – Mit beiden Händen nach den Zehen greifen

Sie stehen entspannt in der bekannten Ausgangsposition.

1. Beugen Sie den Oberkörper langsam vor. Die Knie bleiben gestreckt, die Hände berühren die Zehen oder die Knöchel. Halten Sie den Kopf ein wenig erhoben. (Abb. 28a).
2. Richten Sie sich auf und kehren Sie in die Ausgangsposition zurück.
3. Legen Sie die Hände in den Bereich des Kreuzbeins, und beugen Sie den Oberkörper langsam nach rückwärts. (Abb. 28b).
4. Kehren Sie in die Ausgangsposition zurück.

Siebente Übung –
Fäuste ballen und wütend dreinschauen

Die Füße sind mehr als schulterbreit voneinander entfernt. Nehmen Sie die Reithaltung ein. Ballen Sie seitlich von der Taille Fäuste, wobei die Finger nach oben gerichtet sind.

1. Strecken Sie den linken Arm vor dem Körper aus, wobei die Finger nach unten weisen. Ballen sie gleichzeitig die rechte Faust noch fester und ziehen Sie den Ellbogen zurück. Öffnen Sie die Augen weit und schauen Sie starr nach vorne (Abb. 29).
2. Ziehen Sie beide Fäuste auf Taillenhöhe zurück. Wiederholen Sie die Übung seitenverkehrt.
3. Kehren Sie in die Ausgangsposition zurück. Die Fäuste befinden sich an den Seiten der Taille.

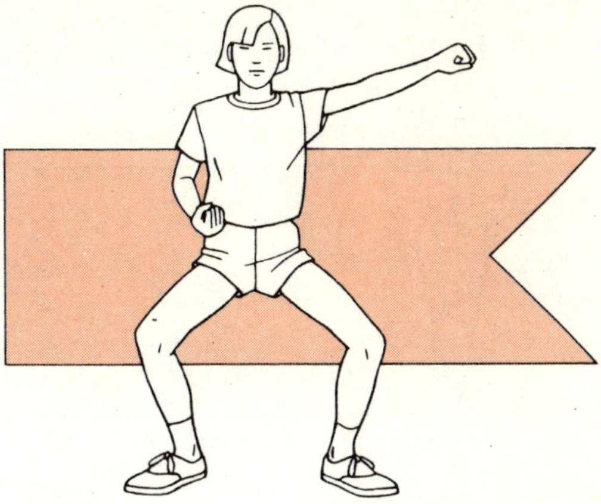
Abb. 29 Fäuste ballen und wütend dreinschauen

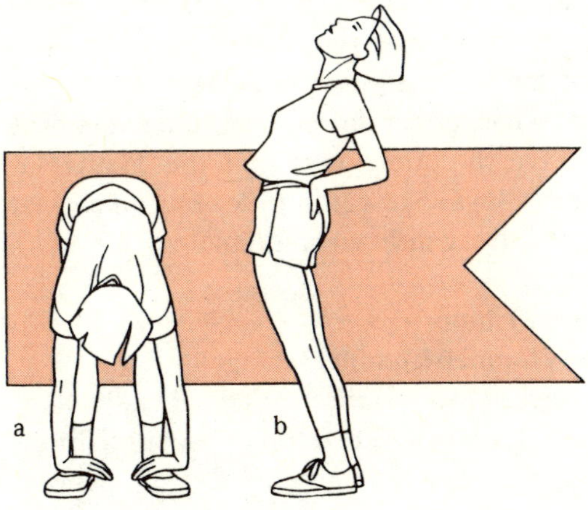

Abb. 28. Mit beiden Händen nach den Zehen greifen

Achte Übung – Den Rücken schütteln

Sie stehen entspannt in der bekannten Ausgangsposition, halten die Zehen dicht beieinander und drücken die Handflächen gegen die Oberschenkel.

1. Stehen Sie so aufrecht wie möglich und halten Sie den Kopf gerade, indem Sie die Fersen möglichst hoch vom Boden erheben (Abb. 30).
2. Nachdem Sie die Fersen gesenkt haben, befinden Sie sich wieder in der Ausgangsposition.

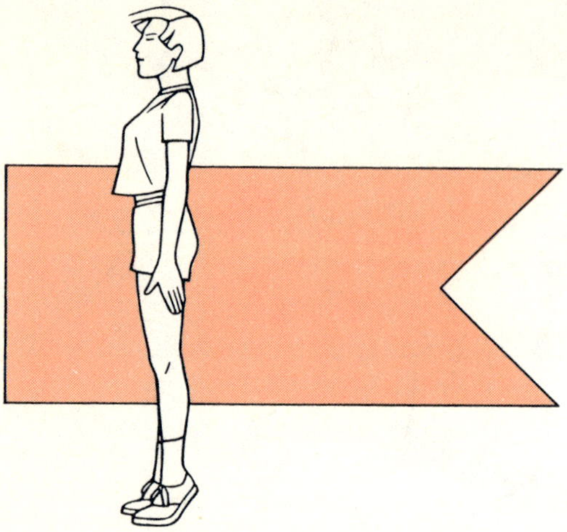

Abb. 30 Den Rücken schütteln

Shih Erh Tuan Chin – Die Zwölf Eleganten Übungen

Dies ist eine sehr wirksame Übungssequenz, die sich beim chinesischen Volk seit Jahrhunderten großer Beliebtheit erfreut. *Shih Erh Tuan Chin* besteht aus Selbstmassage und Fitneßübungen. Elf dieser Übungen werden im Sitzen ausgeführt, die zwölfte im Stehen. Die Übungen sind auch für alte und schwache Menschen geeignet und für Menschen, die an chronischen Krankheiten leiden.

Zeugnisse der Vergangenheit und Gegenwart bestätigen den präventiven und therapeutischen Wert dieser Übungssequenz.

Es folgt eine Beschreibung der Zwölf Eleganten Übungen und ihrer heilsamen Wirkungen.

Erste Übung – Mit den Zähnen klopfen

Klopfen Sie Ober- und Unterkiefer 20- bis 30mal aufeinander. Diese Übung regt die Blutgefäße im Gaumen an. Das verbessert die Blutzirkulation im Mundbereich, stärkt die Zähne und wirkt vorbeugend gegen Zahnerkrankungen. Wenn Sie jedoch an einer ernsten Erkrankung des Gaumens leiden oder wenn Sie schiefe Zähne haben, ist diese Übung nicht zu empfehlen.

Zweite Übung – Bewegen der Zunge

Bewegen Sie die Zungenspitze in alle Richtungen gegen die Zähne – zurück und vor, nach links und nach rechts, nach oben und unten, so lange, bis Sie im Mund ein Prickeln spüren. Durch die Übung werden das Zahnfleisch und die Schleimhaut des Mundraums massiert. Dies wirkt sich bei Zahnfleischbluten und Zahnfleischschwund positiv aus. Außerdem wird auf diese Weise die Mundhöhle sauber gehalten, die Speichelabsonderung angeregt und die Verdauung beschleunigt.

Dritte Übung – Das Gesicht reiben

Reiben Sie zunächst die Handflächen heftig gegeneinander, so daß Wärme entsteht. Reiben Sie mit den erwärmten Händen 20- bis 30mal leicht über das Gesicht. Dies verstärkt die Durchblutung und hält die Haut elastisch. Bei Geschwüren (oder Furunkeln) ist diese Übung nicht zu empfehlen.

Vierte Übung – Die Himmelstrommel schlagen

Bedecken Sie die Ohren mit den Handballen, und legen Sie die Zeigefinger über die Mittelfinger. Lassen Sie dann die Zeigefinger von den Mittelfingern gleiten, so daß sie gegen den Hinterkopf schlagen, etwa dort, wo sich

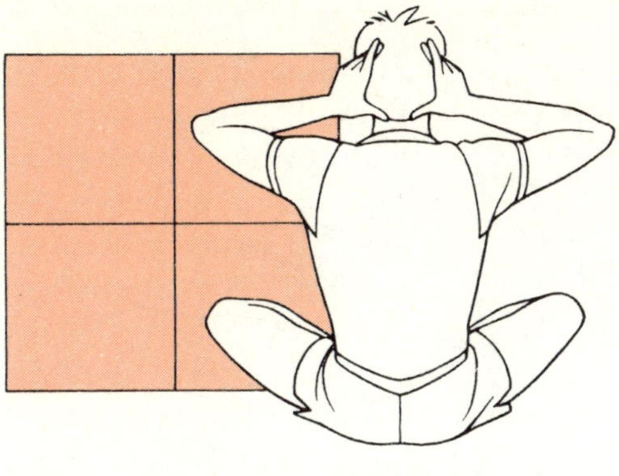

Abb. 31 Die Himmelstrommel schlagen

der Akupunkturpunkt *Feng Chih* (windiger See) befindet (Abb. 31). Wiederholen Sie dies 20- bis 30mal. Sie hören dabei einen Ton wie von einer Trommel.
Auf diese Weise kann man Schwindelgefühle und Kopfschmerzen beseitigen. In der traditionellen chinesischen Medizin gehört der Punkt *Feng Chih* zum Gallenblasenmeridian. Über diesen Punkt kann man Kopfschmerzen, Schwindelgefühle und Steifheit im Nacken- und Schlüsselbeinbereich behandeln. *Feng Chih* durch Klopfen zu massieren wirkt ebenso, als würde man den Punkt mit einer anderen Akupunktur- oder Akupressurtechnik behandeln. Diese Übung lindert nicht nur Symptome, sondern kann auch deren Auftreten verhindern.

Fünfte Übung – Das Rad drehen
Ballen Sie die Hände über dem Kopf zu Fäusten, wobei die Knöchel nach vorne weisen. Winkeln Sie die Arme leicht an, und bewegen Sie sie vor und zurück, als würden Sie ein Wasserrad drehen. Wiederholen Sie dies 10mal oder öfter. Die Übung wirkt positiv bei arthritischen Veränderungen in den Schultergelenken.

Sechste Übung – Den Himmel hochhalten
Falten Sie die Hände vor dem Körper, drehen Sie die Handflächen nach außen und strecken Sie sie über den Kopf, als wollten Sie den Himmel hochhalten (Abb. 32). Wiederholen Sie dies 10mal oder öfter. Die Übung dehnt den Brustkorb und erleichtert dadurch tiefes Atmen.

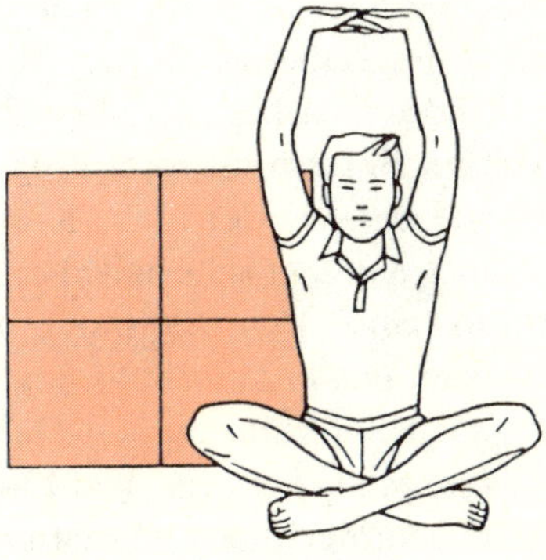

Abb. 32 Den Himmel hochhalten

**Siebente Übung –
Einen Bogen in zwei Richtungen spannen**
Ahmen Sie die Bewegungen des Spannens und Abschießens eines Bogens nach (Abb. 33). Tun Sie dies abwechselnd mit beiden Händen, 10mal oder öfter. Die Übungen dehnen die Brust, trainieren die Schultergelenke und kräftigen die Arme.

**Achte Übung –
Den Kopf senken und die Zehen berühren**
Sie sitzen mit ausgestreckten Beinen auf dem Boden, beugen sich vor und berühren mit

beiden Händen die Zehen (Abb. 34). Wiederholen Sie dies 10mal oder öfter.
Diese Übung wirkt auf Taille und Bauch und ist daher ziemlich anstrengend. Sie dehnt die Muskeln der Taillenregion, des Rückens und der Oberschenkel. Auch macht sie die Wirbelsäule flexibler und verbessert so den gesundheitlichen Allgemeinzustand.

Neunte Übung – *Tan T'ien* reiben

Tan T'ien befindet sich nach allgemeiner Auffassung 1,5 bis 2 *Ts'uns* (chinesische Zoll) – ungefähr 7,5 cm – unterhalb des Nabels. *Tan T'ien* reiben bedeutet also, den unteren Teil des Bauches zu reiben. Massieren Sie diesen Bereich mit drei Fingern der rechten Hand mit 30 oder mehr Kreisbewegungen. *Tan T'ien* liegt sehr nahe beim Akupunkturpunkt *Shih Men* (Steintor), der sich ungefähr zwei *Ts'uns* unterhalb des Nabels befindet. Nach der chinesischen Heilkunde gehört *Shih Men* zu *Jen Mo,* dem Dienergefäß (Akupunkturmeridian). Die Stimulation dieses Punktes wirkt gegen Verdauungsstörungen, Bauchschmerzen und nächtliche Ejakulationen. Bei Massage des Punktes lassen die erwähnten Symptome häufig nach.

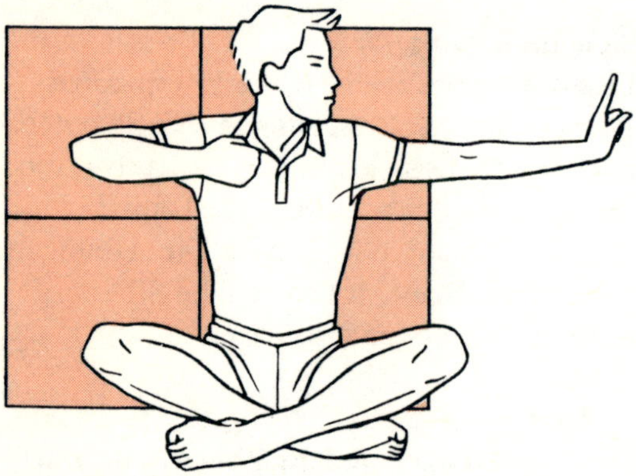

Abb. 33 Einen Bogen in zwei Richtungen spannen

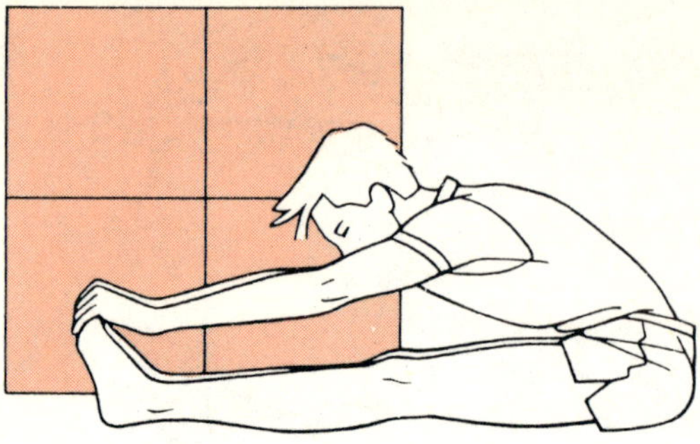

Abb. 34 Den Kopf senken und die Zehen berühren

Zehnte Übung – *Shen Yu* reiben

Reiben Sie beide Hände heftig gegeneinander, um Wärme zu erzeugen. Legen Sie die Handflächen dann im Bereich des Kreuzbeins auf den Rücken, wie auf Abbildung 35 dargestellt, um die dort liegenden beiden *Shen Yu*-Punkte (auf dem Lebermeridian) zu massieren. Reiben Sie mindestens 20- oder 30mal. Diese Übung ist als vorbeugende Maßnahme gegen Schmerzen im unteren Rückenbereich und zur allgemeinen Stärkung der Gesundheit sehr zu empfehlen.

Elfte Übung –
***Yung Chuan* (Sprudelnde Quelle) reiben**

Reiben Sie die Hände zunächst gegeneinander, um Wärme zu erzeugen, und dann mit den drei mittleren Fingern der rechten Hand die Sohle des linken Fußes, bis sie heiß wird; anschließend ebenso die Sohle des rechten Fußes mit der linken Hand (Abb. 36).

Nach der traditionellen chinesischen Heilkunde ist der Punkt *Yung Chuan,* der in der Mitte der beiden Fußsohlen liegt, der Anfangspunkt des Nierenmeridians. Massage dieses Punkts vermindert die sogenannte «unwirkliche Hitze» und wirkt gegen Schlaflosigkeit und Herzklopfen. Auch die Gehfähigkeit kann so verbessert werden.

Zwölfte Übung – Fußbehandlung

Dies ist eine Übung im Stehen. Setzen Sie die Füße nacheinander immer wieder fest auf den Boden, 10mal oder öfter. Diese Übung verbessert die Blutzirkulation und stärkt Muskulatur und Bindegewebe der Beine.

Diese Sequenz kann man morgens nach dem Aufstehen oder abends vor dem Schlafengehen üben, vollständig oder teilweise, entsprechend der jeweiligen Verfassung. Auch die Reihenfolge der Übungen und die Anzahl der Wiederholungen kann den persönlichen Bedürfnissen angepaßt werden. Ist beispielsweise ein Leistenmuskel gezerrt, so kann 100maliges Reiben von *Shen Yu* die Heilung sehr fördern. Vielen wird 30maliges Reiben als ausreichend erscheinen.

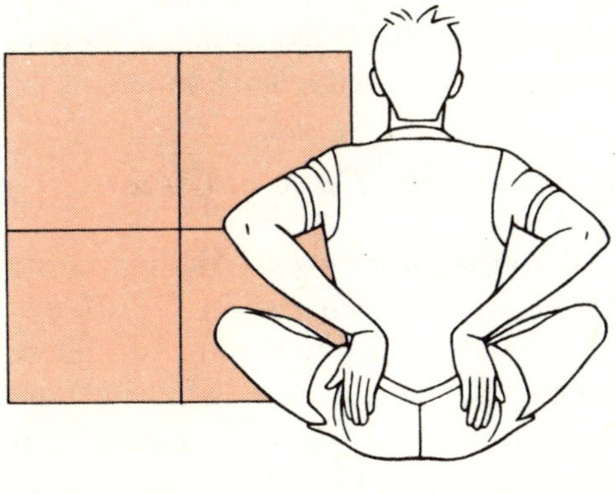

Abb. 35 Shen Yu *reiben*

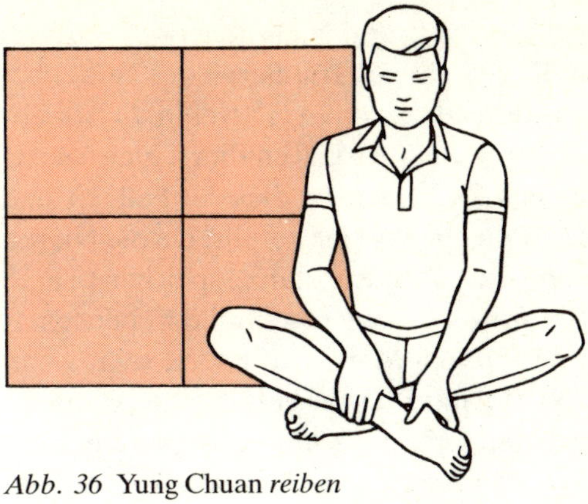

Abb. 36 Yung Chuan *reiben*

Der therapeutische und präventive Wert von *Shi Erh Tuan Chin* und ähnlichen Übungen wurde im Laufe der Geschichte immer wieder hervorgehoben. Wenn Sie *Shih Erh Tuan Chin* wochen- oder gar monatelang stetig üben, wird sich Ihr Gesundheitszustand erheblich verbessern.

Chinesisches Taillentraining

Gymnastische Übungen stehen in China unter dem Einfluß der traditionellen medizinischen Theorie. Nach der *Ching-Lo*-Theorie, die sich mit dem Wesen von *Ch'i* (Energie) befaßt, ist die genaue Mitte der Lendenwirbelsäule der Pfad von *Tu Mo,* des Lenkergefäßes. *Tu Mo* steht mit den Nieren in Verbindung und verläuft entlang der Wirbelsäule. Wenn *Tu Mo* frei von Störungen ist, ist *Shen Ch'i,* das *Ch'i* oder die Energie der Nieren, im Überfluß vorhanden.

Auch der Akupunkturpunkt *Shen Yu,* der an der Seite der Taille liegt, ist mit dem Zustand von *Shen Ch'i,* der Nierenenergie, verbunden. Regelmäßiges Trainieren des Taillenbereichs führt dazu, daß *Ch'i* frei in *Tu Mo* zirkulieren kann, und stimuliert gleichzeitig den *Shen-Yu*-Punkt. Ist dies der Fall, so sind die Nieren mit Energie gefüllt. Da die Nieren *Ching,* die Grundsubstanz, speichern, muß auch *Ching Ch'i,* die essentielle Lebensenergie, in reichem Maße vorhanden sein, wenn die Nieren mit Energie gefüllt sind. Dann erhält *Yuan Ch'i,* die primäre Lebensenergie, aktiv die Gesundheit. Deshalb konzentrieren sich die traditionellen chinesischen Körperübungen besonders auf den Taillenbereich. Beim *T'ai Chi Ch'uan* spielt der Taillenbereich eine wichtige Rolle. Ebenso ist es bei *Pa Tuan Chin* und *Yi Chin Ching.*

Auch die moderne Physiologie und Anatomie ist der Ansicht, daß regelmäßiges Trainieren des Taillenbereichs die Wirbelsäule flexibel erhält und außerdem die Durchblutung der Bauch- und Beckenhöhle verbessert. Alle medizinischen Theorien stimmen also darin überein, daß Taillentraining die Gesundheit verbessert.

Außer *T'ai Chi Ch'uan* und *Pa Tuan Chin* gibt es noch einige andere chinesische Übungen, die sich speziell mit der Taille befassen.

Den Körper beugen

Beugen Sie sich morgens nach dem Aufstehen in der Taille. Strecken Sie sich anschließend in die entgegengesetzte Richtung, und richten Sie sich dann wieder auf. Wiederholen Sie dies 20- bis 100mal. Das kann mit schnellen oder mit langsamen Bewegungen geschehen.

Bohnen lesen

Legen Sie ein paar Bohnen, Holzstückchen oder andere kleine Gegenstände auf den Fußboden. Versuchen Sie, die «Bohnen» mit gestreckten Beinen aufzulesen. Wenn Sie eine oder zwei «Bohnen» aufgelesen haben, richten Sie sich langsam auf. Fahren Sie so lange fort, bis alle Bohnen aufgelesen sind.

Ein langes Ruder mit beiden Händen halten

Stellen Sie einen Fuß vor, den anderen einen Schritt zurück. Halten Sie beide Hände vor den Körper, als würden Sie ein langes Ruder festhalten. Stoßen Sie die Hände nach vorne und abwärts und beugen Sie gleichzeitig Oberkörper und Kopf vor. Danach ziehen Sie Hände und Oberkörper wieder zurück und hoch in die Ausgangsposition. Sie können bei jeder Bewegung des «Ruders» einen Schritt nach vorne tun, wenn Sie wollen. Man kann die Ruderbewegung auch allmählich beschleunigen.

Den Körper drehen, um zurückzuschauen

Die Füße stehen schulterbreit. Halten Sie die Arme leicht angewinkelt. Die Handflächen weisen nach unten. Schwingen Sie den Oberkörper von einer Seite zur anderen. Während Sie sich in beide Richtungen drehen, müßten Sie Ihre Fersen sehen können.

Vom Nutzen des *T'ai Chi Ch'uan*

«*T'ai Chi Ch'uan* ist eine gute Medizin gegen chronische Krankheiten.» «*T'ai Chi Ch'uan* ist eine wertvolle Fitneßübung für ältere Menschen.» Derartige Aussagen sind keineswegs aus der Luft gegriffen. Jahrhundertelange erfolgreiche therapeutische Anwendung von *T'ai Chi Ch'uan* bestätigt die gesundheitsfördernden Auswirkungen dieser sanft fließenden Bewegungssequenz, die auch als *Übung des höchsten Prinzips* bezeichnet wird (wörtlich «Die Faust des Höchsten Einen»).

Um den Sinn von *T'ai Chi* ganz zu erfassen, sollten Sie es bei jemandem erlernen, der diese Kunst beherrscht. Dazu müssen Sie über einen längeren Zeitraum eine anmutige, tanzähnliche Form erlernen und allmählich eine entspannte Haltung verinnerlichen. Wenn es an Ihrem Wohnort keine *T'ai-Chi*-Kurse gibt, oder wenn Sie lieber alleine arbeiten wollen, können Sie trotzdem von dieser großartigen Übung profitieren. Die Illustrationen auf den Seiten 51 bis 53 zeigen die erste Sequenz der *T'ai-Chi*-Form. Diese Bilder und die Beschreibung von *T'ai Chi* auf Seite 50 können Ihnen helfen, die Gesamtform und die einzelnen Bewegungen zu verstehen.

Es ist nicht einmal unbedingt notwendig, dem exakten Bewegungsablauf der Form zu folgen, um gute Ergebnisse zu erzielen. Andererseits ist *T'ai Chi* aber so einzigartig, daß man sich, wenn eben möglich, wenigstens ein einziges Mal die authentische Form anschauen sollte.

T'ai Chi zu üben ist zunächst einmal positiv für das Herz-Kreislaufsystem. Es verhindert Bluthochdruck und Arteriosklerose. Eine Untersuchung bei einer Gruppe älterer Menschen, die regelmäßig *T'ai Chi* übten, zeigte, daß der Blutdruck bei ihnen 134/80 betrug, während der Durchschnittswert bei einer Vergleichsgruppe gleichen Alters, die nicht *T'ai Chi* übte, 154/82 betrug. In der Gruppe der *T'ai-Chi*-Übenden lag die Anzahl derer, die an Verkalkung der Blutgefäße litten, um 38 bis 46 Prozent niedriger als bei der Vergleichsgruppe. Außerdem waren die kardiovaskulären Funktionen aller aus der Gruppe der *T'ai-Chi*-Übenden normal. Hingegen litten 35 Prozent der anderen Gruppe an Störungen der Herzfunktion. Mit Sicherheit wirkt sich regelmäßiges *T'ai-Chi*-Training positiv auf das Herz-Kreislaufsystem aus.

Außerdem erhält *T'ai-Chi* Knochen und Gelenke gesund. Bei nur 26 Prozent einer Gruppe von älteren *T'ai-Chi*-Übenden wurden Veränderungen im Bereich der Wirbelsäule festgestellt; bei der Vergleichsgruppe waren es 47 Prozent. Auch waren die Wirbelsäulen der *T'ai-Chi*-Übenden generell beweglicher als die der Vergleichsgruppe. Die überwiegende Mehrheit der *T'ai-Chi*-Gruppe (mehr als 85 Prozent) war in der Lage, mit den Fingerspitzen den Boden zu berühren, ohne die Beine einzuknicken. In der Vergleichsgruppe konnten das nur 21 Prozent. Bei der *T'ai-Chi*-Gruppe trat auch nur selten Brüchigkeit der Knochen auf.

T'ai Chi fördert die Erhaltung eines guten Allgemeinzustandes und verhindert *Shun Shi* – Nierenstörungen. Nach Ansicht der traditionellen chinesischen Medizin signalisiert *Shun Shi* Störungen oder Schwächungen der allgemeinen Funktionsfähigkeit des Körpers. Bei den meisten älteren *T'ai-Chi*-Übenden trat *Shun Shi* nicht auf, bei der Hälfte der inaktiven Vergleichsgruppe hingegen war dies der Fall.

T'ai Chi Ch'uan wirkt sich auch günstig auf das Nervensystem, auf die Verdauung, auf das Atemsystem sowie auf Knochen, Gelenke und Muskeln aus. Regelmäßige *T'ai-Chi*-Praxis verbessert die körperliche Kondition und beugt Krankheiten vor.

Warum *T'ai Chi* etwas Besonderes ist

T'ai Chi Ch'uan ist eine alte chinesische Körperübung mit langer Tradition, ein Extrakt der besten Elemente vieler alter chinesischer Übungen. Beim chinesischen Volk ist *T'ai Chi Ch'uan* seit vielen Jahrhunderten populär und hat in den letzten Jahren im medizinischen wie auch im sportlichen Bereich weltweite Beachtung erlangt. Heute ist *T'ai Chi* eine der wichtigsten und populärsten therapeutischen Übungen der Welt.

Diese Popularität ist keineswegs zufällig. Die sanften, ruhigen, gleichmäßigen und langsamen Bewegungen des *T'ai Chi* eignen sich für jedermann, selbst für ältere und körperlich schwache Menschen. Um *T'ai Chi* zu üben, muß man die Muskeln der Handgelenke, Arme, Schultern, der Brust, des Bauches und des Rückens entspannen. Die sanften Bewegungen der *T'ai-Chi*-Form und die beim Üben erforderliche muskuläre Entspannung erzeugen ein Gefühl des Friedens und der Frische. Die Gehirnrinde beruhigt sich. *T'ai Chi* vermag auch Neurosen und Depressionen zu lindern.

Infolge der Muskelentspannung dehnen sich die Blutgefäße aus, was den Blutdruck senkt. *T'ai Chi* zu üben, ist daher eine wirksame Behandlung gegen Bluthochdruck.

T'ai Chi wirkt beruhigend. Es wird nicht mit Kraft, sondern mit *yi* – ruhiger, passiver Konzentration – geübt. Da das Gleichgewicht zwischen sympathischer Erregung und Hemmung gefördert wird, wirkt *T'ai Chi* heilsam auf Angst und Depression.

T'ai Chi bezieht den gesamten Körper mit ein. Jede Bewegung dieser Sequenz stärkt und tonisiert eine andere Gruppe von Muskeln und Gelenken. Beständiges Üben macht die Gelenke flexibler und die Bänder elastischer. Außerdem werden die Muskeln gestärkt.

Die *T'ai Chi*-Atmung ist tief, aber ruhig, lang und regelmäßig. Da Atmung und Bewegungen besonders die Taillenregion stimulieren, wird die Durchblutung des Bauchs verbessert und die Magen- und Darmbewegungen werden beschleunigt.

Beim Üben von *T'ai Chi* kann man das Maß der Anstrengung den Bedürfnissen des einzelnen anpassen. Dies macht *T'ai Chi* zu einer Übung für jedermann – für Männer wie Frauen, Alte wie Junge, Starke wie Schwache. Körperlich schwache Menschen können *T'ai Chi* üben, ohne die Knie leicht zu beugen. Man kann auch eine vereinfachte Version anstelle der langen Form üben. Körperlich starke Menschen sollten natürlich die tiefe Form üben, die wegen der leicht gebeugten Haltung der Beine wesentlich mehr Kraft erfordert.

Insgesamt ist *T'ai Chi* keine große physiologische Belastung für den Körper. Nach einmaligem Üben der vollständigen Kurzform betrug der Puls bei einer Gruppe von Studenten im Durchschnitt nur 105 Schläge, der Blutdruck 128/70. Drei Minuten nach Übungsende hatten sich Pulsfrequenz und Blutdruck bei diesen Jugendlichen schon wieder normalisiert. Nicht einmal während des Übens mußten die Studenten verstärkt atmen, und sie verbrauchten nur 12 Kalorien. Da *T'ai Chi* nicht besonders anstrengend ist, ist es ideal geeignet für ältere, körperlich schwache Menschen und für Menschen, die an chronischen Krankheiten leiden.

T'ai Chi kann jedem helfen, Anmut, Koordination und Balance zu entwickeln. Seine fließenden, komplizierten und methodischen Bewegungen fördern diese Qualitäten. Bewegungen wie «das Knie streifen und den Schritt drehen», «den Arm wenden» und «die Hände wie Wolken bewegen» fördern die Koordinationsfähigkeit. Bewegungen wie «Entlasten des linken oder rechten Fußes» und «auf einem Fuß stehen und den anderen beugen» stärken den Gleichgewichtssinn.

Der Weg des *T'ai Chi Ch'uan*

Um den größten Nutzen aus *T'ai Chi* zu ziehen, muß man zunächst eine Vorstellung davon entwickeln, wie die Übung ausgeführt werden soll.

Die Bewegungen des *T'ai Chi Ch'uan* sind grundsätzlich sanft, kontinuierlich, weich, langsam, gemessen und gleichmäßig. Ein- und Ausatmen fließen natürlich. Versuchen Sie, sich wie eine Katze zu bewegen, so fließend, wie Seide sich von einer Spule wikkelt.

Die vereinfachte *T'ai-Chi*-Form erfordert gewöhnlich vier bis sechs Minuten. Es macht jedoch nichts aus, wenn sie acht oder neun Minuten dauert, weil sie in «Zeitlupe» ausgeführt wird.

Anfänger sollten besonders darauf achten, natürlich zu atmen. Atmen Sie niemals forciert, schnappen Sie nicht nach Luft, und halten Sie auch nie den Atem an. Wenn Sie etwas erfahrener sind, können Sie versuchen, die Bewegungen mit der Atmung zu koordinieren. Sie können beispielsweise bei Aufwärtsbewegungen einatmen, bei Abwärtsbewegungen ausatmen. Oder Sie atmen bei allen nach innen gerichteten Bewegungen ein und bei allen nach außen gerichteten aus. Atmen Sie tief, natürlich und aus dem Bauch.

Wichtig ist auch, den Körper locker zu halten, so daß Sie sich wohl fühlen. Versuchen Sie, Aktivität und Gelassenheit in Einklang zu bringen. Künstliche Kraft und unnatürliche Stärke sind beim Üben von *T'ai Chi* fehl am Platz. Versuchen Sie statt dessen, den ganzen Körper zu entspannen und eine natürliche und angenehme Haltung einzunehmen. Besonders wichtig ist es, Taille, Bauch und Brustmuskulatur zu entspannen, und halten Sie die Brust nicht steif.

Die Rückenmuskulatur ist gestreckt, so daß es sich angenehm anfühlt. Lassen Sie die Schultern locker und natürlich hängen. Entspannen Sie auch die Ellbogen. In China bezeichnet man diese Haltung als *Han hsiung pa pei* (die Haltung, die die Brust umschließt und den Rücken dehnt) oder auch *Ch'ien Chai Chou* (die Position der lockeren Schultern und entspannten Ellbogen). Diese Haltung erzeugt Wohlgefühl und stabilisiert das Schwerkraftzentrum.

T'ai Chi erfordert einen ruhigen und friedvollen Geist. Konzentrieren Sie sich völlig auf die Bewegungen, und vermeiden Sie jede Ablenkung.

Das Ziel ist, *Hsing* (die physische Gestalt) und *Yi* (die Konzentration) in Einklang zu bringen. Kraft und Stärke sollen verinnerlicht werden.

Hsing bezieht sich auf die Bewegungen des Körpers, *Yi* bezieht sich auf das Bewußtsein. *Hsing* und *Yi* zu integrieren bedeutet beim *T'ai Chi,* die Bewegungen des Körpers mit Hilfe des Geistes zu kontrollieren. Dazu müssen Sie sich beim Üben die Form vorstellen. So entsteht eine völlige Übereinstim-

mung zwischen dem, was Sie denken, und dem, was Sie tun.
Bei *T'ai Chi Ch'uan* werden Kraft und Macht im Inneren zurückgehalten; sie dürfen nicht zutage treten. Die Muskeln sollten dabei niemals angespannt werden, um Kraft und Macht zu erzeugen.

Übungen aus der *T'ai-Chi*-Sequenz

Wer aus irgendwelchen Gründen nicht die gesamte *T'ai-Chi*-Sequenz beherrscht, kann statt dessen einzelne Bewegungen daraus üben, so daß eine Art «Freistilform» entsteht, die aus dem Stegreif erfunden wird. Versuchen Sie dabei, die Anmut, den Bewegungsfluß und den langsamen und sanften Charakter von *T'ai Chi* zu erfassen.
Für die Bewegungsübungen im *T'ai-Chi*-Stil gelten im Prinzip die gleichen Voraussetzungen wie für *T'ai Chi Ch'uan* selbst (siehe Seite 48). Wichtig ist, zunächst den ganzen Körper zu entspannen. Hierzu sei Übung 14 auf Seite 105 empfohlen. Wer diese Übung aus gesundheitlichen Gründen meiden soll, kann auch gleich mit den Bewegungen im *T'ai-Chi*-Stil beginnen.
Auch bei den «Freistilübungen» ist natürliche Atmung wichtig. Entspannen des ganzen Körpers schließt die Atemmuskulatur ein. Atemtempo und -frequenz sollen möglichst natürlich sein. Atmen Sie entweder nur durch die Nase oder gleichzeitig durch Mund und Nase ein und aus.
Auch Konzentration ist wichtig. Um Ablenkungen zu vermeiden, können Sie die Augen entweder teilweise schließen oder sie weit öffnen – so wie es für Sie persönlich entspannender ist. Richten Sie die Aufmerksamkeit sanft auf den Nabel.
Sobald Ihr Körper völlig entspannt ist, können Sie mit den Bewegungen beginnen. Bewegen Sie sich sanft. Halten Sie die Knie dabei stets leicht gebeugt. Sie können sich frei bewegen, solange Sie versuchen, *T'ai-Chi*-ähnliche Bewegungen nachzuahmen.
Rumpf, Arme und Beine bewegen sich ohne jede Einschränkung frei. Mit etwas Übung sind Sie bald in der Lage, sich sanft und langsam zu bewegen. Vielleicht werden Sie feststellen, daß Ihre Hand- und Fußbewegungen allmählich graziöser und immer spontaner werden. Denken Sie nicht zuviel darüber nach, daß Sie nicht die «richtigen» oder bestimmte Bewegungen üben, und versuchen Sie dies auch erst gar nicht. Die Bewegungen sollen sich natürlich entwickeln.
Achten Sie auch darauf, die Übung langsam zu beenden. Zu empfehlen ist, anschließend noch ein paar Minuten lang zu gehen, ein paarmal tief zu atmen und den Kopf eine Weile zu massieren.
Die Bewegungsübung im *T'ai-Chi*-Stil hat eine ähnliche Wirkung wie *T'ai Chi Ch'uan* selbst. Sie ist jedoch wesentlich einfacher zu erlernen und auszuführen; deshalb ist sie sehr beliebt.
Auch um die Bewegungsübung im *T'ai-Chi*-Stil gut auszuführen, muß man die Prinzipien von *T'ai Chi Ch'uan* genau verstehen. Lesen Sie deshalb nicht nur die Abschnitte über *T'ai Chi* in diesem Buch, sondern ziehen Sie auch andere Bücher über die «Übung des Höchsten Prinzips» zu Rate.

Warum chinesische Massage einzigartig ist

Massage zur Erhaltung der Gesundheit wurde im alten China als *Dao Yin* bezeichnet –

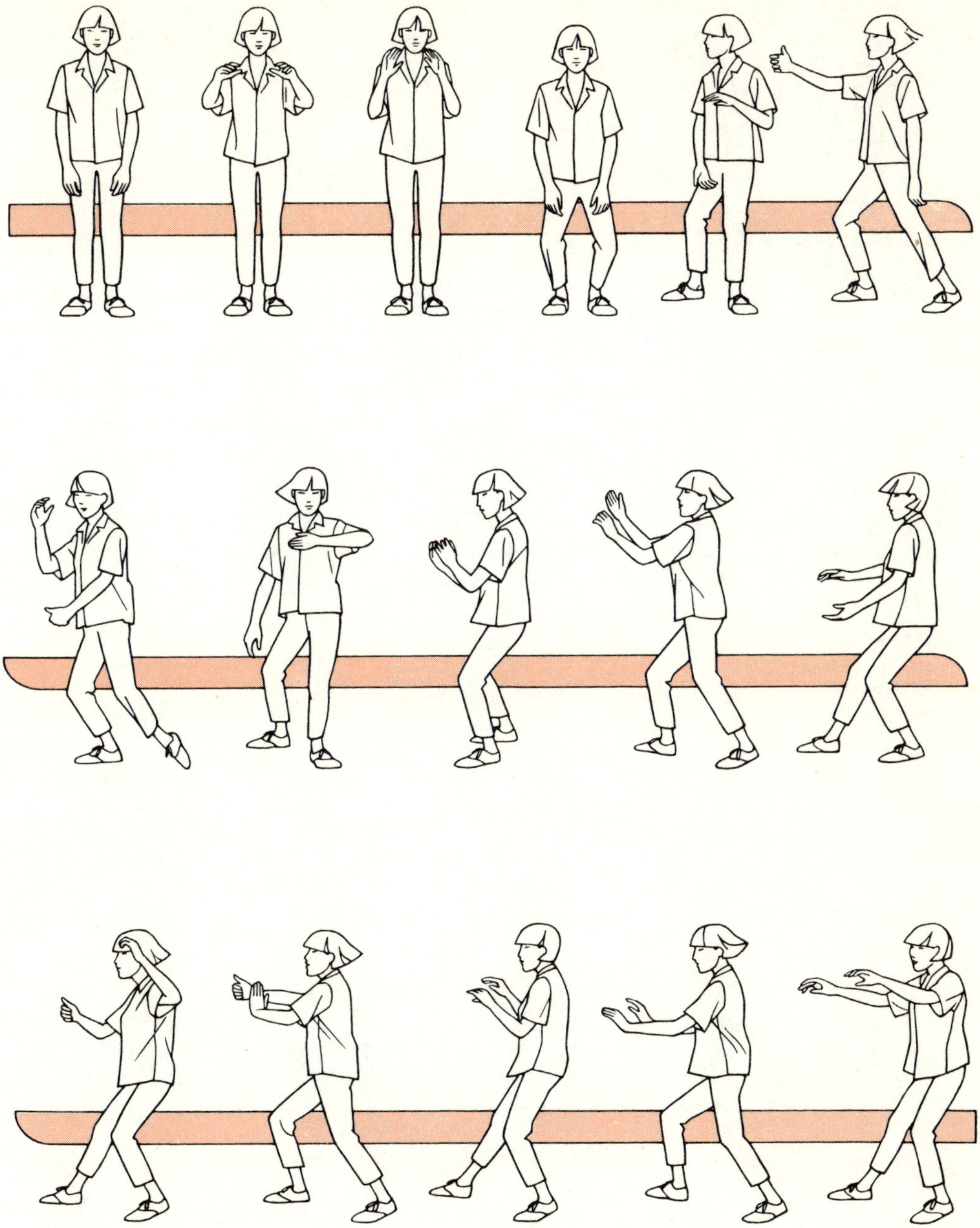

Abb. 37 Der erste Teil der T'ai-Chi-*Form*

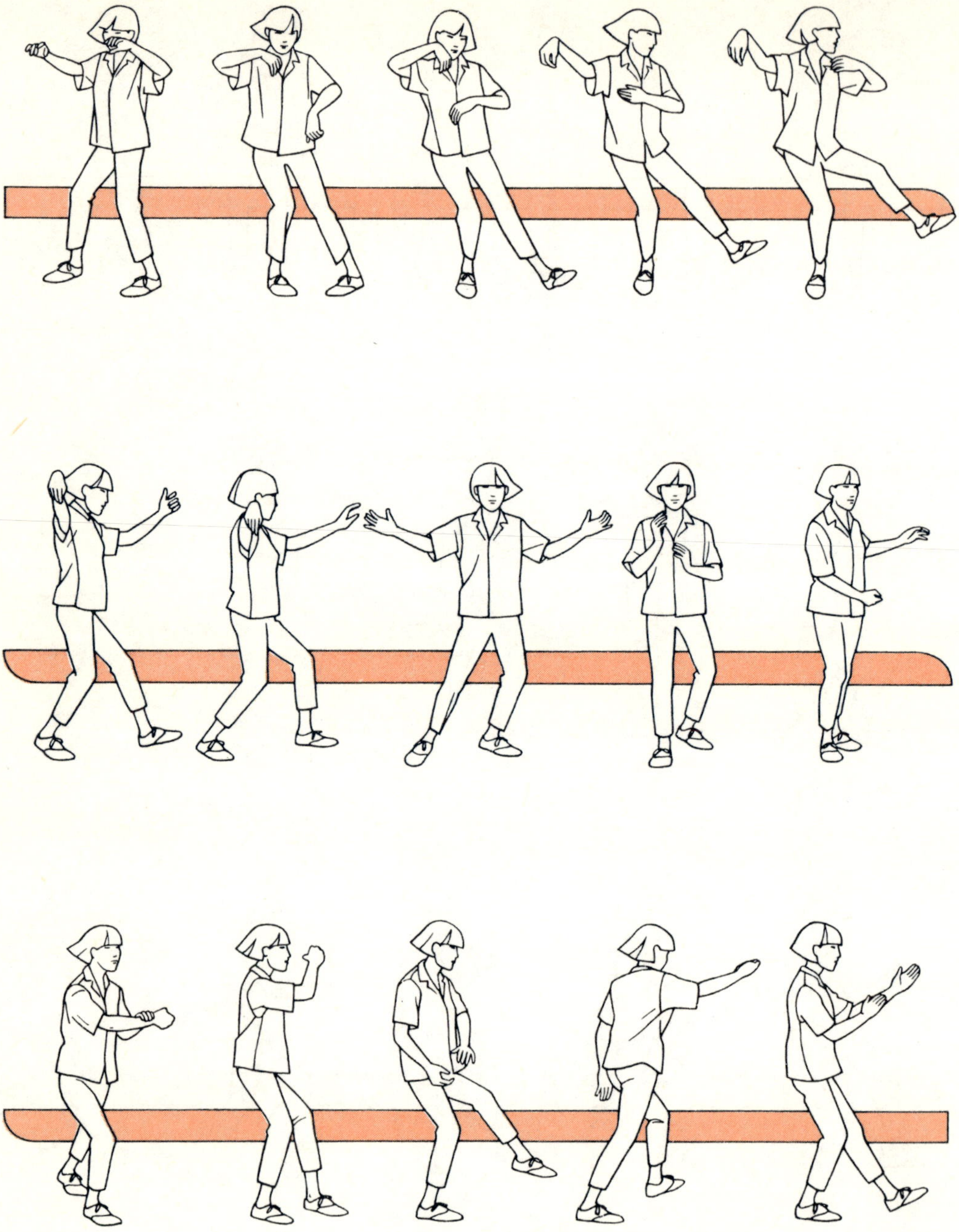

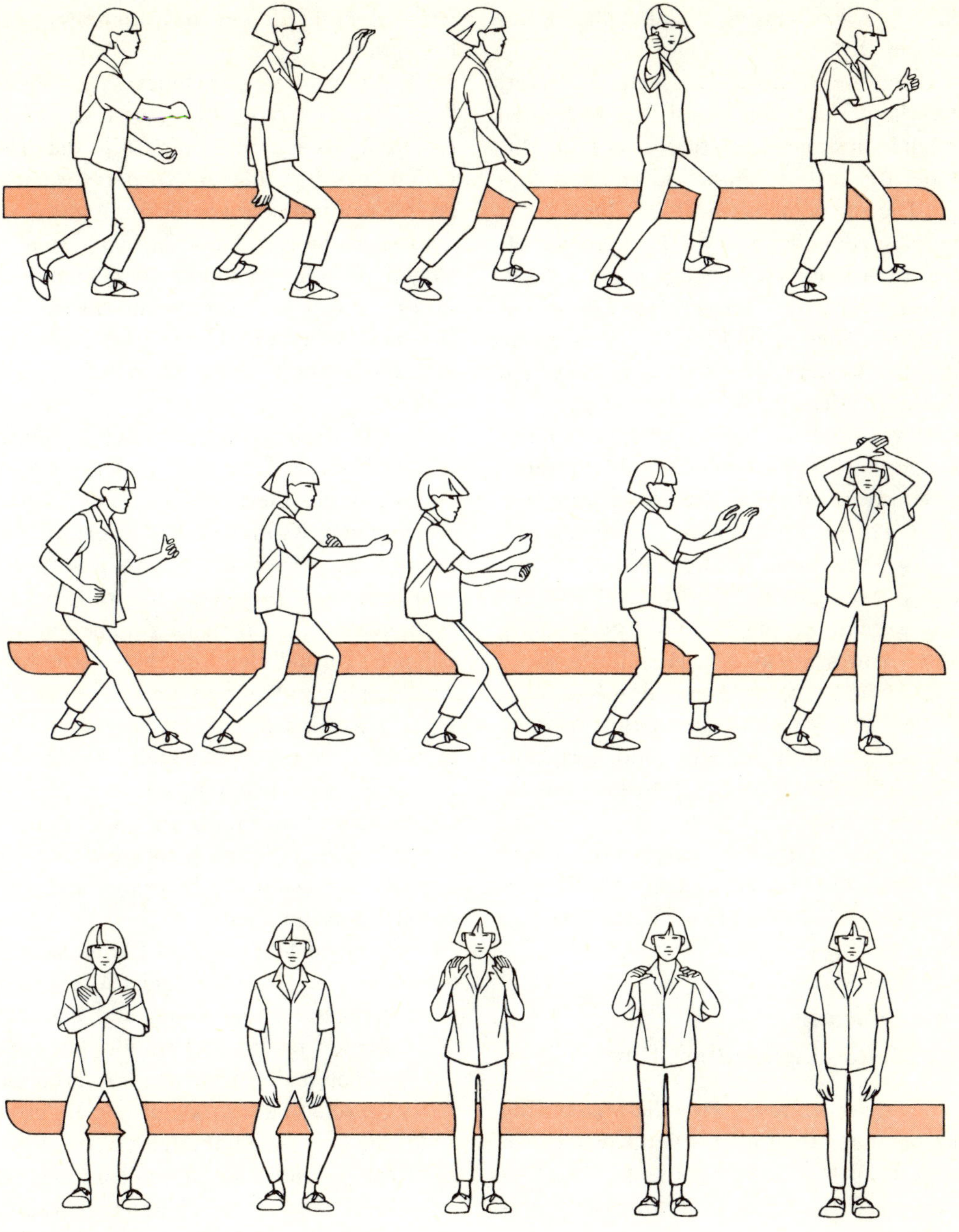

als gymnastische Übung. Selbstmassage dient der Verbesserung und Erhaltung der Gesundheit.

Die chinesische Massage, *An Mu* genannt, unterscheidet sich von westlichen Techniken der Selbstmassage in verschiedener Hinsicht. Sie beruht auf der chinesischen medizinischen Theorie namens *Ching Lo,* die sich mit den Pfaden des *Ch'i* oder der Energie befaßt. Bei der chinesischen Massage spielen Akupunkturpunkte wie *Yung Ch'uan* (Sprudelnde Quelle), *Shen Yu* und *Yin Shen* eine große Rolle. Die westliche Selbstmassage hingegen ist hauptsächlich eine Muskelmassage.

An Mu verwendet besondere Sorgfalt auf das Massieren des Kopfes und der Taillenregion. Bei der westlichen Selbstmassage hingegen geht es in erster Linie um die Gliedmaßen.

An Mu verwendet häufig Techniken wie Klopfen, Schlagen und Klatschen. Beispielsweise werden Schultern und Bauch abgeklopft, man klatscht mit Handfläche oder Faust auf die Beine und klopft den Taillenbereich ab. Bei der westlichen Selbstmassage wird hauptsächlich geknetet und gerieben; Klopfen, Schlagen und Klatschen spielen kaum eine Rolle.

Geistige Konzentration, Entspannung und Ruhe sind Voraussetzungen für die chinesische Massage, was für die westliche Massage nicht gilt.

Wie *Ch'i Kung* Energie und Gesundheit fördert

Ch'i Kung ist ein *Kung Fu* – die Meisterung einer mentalen oder physischen Kunst durch systematisches Üben. Dies dient dazu, *Ch'i* (Energie) zu trainieren. *Ch'i Kung* ist ein einzigartiges chinesisches Übungssystem, das wirkungsvoll hilft, gegen Krankheiten vorzubeugen.

Nach Anschauung der chinesischen Medizin bezieht sich *Ch'i* sowohl auf die Luft, die man einatmet, als auch auf *Yuen Ch'i* – die primäre Vitalenergie, die im Körper gespeichert ist. *Ch'i* zu trainieren heißt somit auch, *Yuen Ch'i* zu trainieren. *Yuen Ch'i* kann man verstehen als Gesamtsumme der Fähigkeiten unseres Körpers, Krankheiten abzuwehren, sich an die äußere Umgebung anzupassen und die inneren Funktionen wiederherzustellen.

In der traditionellen chinesischen Medizin hält man einen Überfluß an *Yuen Ch'i* zur Erhaltung der Gesundheit und zur Vorbeugung gegen Krankheiten für erforderlich. Wenn *Cheng Ch'i,* die innere Energie, gespeichert und *Yuen Ch'i* in großem Maße vorhanden ist, so haben Krankheiten keine Chance. Deshalb legt die chinesische Medizin besonderen Wert auf die Pflege von *Yuen Ch'i.* Tritt eine Krankheit auf, so versucht man mit den verschiedensten Mitteln, *Yuen Ch'i* wiederherzustellen, um die Genesung zu beschleunigen. *Ch'i Kung* stärkt und nährt diese Vitalenergie und verbessert so die Widerstandsfähigkeit des Körpers und stärkt damit die Gesundheit.

Ch'i Kung besteht aus drei Elementen: Die Körperhaltung wird korrigiert, die Atmung wird verbessert, und Geist und Nervensystem werden positiv beeinflußt. Diese drei Komponenten sind miteinander verbunden. Jeder einzelne Faktor beeinflußt die beiden anderen. Um die Methoden von *Ch'i Kung* zu erlernen, muß man diese drei fundamentalen Prinzipien verstehen und entwickeln.

Es gibt verschiedene Arten von *Ch'i Kung.*

Am populärsten sind heute *Fang Sung Kung,* die entspannende Atmung, *Chiang Chuang Kung,* die kräftigende Atmung, und *Nei Yang Kung,* die innerlich nährende Atmung.

Wie *Ch'i Kung* Krankheiten lindert

Als Heilübung wird *Ch'i Kung* hauptsächlich bei chronischen Krankheiten eingesetzt. Chinesische Untersuchungen der letzten Jahre deuten darauf hin, daß *Ch'i Kung* bei der Behandlung von Depression und Angst, Bluthochdruck, Magen- und Zwölffingerdarmgeschwüren sowie bei anderen Magenbeschwerden und auch bei chronischer Verstopfung sehr wirksam ist. Weiterhin trägt *Ch'i Kung* bei anderen chronischen Krankheiten durch Verbesserung des Allgemeinzustandes zum Heilungsprozeß bei.

Die Wirkung von *Ch'i Kung* bei der Behandlung von Krankheiten beruht darauf, daß *Yuen Ch'i,* die primäre Vitalenergie, durch Förderung geistiger Ruhe genährt wird. Indem *Yuen Ch'i* genährt wird, wird dadurch verbrauchte Vitalenergie ersetzt. Außerdem wird die Widerstandsfähigkeit des Körpers gegen Krankheiten gestärkt, und gestörte Körperfunktionen werden systematisch regeneriert.

Gehirnforschungen haben gezeigt, daß in dem beim *Ch'i Kung* als *Ju Ching* bezeichneten Zustand geistiger Ruhe die Aktivitäten der Gehirnrinde oder des Denkapparates innerlich gehemmt werden. Unter dem Schutz dieser internen Hemmung verjüngen sich die überreizten und überlasteten Nervenzellen des Cortex, und die Überreizung wird neutralisiert.

Dieser Zustand bildet einen günstigen Hintergrund für die körperlichen Genesungsprozesse. Daß *Ch'i Kung* bei der Behandlung von Depression, Angst, Geschwüren und Bluthochdruck wirksam ist, ist dem günstigen Einfluß dieser Übungen auf das Nervensystem zuzuschreiben. Solche Krankheiten entwickeln sich in enger Beziehung mit dem Zustand des Nervensystems und mit der geistigen Verfassung des Betreffenden.

Man hat auch herausgefunden, daß *Ch'i Kung* sowohl den Prozeß der Energieerhaltung als auch den Aufbau von Energiereserven günstig beeinflußt. Das ist auf verschiedene Weise meßbar. Beim Üben von *Ch'i Kung* geht beispielsweise der Sauerstoffverbrauch um 31 Prozent zurück, und die Stoffwechselprozesse werden um 20 Prozent verlangsamt. So kann der Körper mit weniger Energieaufwand mehr bewirken und gleichzeitig die erschöpften Energiereserven wieder aufbauen. Daß *Ch'i Kung* bei der Behandlung chronischer Krankheiten der «feurigen» Art sehr wirksam ist und das Energieniveau körperlich schwacher Menschen erheblich verbessert, hängt wohl ebenfalls mit seiner energiesparenden Eigenart zusammen.

Die Atembewegung des *Ch'i Kung* massiert die Organe in der Bauchhöhle möglicherweise erheblich besser, als Hände es je könnten. Besonders kräftigend ist die Massage durch Bauchatmung, die typische Atmung von *Nei Yang Kung* (innerlich nährende Atmung).

Manchmal dehnt sich beim Üben von *Ch'i Kung* das Zwerchfell drei- bis viermal so weit aus wie bei gewöhnlicher Atmung. Dadurch werden die Organe in der Bauchhöhle massiert, die Bewegungen von Magen und Darm beschleunigt, die Erschlaffung der Bauchmuskulatur wird behoben, und Verdauung und Nahrungsverwertung werden verbessert. Deshalb haben schwache und untergewichtige Menschen nach dem Üben von *Ch'i Kung* häufig stärkeren Appetit, sie essen mehr und nehmen zu. Wegen seiner Massagewirkung ist *Ch'i Kung* oft bei allgemein geschwächter Gesundheit und bei chronischer Verstopfung sehr wirksam.

Wie man *Ch'i Kung* meistert

Wer die Methoden von *Ch'i Kung* meistern will, muß verschiedenes beherzigen. Das Wichtigste ist, entspannt und natürlich an die Übungen heranzugehen; dies gilt gleichermaßen für Körper und Geist.

Lockern Sie den Gürtel und beengende Kleidungsstücke. Ziehen Sie weder Schultern noch Brust hoch, und versuchen Sie auch nicht, Ihrem Körper eine unnatürliche Haltung aufzuzwingen. Wenn Ihnen eine bestimmte Haltung unangenehm ist, so verändern Sie sie, bis Sie keine Anspannung mehr verspüren. Vor allem müssen die Muskeln entspannt sein, insbesondere die des Unterbauchs.

Aber auch der Geist muß entspannt sein. Es hilft, absichtlich ein glückliches Gesicht aufzusetzen. Sammeln Sie sich. Es ist wichtig, sich während des Übens zu konzentrieren und jede Ablenkung zu meiden.

Wenn Sie sich entspannt haben, so fangen Sie an, den Atemrhythmus zu regulieren. Häufig gibt das Ausatmen Aufschluß darüber, ob Geist und Körper entspannt sind.

Um durch *Ch'i Kung* geistige Ruhe zu erlangen, muß man sich ganz auf das Üben konzentrieren. So können Ablenkungen wie Geräusche und Lichteindrücke auf ein Minimum reduziert werden. Es ist nicht ungewöhnlich, daß ein Mensch, der *Ch'i Kung* übt, im Zustand geistiger Ruhe zeitweise das Gefühl körperlicher Schwere verliert.

Natürlich ist es normal, daß Anfänger sich ablenken lassen. Passiert Ihnen dies, so suggerieren Sie sich selbst, daß Sie geduldig sein müssen und daß Sie dieses Problem überwinden werden. Oft gelingt es mit Hilfe solcher Suggestionen, den Geist zu beruhigen. Stetiges Üben verbessert die Konzentrationsfähigkeit.

Beim Üben von *Ch'i Kung* geht es darum, das Training von *Yi,* dem Bewußtsein, und das Training von *Ch'i,* der Atemregulation, zu integrieren. Sie müssen lernen, die Bewegungen des *Ch'i* mit dem Bewußtsein zu steuern. Anders ausgedrückt heißt das, der Atem soll die Gedanken kontrollieren. Ihr Bewußtsein soll lernen, Regelmäßigkeit, Dauer, Volumen und Geschwindigkeit des Atmens zu steuern. Irgendwann sind Sie dann in der Lage, die Bewegung von *Ch'i* durch *Yi* zu steuern oder ihr zu folgen.

Yi zu beeinflussen heißt, geistige Ruhe zu erlangen. *Ch'i* zu beeinflussen heißt, den Atem zu regulieren, indem man den Inhalt der folgenden sieben Worte beherzigt – *eng, tief, lang, langsam, stetig, sanft und gleichförmig.* Während *Ch'iang Chung Kung* (die entspannende Atmung) und *Fang Sung Kung* (die kräftigende Atmung) mehr Wert auf die Beeinflussung von *Yi* legen, richtet sich *Nei Yang Kung* (die innerlich nährende Atmung) stärker auf die Beeinflussung von *Ch'i.* Welche Methode Sie auch bevorzugen, alle *Ch'i-Kung*-Techniken dienen der Integration von *Yi* und *Ch'i.*

Ch'i Kung strebt einen Zustand geistiger Stille und Ruhe an, ohne daß der Körper bewegt wird. Um einen Ausgleich zwischen Körperbewegung und geistiger Ruhe herzustellen, sollten Sie gleichzeitig auch therapeutische Übungen praktizieren, bei denen der Körper aktiv ist. Dadurch wird die therapeutische Wirkung erheblich verbessert. Doch sollte *Ch'i Kung* immer zuerst geübt werden.

Ch'i Kung Schritt für Schritt

Als *Kung Fu* muß *Ch'i Kung* regelmäßig geübt werden, wobei ein systematisch aufgebautes Programm zur Vollendung führt. Diese kann man nicht von heute auf morgen erreichen.

Um die richtige Körperhaltung zu entwickeln und die Atemtechniken zu meistern, muß man mit einfachen Übungen beginnen, bevor man zu den komplizierteren übergeht. Auch um *Ju Ching* zu erlernen (das Eintreten in einen Zustand geistiger Ruhe), sollte man unbedingt schrittweise vorgehen. Anfangs sind kurze Übungszeiten anzuraten, nicht mehr als 15 oder 20 Minuten; später kann man auch länger üben.

Etwa 10 bis 15 Minuten vor Beginn der Übungen sollten Sie jegliche geistige Arbeit beenden und sich wenn möglich entleeren.

Die Übungszeit hängt vom Gesundheitszustand, von der Kondition und von der Gefühlslage des Übenden ab. Stehen Sie nach der Übung nicht sofort auf, sondern reiben Sie zunächst das Gesicht mit beiden Händen, und massieren Sie vorsichtig die Augen. Richten Sie sich danach langsam auf, und strecken Sie Arme und Beine.

Wenn während des Übens Ihr Atem flach und der Atemrhythmus unregelmäßig wird, so forschen Sie unbedingt nach dem Grund hierfür. Sehr wahrscheinlich ist es eine falsche Atemtechnik, eine unangenehme Gemütsverfassung, mangelnde Lust zu üben oder gedankliche Ablenkung. Beheben Sie die Störung, bevor Sie fortfahren.

Kopfschmerzen, Schwindelgefühle oder ein Gefühl der Schwere im Kopf sind wahrscheinlich auf zu angestrengtes Üben zurückzuführen, was einen unnatürlichen Atemrhythmus zur Folge hat. Ungeduld und emotionale Erregung können die Ursachen dafür sein. Versuchen Sie, die Gründe herauszufinden und sie zu beseitigen.

Üben Sie *Ch'i Kung* niemals unmittelbar nach einer Mahlzeit, aber auch nicht auf nüchternen Magen. Ebensowenig sollten Sie *Ch'i Kung* bei Fieber, Durchfall oder schweren Erkältungen üben oder wenn Sie ganz einfach müde sind.

Seltsame Gefühle beim Üben von *Ch'i Kung*

Wenn Sie sich an die Anweisungen halten, werden Sie wahrscheinlich beim Üben von *Fang Sung Kung, Ch'iang Chuang Kung* und *Nei Yang Kung* keine ungewöhnlichen Reaktionen erleben. Jedoch kommt es vor allem bei Anfängern gelegentlich vor, daß merkwürdige Phänomene auftreten, weil sie sich noch nicht an die neue Haltung, an den Atemrhythmus und an die Konzentration gewöhnt haben. Auch eine falsche Übungspraxis kann zu Problemen führen. Im allgemeinen sind solche abnormen Reaktionen durch Korrektur der Übungspraxis zu verhindern oder zu beseitigen. Im folgenden werden einige gelegentlich auftauchende Probleme beschrieben sowie Möglichkeiten, sie zu beheben.

Haltungsprobleme

Schmerzen im Taillen- und Rückenbereich sind oft auf eine unbequeme oder falsche Sitzhaltung zurückzuführen. Dies können Sie vermeiden, indem Sie zunächst im Liegen üben und erst später im Sitzen. Sie können auch, sobald Sie sich müde fühlen, zum Üben im Liegen übergehen – oder Sie reduzieren die Sitzzeit.

Wenn Ihre Füße taub werden, so machen Sie vor Beginn der Übung ein paar Beuge- und Streckübungen. Wenn Ihre Beine dann immer noch taub werden, so massieren Sie die Füße, verändern Sie die Position des oben befindlichen Fußes, oder stehen Sie auf und tun Sie eine Zeitlang etwas anderes.

Atemprobleme

Wenn Ihr Atemrhythmus ungleichmäßig ist oder wenn in Verbindung mit der Atmung unangenehme Gefühle auftreten, haben Sie wahrscheinlich den Anfängerfehler gemacht, aus Ungeduld die Anweisungen zur Atmung nicht genau zu befolgen. Statt den Atem natürlich fließen zu lassen, haben Sie vielleicht versucht, sich zu tiefen und langen Atemzügen zu zwingen. Dieses Problem verschwindet, wenn man versucht, spontan und natürlich zu atmen. Sie können auch eine Weile im Raum umhergehen, um Ihre Emotionen zu beruhigen, bevor Sie wieder mit der Übung beginnen.

Bei manchen Anfängern tritt Blutandrang auf oder ein Gefühl der Beengung in der Brust und Schmerzen im Rippenbereich. Der Grund ist hier meist zu großer Kraftaufwand beim Atmen oder Anhalten des Atems über zu lange Zeit. Die Reaktionen können auch auftreten, wenn Sie das Einatmen auf Brust- oder Kehlhöhe abbrechen. Diese Störungen sind durch richtiges Atmen vermeidbar.

Konzentrationsschwierigkeiten

Wenn der Übende sehr müde ist und *Ch'i Kung* im Liegen übt, kann es vorkommen, daß er schläfrig wird. Setzen Sie sich dann am besten auf oder schauen Sie auf Ihre Nasenspitze.

Generell ist nicht empfehlenswert, *Ch'i Kung* im Zustand der Ermüdung zu üben. Jedoch ist es ganz natürlich, daß Anfänger gelegentlich beim Üben einschlafen. Gegen Müdigkeit hilft auch, vor dem Üben ein wenig heißen Tee zu trinken und ein paar Schritte im Raum umherzugehen.

Manchmal fängt nach Eintritt in den Zustand geistiger Ruhe ein Teil der Haut zu jucken oder zu brennen an, als würden Insekten über den Körper krabbeln, oder ein Teil des Körpers fühlt sich taub an. In den meisten Fällen beruht dies auf Einbildung. Schenken Sie solchen Phänomenen möglichst wenig Aufmerksamkeit. Sie verschwinden, wenn Sie sich weiterhin auf Ihren Unterbauch konzentrieren und übermäßig tiefes und langes Atmen vermeiden.

Weitere Symptome

Bei einigen Menschen tritt gelegentlich auch Herzklopfen auf, wenn sie in den Zustand der Ruhe eintreten. Meist läßt sich dies auf zu langes Einatmen oder zu langes Anhalten des Atems zurückführen, doch kann auch emotionale Erregung die Ursache sein. Versuchen Sie, sanfter zu atmen und Ihre Emotionen zu beruhigen.

Wenn Sie *Ch'i Kung* in Seitenlage üben und ein Pochen in den Schläfenarterien bemerken, so können Sie dies durch Veränderung der Kopfhaltung beheben, da auf diese Weise Druck vom Ohr genommen wird.

Fang Sung Kung – Entspannende Atmung

Fang Sung Kung, die entspannende Atmung, wird zur Behandung aller chronischen Krankheiten eingesetzt. Die Übung ist ziemlich einfach.

Üben Sie anfangs in Rückenlage (Abb. 38). Sie liegen auf einem dicken Kissen und unterstützen Schultern und Rücken mit einem Handtuch oder Bettuch. Die Beine sind natürlich ausgestreckt, die Augen halb geschlossen. Schließen Sie entspannt den Mund, und lassen Sie Ober- und Unterkiefer leicht aufeinander ruhen. Die Zungenspitze berührt den Gaumen.

Atmen Sie entspannt durch die Nase ein und aus. Rhythmus und Tiefe des Atmens entsprechen dem alltäglichen («normalen») Atmen. Der Atem soll flach sein – das heißt geräuschlos. Geschwindigkeit und Tiefe der Atemzüge sollten möglichst gleichförmig sein, und der Atem sollte weder zurückgehalten noch gehemmt werden – er sollte ruhig sein.

Bei der Methode des *Ju Ching,* des Eintretens in die Ruhe, werden bestimmte Worte verwandt, um Entspannung zu induzieren. Denken Sie beim Einatmen an das Wort *ruhig,* beim Ausatmen an das Wort *entspannen,* wobei Sie bewußt jeweils einen bestimmten Körperteil entspannen, bei jedem Atemzyklus einen anderen. Beginnen Sie mit dem Kopf, und gehen Sie weiter zu den Armen, den Händen, zu Brust, Bauch, Rücken, Taille, Gesäß, zu den Beinen und schließlich zu den Füßen, in der angegebenen Reihenfolge. Nachdem alle Muskeln entspannt sind, teilen Sie auch den Blutgefäßen, Nerven und inneren Organen mit, daß sie sich entspannen sollen.

Abb. 38 Rückenlage für entspannende Atemübungen

Das Gedicht von Fang Sung Kung

Ich liege mit einem dicken Kissen auf dem Bett.
Mein Körper fühlt sich wohl und ist entspannt.
Ich atme natürlich ein und aus.
Im stillen spreche ich die Worte *ruhig* und *entspannen.*
Beim Einatmen denke ich das Wort *ruhig,*
beim Ausatmen das Wort *entspannen.*
Während ich still das Wort *entspannen* denke,
trage ich meinen Muskeln auf, sich zu entspannen.
Zuerst entspanne ich Kopf, Arme und Nacken,
dann Brust, Bauch, Taille und Rücken.
Schließlich trage ich den Beinen und Füßen auf, sich zu entspannen.
Nachdem ich dies dreimal wiederholt habe, um es meinem Körper behaglich zu machen,

trage ich den Organen und Körperinnenräumen auf, sich zu entspannen.
Ich halte den Atemrhythmus stetig, flach und gleichmäßig.
Unterdessen gilt meine Aufmerksamkeit dem Bauch.
Wenn mein Geist in den Zustand der Ruhe eintritt,
erfreue ich mich an diesem schlafähnlichen und doch wachenden Bewußtseinszustand.
Nach kurzem Verweilen
reibe ich mein Gesicht, stehe auf, gehe umher und fühle mich gut.

Ch'iang Chuang Kung – Kräftigende Atmung

Ch'iang Chuang Kung, die kräftigende Atmung, kann zur Behandlung von Angstzuständen, Depressionen, Bluthochdruck, Herzkrankheiten und Emphysem herangezogen werden. *Ch'iang Chuang Kung* legt besonderen Wert auf *Ju Ching,* das Eintreten in den Zustand geistiger Ruhe. Die Regulation des Atemrhythmus ist bei dieser Übung nicht so anstrengend wie bei einigen anderen Arten von *Ch'i Kung.*

Ch'iang Chuang Kung wird meist in normaler Sitzhaltung geübt. Sie können jedoch auch mit überkreuzten Beinen sitzen oder im Stehen üben. Körperlich schwache Menschen können im Liegen üben.

Zu empfehlen ist gerades Sitzen auf einem feststehenden Hocker oder auf einem Stuhl von angenehmer Höhe. Setzen Sie die Füße in Schulterbreite fest auf den Boden. Die Knie sind im Winkel von 90 Grad gebeugt, der Oberkörper befindet sich in aufrechter Haltung. Oberschenkel und Rumpf bilden ebenfalls einen Winkel von 90 Grad.

Legen Sie die Hände mit den Handflächen nach unten leicht auf die Beine. Die Ellbogen sind etwas angewinkelt. Halten Sie Kopf, Taille und Rücken gerade. Die Schultern hängen natürlich herab. Brust und Kinn ziehen Sie ein wenig nach innen (Abb. 39). Für Augen, Mund und Zunge gilt das gleiche wie bei *Fang Sung Kung* (siehe Seite 59).

Sie können auch mit gekreuzten Beinen sitzen, am besten auf einem Kissen. Die Füße befinden sich unter den Beinen, die Knie sind vom Boden entfernt, und die Gesäßbacken werden leicht nach hinten gedrückt. Halten Sie Taille und Rücken aufrecht und krümmen Sie die Brust leicht nach innen. Lassen Sie die Schultern natürlich hängen. Der Kopf ist gerade, das Kinn etwas nach unten gerichtet.

Legen Sie eine Hand auf die andere, und zwar in die Nähe des Nabels oder auf den Bauch, wobei die beiden Daumen einander überkreuzen (Abb. 40). Für Augen, Mund und Zunge gelten auch hier die Anweisungen für *Fang Sung Kung* (Abb. 44).

Von den Stehpositionen ist die als *Drei Rundungen* bezeichnete die erstrebenswerteste. Sie ist jedoch nur sehr gesunden Menschen zu empfehlen. Die Füße stehen dabei schulterbreit, die Zehen sind leicht nach innen gerichtet, die Knie ein wenig gebeugt. Halten Sie die Taille gerade, die Brust flach und die Arme etwa auf Schulterhöhe vor dem Körper ausgestreckt, als würden Sie einen großen Baum umarmen. Die Ellbogen können etwas niedriger sein als die Schultern. Krümmen Sie die Finger, als ob Sie einen imaginären Ball halten würden (Abb. 41a).

In dieser Position können Sie entweder natürlich atmen oder tief in den Bauch atmen.

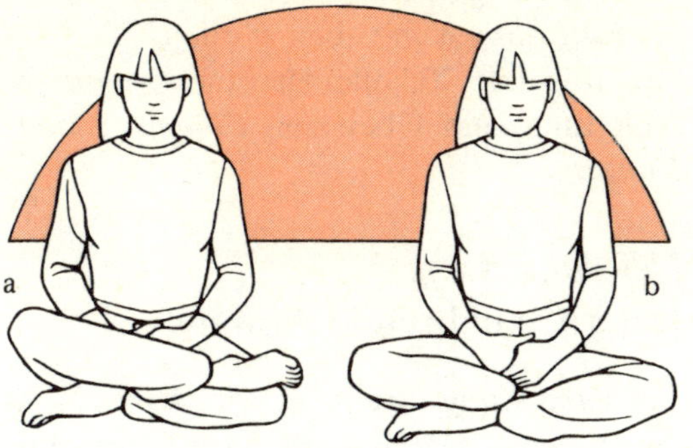

Abb. 40 Atmen mit überkreuzten Beinen

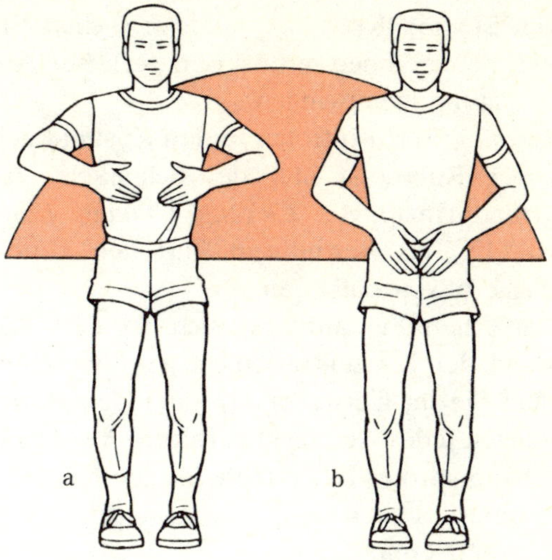

Abb. 41 Atmen im Stehen

Natürlich atmen heißt, daß Sie einfach durch die Nase ein- und ausatmen wie bei *Fang Sung Kung*.

Bei tiefer Bauchatmung schwillt der Bauch beim Einatmen an und schrumpft beim Ausatmen. Sie können die Hände auf den Bauch legen, wie Abbildung 41b zeigt. Atmen Sie bei jedem Ein- und Ausatmen tiefer, bis die Anzahl der Atemzyklen auf sechs bis acht pro Minute gesunken ist. Auch dann soll der Atem trotz der Länge der einzelnen Atemzyklen noch natürlich und entspannt sein.

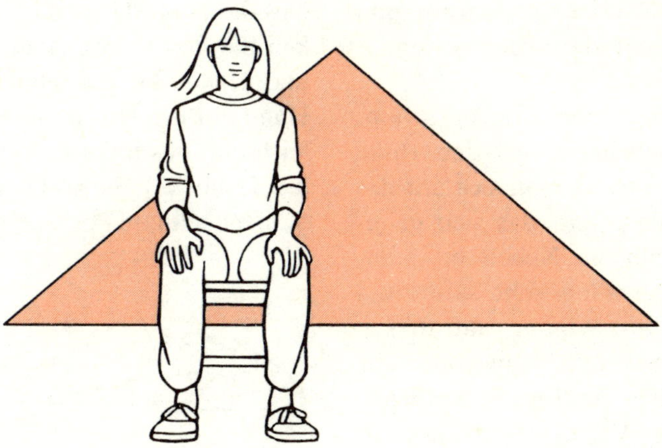

Abb. 39 Geistige Ruhe vor der kräftigenden Atemübung

Spannen Sie niemals die Muskeln an, setzen Sie nie Kraft ein, und versuchen Sie nie, tiefes Atmen mittels unnatürlicher Anstrengung zu erzwingen.

Ju ching, das Eintreten in den Zustand geistiger Ruhe, ist hier der Schlüssel. Das Grundprinzip von *Ch'iang Chuang Kung* ist, *Yi,* das Bewußtsein, auf den Unterbauch zu konzentrieren.

Versuchen Sie anfangs, sich an den Zustand der Konzentration zu gewöhnen, indem Sie im Geiste zählen oder den Bewegungen jedes Atemzyklus folgen. Mit etwas Übung wird es Ihnen mühelos gelingen, die Aufmerksamkeit auf den Unterbauch zu konzentrieren.

Oder Sie zählen bei jedem Ein- und Ausatmen von eins bis zehn und dann wieder zurück. Wenn Sie den Faden verlieren, fangen Sie einfach wieder von vorne an.

Eine natürlichere Methode als die des Zählens der Atemzüge ist es, sich auf den Atem zu konzentrieren. Lassen Sie Ihren Geist sanft den Bewegungen des Atems folgen. Wenn Sie abgelenkt werden, so werden Sie sich Ihrer Gedanken bewußt und verbinden Sie sie mit den Atembewegungen.

Bei der *Yi*-Methode der Konzentration, einer anderen Möglichkeit, geistige Ruhe zu erreichen, konzentriert man sich auf das Energiezentrum *Tan T'ien,* das sich ungefähr 7,5 cm unterhalb des Nabels befindet. Man lenkt die Gedanken sehr sanft und leicht und ohne Anstrengung auf diesen Punkt. Zwingen Sie sich keinesfalls zur Konzentration. Alles muß ganz natürlich geschehen. Treten Ablenkungen auf, so lassen Sie die Gedanken wieder zum besagten Punkt zurückkehren. Üben Sie *Ch'iang Chuang Kung* ebenso oft und lange, wie Sie bei *Fang Sung Kung* üben würden.

Die folgende Tabelle ist eine progressive Anleitung zum Üben von *Ch'iang Chuang Kung.*

Nei Yang Kung – Innerlich nährende Atmung

Nei Yang Kung, die innerlich nährende Atmung, eignet sich besonders zur Behandlung von Magen- und Zwölffingerdarmgeschwüren, Hepatitis, allgemein schwacher Gesundheit sowie chronischer Verstopfung. Bei dieser Übung geht es hauptsächlich um die Atemtechnik selbst.

Nei Yang Kung wird vorzugsweise in Seitenlage oder normaler Sitzhaltung geübt, doch ist auch Rückenlage möglich.

Wenn Sie in Seitenlage üben, so tun Sie es auf der rechten Seite, und strecken Sie den Kopf leicht nach vorn. Der rechte Arm ist leicht gebeugt und befindet sich an der Seite des Körpers, die Hand liegt etwa fünf Zentimeter vom Kopf entfernt auf dem Kissen, so daß die Handfläche nach oben weist. Strekken Sie den linken Arm ungezwungen aus, und legen Sie die Handfläche der linken Hand auf die Hüfte. Winkeln Sie die Beine leicht an; das linke Bein liegt auf dem rechten, (Abb. 42), Sie können aber auch eine andere entspannte Position wählen.

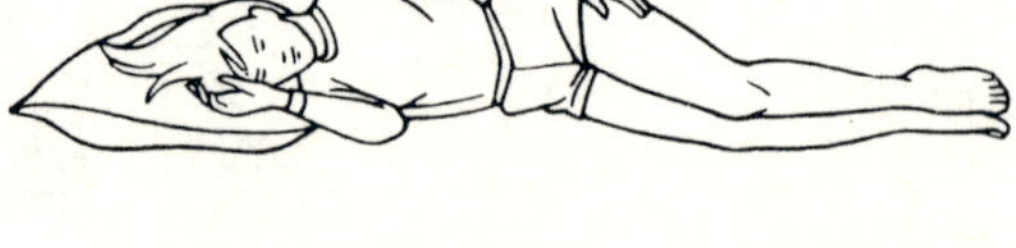

Abb. 42 Übungsposition für die innerlich nährende Atmung

Wenn Sie in Rückenlage üben wollen, so finden Sie die entsprechende Anleitung im Abschnitt über *Fang Sung Kung* auf Seite 59.
Die Anleitung zum Üben in normaler Sitzhaltung finden Sie im Abschnitt über *Ch'iang Chuang Kung* auf Seite 60.
Korrekte Atmung ist bei diesem *Ch'i Kung* besonders wichtig. Hier kommen auch einige neue Atemtechniken zur Anwendung. Atmen Sie anfangs mit Bauchatmung durch die Nase ein und aus. Pausieren Sie dann zwischen den einzelnen Atemzyklen einen Augenblick. Genauer gesagt: Sie atmen ein und aus, pausieren und bringen die Zunge zum Gaumen; dann folgt eine kurze innere Rezitation, bevor Sie die Zunge wieder senken und erneut einatmen. (Vorschläge für die Rezitation folgen später.)
Spannen Sie im Augenblick der Pause nicht die Muskeln an, und halten Sie den Atem nicht an, auch nicht im oberen Teil der Bauchhöhle oder in der Kehle.

Tabelle 1: **Progressive Anleitung zum Üben von *Ch'iang Chuang Kung***

	1. Woche	**2. bis 4. Woche**	**5. Woche und folgende**
Haltung	Liegen oder normales Sitzen	normales Sitzen oder Sitzen mit gekreuzten Beinen	Sitzen oder Stehen
Atmung	natürlich atmen, allmählich zu mäßig tiefem Atmen übergehen	natürliches, tiefes Atmen (Bauchatmung)	natürliches tiefes Atmen (Bauchatmung)
Bewußtsein	Atemzüge zählen, den Atem verfolgen	dem Atem folgen, *Yi* auf den Unterbauch richten	*Yi* auf den Unterbauch richten
Häufigkeit und Dauer	3- bis 4mal täglich je 15 bis 20 Minuten	3- bis 4mal täglich jeweils 30 Minuten	3- bis 4mal täglich jeweils 30 bis 40 Minuten
Erfordernisse	1. korrekte Haltung 2. flach, gleichmäßig und ruhig atmen, aber mit latenter Energie 3. geistige Ablenkungen ausschalten	1. längere und tiefere Atemzüge, *Ch'i* sinkt in *Tan Tien* 2. geistige Ruhe herbeiführen 3. regelmäßiges Üben	1. Die Atmung ist nun flach, lang, tief, langsam, ruhig, sanft und gleichmäßig. 2. Völlige geistige Ruhe 3. Verbesserung der Gesundheit 4. Interesse an *Ch'i Kung*

Beim Aussetzen der Atembewegung konzentrieren Sie Ihr Bewußtsein auf den unteren Teil des Bauches. Sie können die Pause allmählich verlängern und dementsprechend auch die innere Rezitation. Ein Wort zu rezitieren dauert etwa eine Sekunde. Die meisten Menschen rezitieren drei bis sieben Worte. Demzufolge dauert die Pause drei bis sieben Sekunden.

Wählen Sie für die stille Rezitation eine Phrase, die eine der Situation entsprechende Botschaft enthält, etwa: «Beruhige dich», «Gut, sich zu beruhigen» oder «Entspannung ist gut für die Gesundheit».

Die physiologischen Auswirkungen der Atempause sind noch nicht vollständig erforscht. Doch scheint diese Art der Atmung Druck in der Bauchhöhle zu erzeugen, was Durchblutung und Darmtätigkeit fördert.

Ju ching, den Zustand geistiger Ruhe, erreicht man allmählich, wenn man sich auf die Koordination des Atems mit der stillen Rezitation konzentriert. Wenn der Geist sich im Zustand der Entspannung befindet, werden die Ablenkungen seltener. Diese Methode wirkt entspannend und zentrierend. Sie führt zum Zustand geistiger Ruhe.

Atem- und Hockübung

Die Atem- und Hockübung ist leicht auszuführen und therapeutisch sehr wirksam. Sie wirkt nicht nur vorbeugend gegen Bluthochdruck und Bronchitis, sondern verbessert auch die körperliche Kondition.

1. Zur Vorbereitung auf diese Übung entspanne man den ganzen Körper. Die Füße stehen schulterbreit, die Arme hängen lokker (Abb. 43a). Konzentrieren Sie sich darauf, die Bewegungen langsam und gleichmäßig auszuführen.

2. Winkeln Sie die Arme leicht an und heben Sie die Hände mit natürlich gekrümmten Fingern vor dem Körper über den Kopf. Atmen Sie gleichzeitig ein. Fangen Sie an auszuatmen, während Sie die Hände heben, und hören Sie auf einzuatmen, wenn die Hände sich über dem Kopf befinden (Abb. 43b).

3. Gehen Sie nun langsam in die Hocke (Abb. 43c). Sie halten den Oberkörper aufrecht, öffnen die Hände und senken die Arme nach vorne. Unterdessen gehen Sie entspannt in die Hocke und atmen gleichzeitig aus (Abb. 43d). Bringen Sie die Arme neben den Beinen in Bodennähe (Abb. 43e). Hinhocken, Senken der Arme und Ausatmen sollen gleichzeitig beginnen und enden.

4. Erheben Sie sich wieder und heben Sie gleichzeitig die Arme nach vorne und über den Kopf. Währenddessen atmen Sie ein. Wiederholen Sie die Übung 10- bis 20mal, je nach Kondition. Zählen Sie jeden Zyklus der Auf-und-Ab-Bewegung als eine Wiederholung. Zu häufige Wiederholungen können Schwindelgefühle verursachen. Ob die Anzahl der Wiederholungen Ihrem Gesundheitszustand entspricht, merken Sie daran, ob Sie sich nach dem Üben erfrischt fühlen.

5. Wenn Sie diese Übung eine Weile praktiziert haben, können Sie in der Stehphase zusätzlich den Körper von einer zur anderen Seite drehen (Abb. 43f). Drehen Sie den ganzen Körper nach links und rechts, auch Kopf und Nacken. Drehen Sie den Körper in der Phase der Übung, in der Sie mit erhobenen Armen stehen und mit dem Ausatmen angefangen haben.

Nach Aussagen chinesischer Ärzte haben viele Menschen sich mit Hilfe dieser Übung von quälenden und äußerst hartnäckigen Krankheiten geheilt.

Da die Übung den ganzen Körper einbezieht und die Koordination von Bewegung und Atmung erfordert, muß sie langsam und ruhig ausgeführt werden, mit einem gleichmäßigen und langsamen Atemrhythmus. In physiologischer Hinsicht beschleunigt die Übung die Blutzirkulation und die Verdauung der Nahrung. Auch verbessert sie die Fähigkeit, Luft aufzunehmen, Sauerstoff zu absorbieren und Kohlendioxid auszuscheiden, und sie stärkt die Brust- und Bauchmuskulatur. Deshalb ist sie sehr geeignet für Patienten, die an chronischen Krankheiten leiden.

T'ai-Chi-Übung mit dem Stab

T'ai Chi mit dem Stab ist eine andere der vielen alten chinesischen Fitneßübungen. Sie fördert ebenso Entspannung, innere Ruhe und Spontaneität wie *T'ai Chi Ch'uan*. Auch bei dieser Übung geht es darum, Bewegung und geistige Ruhe zu integrieren.

Die *T'ai-Chi*-Übung mit dem Stab hat folgende Eigenschaften und Vorzüge: Man braucht für die Übung nur einen einfachen Stab von 30 cm Länge.

Die einfache Bewegung der Übung macht es leicht, den Zustand geistiger Ruhe zu erreichen. Sie induziert schon bald innere Gelassenheit. Deshalb wird gesagt, die Übung vereinige Bewegung und Gelassenheit.

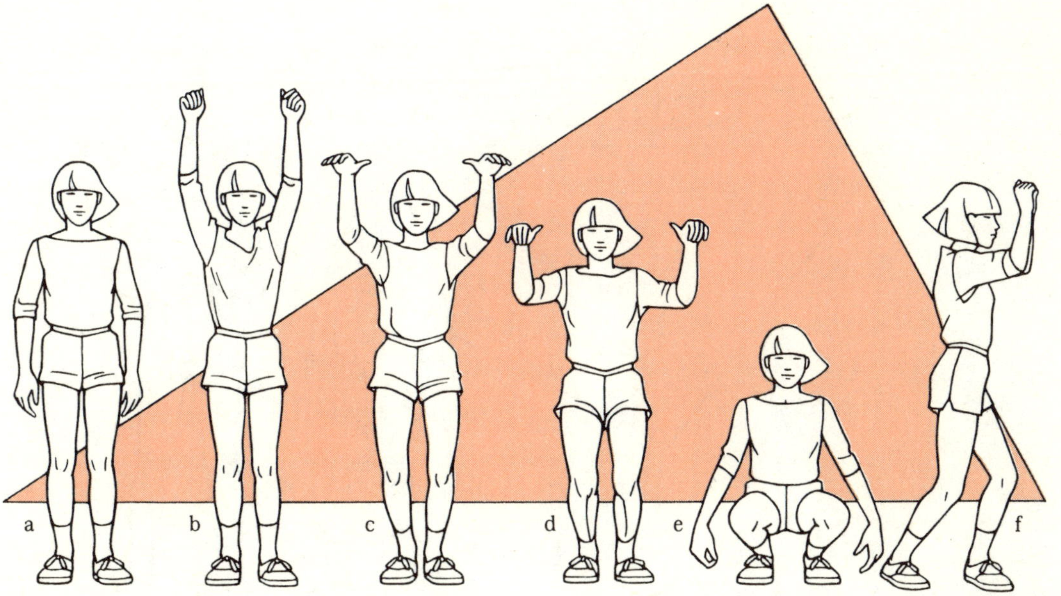

Abb. 43 Atem- und Hockübung

Die Übung ist sehr einfach. Man kann sie im Sitzen oder im Stehen ausführen. Körperlich schwache oder kranke Menschen können beim Üben auch liegen. Die Übung umfaßt eine einzige Bewegung: man läßt die Hände vor der Brust kreisen oder bewegt sie auf und ab.

Die *T'ai-Chi*-Übung mit dem Stab erfordert auch nicht viel Raum. Deshalb läßt sie sich gut zu Hause üben. Vor der Übung sollten Sie den Raum lüften und sich vergewissern, ob Ruhe herrscht. Die *T'ai-Chi*-Übung mit dem Stab hat folgenden Ablauf:

1. Entspannen Sie den ganzen Körper. Schließen Sie die Augen halb, und atmen Sie natürlich. Konzentrieren Sie *Yi,* das Bewußtsein, auf den unteren Teil des Bauches. Liegen, sitzen oder stehen Sie einfach eine Weile so, und entspannen Sie sich.

2. Drücken Sie die beiden Handflächen gegen die Enden des Stabes, halten Sie ihn vor den Bauch und bewegen Sie beide Hände vor dem Bauch, als würden Sie ein Rad drehen.

Wenn Sie die Übung in Rückenlage ausführen, winkeln Sie die Arme leicht an und halten die Ellbogen während der ganzen Übung auf dem Bett. Die Bewegung entsteht folglich dadurch, daß Sie die Handflächen gegen die Enden des Stabes drücken und diesen kontinuierlich auf und ab bewegen (Abb. 44a).

Wenn Sie im Sitzen üben wollen, können Sie

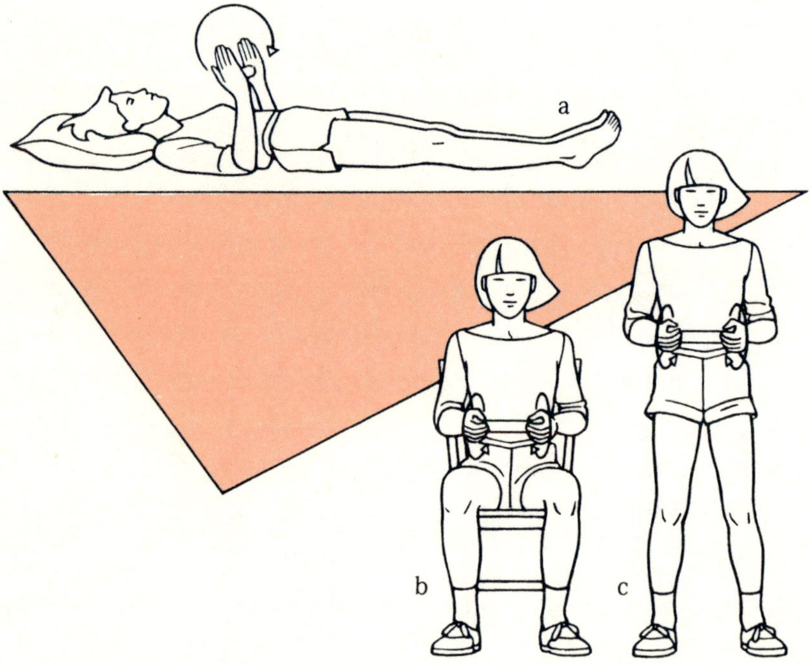

Abb. 44 Übungsposition für die T'ai-Chi-Übung mit dem Stab

das in jeder Haltung tun, die Ihnen angenehm ist. Pressen Sie auch in diesem Fall wie beschrieben die Handflächen gegen die Enden des Stabes, winkeln Sie die Arme leicht an und vollführen Sie vor dem Bauch Kreisbewegungen (Abb. 44b). Wenn Sie die Übung im Stehen ausführen, sollten die Füße schulterbreit voneinander entfernt stehen. Ziehen Sie auch in diesem Fall mit dem Stab vor dem Bauch Kreise wie auf Abbildung 44c dargestellt.

3. Wenn Sie stärker geworden und Ihre Krankheitssymptome zurückgegangen sind, können Sie den Stab auch im Gehen oder auf der Stelle gehend kreisen lassen.

Um den Stab auf der Stelle gehend kreisen zu lassen, tritt ein Fuß vor, der andere zurück. Heben Sie dann einen Fuß, stellen Sie ihn aber anschließend wieder an die gleiche Stelle. Machen Sie es anschließend mit dem anderen Fuß ebenso. Wenn der Fuß sich oben befindet, ziehen Sie mit dem Stab einen Kreis, ebenso, wenn er unten ist. Dabei stehen beide Füße abwechselnd vorne (Abb. 45).

Wenn Sie im Gehen üben, beschreiben Sie mit jedem Schritt einen Kreis mit dem Stab. Halten Sie die Knie ständig leicht gebeugt.

Nach dieser Übung können eine Zeitlang ungewöhnliche Reaktionen auftreten. Manchmal wird der ganze Körper heiß und schwitzt oder juckt. Auch können die Finger anschwellen, oder die Muskeln können zwicken. Die Reaktionen ähneln denen, die gelegentlich beim Üben von *Ch'i Kung* auftreten (siehe Seite 57).

Diese Reaktionen hängen stark von der körperlichen Verfassung des Betreffenden ab; manchmal sind sie stark, manchmal schwach. Bei manchen Menschen treten keinerlei Reaktionen auf, außer, daß sie sich entspannt und allgemein optimistisch fühlen.

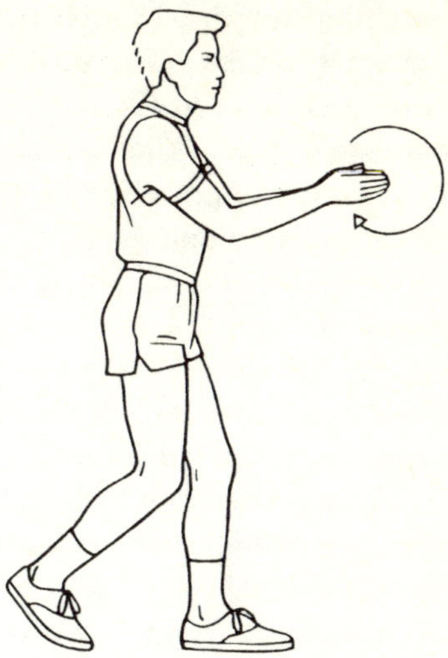

Abb. 45 Gehen mit dem T'ai-Chi-Stab

Wichtig ist auch zu wissen, daß diese Übung die Magen- und Darmtätigkeit beschleunigt. Deshalb hört man manchmal während des Übens Darmgeräusche und verspürt das dringende Bedürfnis, einen Darmwind abgehen zu lassen. Auch der Appetit wird bei einigen Menschen erheblich verbessert.

Die Übungszeit sollte anfangs zwei bis fünf Minuten betragen. Nach 20 bis 30 Tagen können Sie sie auf fünf bis zehn Minuten steigern. Nach ein bis zwei weiteren Monaten dürfen es zehn bis zwanzig Minuten sein. Üben Sie nicht länger. Sie können allerdings zwei- bis dreimal täglich üben.

Die Voraussetzungen für die *T'ai-Chi*-Übung mit dem Stab sind im Prinzip dieselben wie beim *T'ai Chi Ch'uan*. Schauen Sie also eventuell noch einmal im betreffenden Abschnitt über *T'ai Chi Ch'uan* oder in anderen Büchern über *T'ai Chi Ch'uan* nach.

Die Bewegungen dieser Übung sind weich, langsam, wohltuend und natürlich. Verlängern Sie die Übungszeit nur ganz allmählich. Versuchen Sie nicht, alles an einem einzigen Tag zu erreichen.

Früher glaubte man, die Übung könne viele Krankheiten heilen. Neuere experimentelle Untersuchungen haben jedoch ergeben, daß sie hauptsächlich vorbeugend gegen Magen- und Darmkrankheiten (etwa Magen- und Zwölffingerdarmgeschwüre) sowie gegen andere Verdauungsstörungen wirkt. Auch hat sie sich als wirksam bei der Behandlung von Angstzuständen, Depressionen und Bluthochdruck erwiesen. Sicherlich wirkt sie sich auch günstig auf den allgemeinen Gesundheitszustand aus.

Bei akuten Krankheiten, Fieber oder Blutungen ist die *T'ai-Chi*-Übung mit dem Stab nicht zu empfehlen.

Die alte Kunst des *Tsa Fu Pei* – An das Tor des Lebens klopfen

Tsa Fu Pei bedeutet, auf Bauch und Rücken klopfen. Diese alte Methode ist Klopfmassage und Taillentraining zugleich. *Tsa Fu Pei* ist eine leicht und überall auszuführende und sehr wirksame Übung.

Die traditionelle chinesische Medizin hält den Bereich 7,5 cm unterhalb des Nabels für so wichtig, daß er *Tan T'ien* oder *Ch'ien Ming Men,* das vordere Tor des Lebens, genannt wird. Der entsprechende Punkt auf dem Rücken ist *Ming Men,* das Tor des Lebens, oder *Hau Ming Men,* das rückwärtige Tor des Lebens. Da man bei der Übung auf den

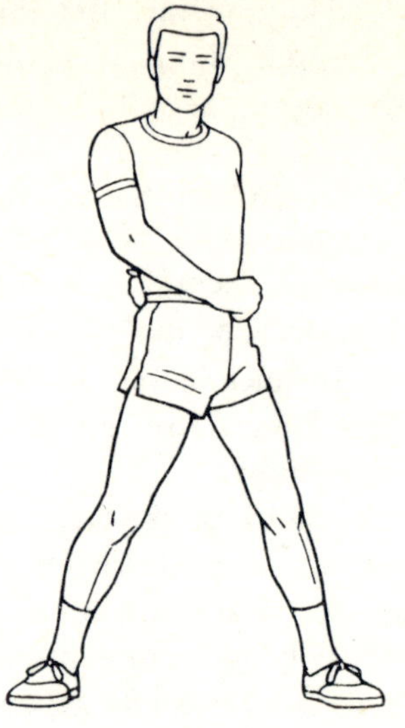

Abb. 46 An das Tor des Lebens klopfen

Bereich des *Ming-Men*-Akupunkturpunktes klopfen muß, heißt sie «An das Tor des Lebens klopfen». Und so wird *Tsa Fu Pei* ausgeführt:

1. Entspannen Sie den ganzen Körper. Beugen Sie leicht die Knie und ballen Sie die Hände zu lockeren Fäusten. Die Arme hängen entspannt herab. *Yi,* das Bewußtsein, ist auf den Nabel gerichtet.
2. Legen Sie jeweils eine Faust auf das vordere und hintere Tor des Lebens. Drehen Sie dann den Körper in der Taille und lassen Sie die Arme schwingen. Die eine Faust trifft unterhalb des Nabels auf, die andere trifft den Bereich des Punktes *Ming Men* auf dem Rücken (Abb. 46). Drehen Sie den Oberkörper nach links und rechts, und lassen Sie die Arme wie Seile schwingen, ohne daß Sie sich im geringsten anstrengen. Die beiden Fäuste

fungieren wie Hämmer. Das Klopfen entsteht durch die natürliche Kraft der Drehbewegung, nicht durch die starre Kraft der Arme.

Um dieses natürliche Klopfen zustande zu bringen, muß der gesamte Körper gelockert sein und die Taille die Drehachse bilden. Besonders wichtig ist es, die Arme zu entspannen.

Die Dauer der Übung hängt von der Kondition des Übenden ab. Wenn Sie sich nach der Übung entspannt fühlen und ein wenig schwitzen, haben Sie das richtige Übungsmaß gewählt.

Üben Sie nicht unmittelbar im Anschluß an eine Mahlzeit, sondern eine oder zwei Stunden nach dem Essen. Der beste Zeitpunkt ist der Morgen, und am besten übt man in frischer Luft.

Atmen Sie möglichst natürlich, entweder nur durch die Nase oder gleichzeitig durch Mund und Nase.

Das Klopfen versetzt die inneren Organe in Schwingungen, was Verdauung und Durchblutung verbessert. Verstärken Sie das Klopfen nur ganz allmählich, und überfordern Sie sich nicht durch zu schnelles Verlängern der Übungszeit.

Die Übung ist sehr wirksam bei der Verbesserung der körperlichen Kondition. Um jedoch endgültig zu klären, bei welchen Krankheiten sie am besten wirkt, sind noch umfangreiche Untersuchungen erforderlich.

Li Shou – Was das Schwingen der Hände bewirken kann

Li Shou, die Übung des Händeschwingens, ist im chinesischen Volk seit vielen Jahrhunderten bekannt. Sie hat jedoch nicht in *Yi Chin Ching* ihren Ursprung, wie manchmal behauptet wird.

Li Shou soll nach allgemeiner Ansicht körperliche Kraft und Widerstandskraft gegen Krankheiten aufbauen. Die Übung kann auch zur Behandlung gewisser chronischer Krankheiten wie Bronchitis, Magen- und Darmleiden, Bluthochdruck sowie bei Depression und Angstzuständen eingesetzt werden.

Sicherlich ist sie kein Allheilmittel, wie verschiedentlich behauptet wurde. Man sollte nicht von *Li-Shou*-Therapie sprechen, weil *Li Shou* wie andere Übungen (etwa *T'ai Chi Ch'uan* und *Pa Tuan Chin*) eine Methode zur Verbesserung der körperlichen Kondition ist – wenn auch eine besonders wirksame.

Die Bewegungen von *Li Shou* sind einfach und leicht auszuführen. Man kann sie jederzeit üben. Besonders geeignet ist *Li Shou* für ältere und körperlich schwache Menschen sowie für Patienten, die an chronischen Krankheiten leiden. Man kann die Anzahl der Schwünge pro Übungszeit und die Anzahl der Übungszeiten pro Tag den eigenen Bedürfnissen anpassen.

Wie bei anderen Übungen sollten Sie auch bei dieser die Übungszeit nur langsam steigern. Hüten Sie sich vor der Vorstellung, je mehr Armschwünge, um so besser sei das Resultat. Vielmehr kann zu langes Schwingen sogar einen nachteiligen Effekt haben.

Li Shou verbessert, richtig geübt, bei einigen chronischen Krankheiten den Appetit der Patienten, stärkt die allgemeine Kondition und die Widerstandsfähigkeit gegen Krankheiten, lindert die Symptome, verbessert den Schlaf und heilt manchmal sogar die Krankheit.

Nehmen Sie, um *Li Shou* zu üben, eine angenehme und natürliche Haltung ein. Bewegen Sie sich locker, und achten Sie ständig darauf, die korrekte Methode einzuhalten. Steigern Sie die Anzahl der Wiederholungen nur ganz allmählich. Wenn Sie nicht auf Ihren Gesundheitszustand achten und mit der falschen Vorstellung üben (je mehr Armschwünge, um so besser, und je mehr Kraft, um so besser), dann können schädliche Nebenwirkungen auftreten.

Über viele Generationen haben sich mehr als zehn Variationen von *Li Shou* entwikkelt. Die nachfolgend beschriebene ist eine der ursprünglichsten und populärsten, und sie gilt auch als diejenige mit den besten Heilergebnissen.

Zu Anfang stehen die Füße schulterbreit, der Oberkörper ist gerade aufgerichtet, und die Arme hängen entspannt herab. Schauen Sie geradeaus, und sorgen Sie dafür, daß Sie sich möglichst wohl fühlen.

Während der gesamten Übung ist der Nakken locker und das Gesicht entspannt. Machen Sie bewußt ein fröhliches Gesicht – das hilft beim Entspannen. Schließen Sie den Mund und lassen Sie Ober- und Unterlippe sowie Ober- und Unterkiefer einander leicht berühren. Die Zunge ist flach ausgestreckt.

Die Wirbelsäule ist entspannt aufgerichtet, die Brust ebenfalls. Strecken Sie aber weder Brust noch Magenbereich vor. Taillen- und Magenbereich sind entspannt. Wenn Sie all dies beachten, fühlt sich Ihr Bauch auf natürliche Weise voll und schwer an.

Lassen Sie Schultern und Arme locker hängen. Strecken Sie die Arme nicht, und halten Sie sie auch nicht fest am Körper, sondern lassen Sie unter den Achseln etwas Raum. Die Finger haben einen natürlichen Abstand zueinander und sind weder bewußt gekrümmt noch ausgestreckt. Die Handteller sind leicht gekrümmt und weisen zum Körper.

Setzen Sie Zehen, Fußsohlen und Fersen fest auf den Boden. Die Zehen weisen nach vorne. Lockern Sie feste Kleidung und Gürtel.

Entspannen Sie in der soeben beschriebenen Position Ihren Körper, und beruhigen Sie ein oder zwei Minuten lang Ihren Geist. Ist dies geschehen, so können Sie anfangen, die Arme von vorne nach hinten zu schwingen.

Wenn die Arme vorne sind, sollten die Daumen nicht höher als auf Nabelhöhe sein. Wenn die Hände zurückschwingen, sollten die Außenkanten der kleinen Finger nicht höher als bis zum Gesäß reichen. Wenn Sie bereit sind, so fangen Sie an, die Hände vor- und zurückzuschwingen.

Was beim Üben von *Li Shou* zu beachten ist

Der ganze Körper muß entspannt sein, insbesondere Schultern, Arme und Hände. Entspannung erleichtert die Zirkulation von *Ch'i* (Energie) und Blut und läßt Blut und *Ch'i* abwärts fließen. Auf diese Weise wird der untere Teil des Körpers schwer und fest. Beim Schwingen der Hände soll man ein Gefühl verspüren, das in China «Oben leer, aber unten voll» genannt wird.

Während die Hände schwingen, bewegen sich auch Taille und Beine. Schwingen Sie nicht einfach nur mit den Armen. Bewegen der Taille stärkt auch die inneren Organe und hat weitreichende Auswirkungen.

Atmen Sie möglichst natürlich. Versuchen Sie nicht, die Handbewegungen mit dem

Atemrhythmus zu koordinieren. Besser ist, im Laufe der Zeit die Bauchatmung zu erlernen.

Die Arme sind locker wie freischwingende Seile, die Finger sind natürlich gestreckt. Spannen Sie nicht die Muskeln an.

Patienten, die schwer krank sind, können die Hände auch im Sitzen schwingen lassen. Doch sollten sie unbedingt darauf achten, sich nicht zu überanstrengen.

Versuchen Sie, Bewegungen und geistige Ruhe zu einem Ganzen zu vereinigen. Da *Li Shou* aus einfachen Bewegungen besteht, die entspannt und im Zustand geistiger Konzentration ausgeführt werden, ist dies eine gute Möglichkeit, zu geistiger Ruhe zu gelangen. Die Wirkungen von *Li Shou* sind somit denen von *Ch'i Kung* ähnlich. Das Resultat der Übung ist, daß Sie sich im ganzen Körper wohl fühlen.

Wenn sich beim Üben größere Mengen Speichel in Ihrem Mund sammeln, so schlucken Sie diesen herunter; spucken Sie ihn nicht aus.

Je einmal Vor- und Zurückschwingen zählt als eine Bewegung. Wie viele solcher Bewegungen jeder üben sollte, richtet sich nach der individuellen Situation. Die Anzahl der Schwünge sollte aber immer nur allmählich gesteigert werden. Zwingen Sie sich nicht zu «Rekordleistungen». Zählen Sie beim Üben innerlich die Anzahl der Schwünge mit. Wenn es Ihnen lieber ist, können Sie auch einen Zeitraum festlegen.

Halten Sie die Augen halb geschlossen. Konzentrieren Sie sich auf den Nabel. Vereinigen Sie die äußere Bewegung mit der inneren Ruhe. Fühlen Sie die Schwere und Festigkeit im Unterkörper.

Wenn eben möglich, üben Sie *Li Shou* in frischer Luft und in einer ruhigen Umgebung. Üben Sie niemals bei Gewitter. Auch unmittelbar nach einer schweren Mahlzeit oder wenn Sie sehr hungrig sind, ist es nicht empfehlenswert.

Wenn Sie richtig üben, müßten Sie sich während und nach dem Üben sehr entspannt und behaglich fühlen. Treten Benommenheit, Brustschmerzen, Übelkeit oder extreme Müdigkeit auf, so reduzieren Sie die Übungszeit oder hören Sie für eine Weile ganz mit dem Üben auf. Meist werden solche Probleme durch zu langes Schwingen oder durch zu großen Kraftaufwand verursacht.

Schwingen Sie die Arme nicht zu hoch nach vorne. Der Schwung nach hinten sollte höchstens bis zum Gesäß reichen. Andernfalls können Nebenwirkungen wie Benommenheit oder Fieber auftreten.

Bleiben Sie nach dem Üben ein bis zwei Minuten lang stehen. Schließen Sie ein paar Entspannungsübungen an, bevor Sie sich wieder Alltagsaktivitäten zuwenden.

Während des Händeschwingens können auch Kälte- oder Wärmegefühle auftreten. Oder Sie hören Geräusche aus dem Bauch oder verspüren das Bedürfnis, einen Wind abgehen zu lassen. Es können auch Taubheitsgefühle oder «Ameisenkribbeln» auf der Haut auftreten. Einige Menschen fühlen, wie sich *Ch'i*, die Energie, innerhalb ihres Körpers bewegt, und einige machen unwillkürliche Bewegungen. Dies sind normale, aber keineswegs sehr verbreitete physiologische Phänomene, die durch die Integration von Bewegung und geistiger Ruhe bei *Li Shou* auftreten. In welchem Umfang sie auftreten, ist von Mensch zu Mensch verschieden. Manchmal bleibt jegliche Reaktion aus.

Die Phänomene ähneln denjenigen, die beim Üben von *Ch'i Kung* auftreten, und sind kein Grund zur Besorgnis, aber auch nicht zur Freude. Lassen Sie die Phänomene einfach zu.

Versuchen Sie nicht, solche Reaktionen bewußt zu provozieren, denn für sich genommen haben sie keinerlei Heileffekt. Viele Menschen, die schon lange *Ch'i Kung* üben, haben noch nie Phänomene dieser Art bei sich festgestellt und erzielten dennoch die gleichen positiven Resultate wie diejenigen, bei denen Reaktionen auftraten. In einigen Fällen, in denen sich Menschen besonders um ungewöhnliche Reaktionen «bemühten», entwickelten sich nervöse Spannungen und andere unangenehme Symptome.

Vom Wert des Laufens für die Gesundheit

Laufen ist heute auf der ganzen Welt als einfache und wirksame Methode zur Vorbeugung gegen Krankheiten anerkannt. Zu den Vorzügen von Laufübungen zur Förderung der Gesundheit und zur Vorbeugung gegen Krankheiten gehört, daß sie das Herz trainieren und schützen.

Körperliche Stärke und Ausdauer stehen in Beziehung zum Zustand der Muskeln. Noch wichtiger ist die Sauerstoffmenge, die der Körper während des Übens aufnehmen kann. Je mehr Sauerstoff er aufnehmen kann, um so höher ist die körperliche Aktionsfähigkeit. Die Sauerstoffmenge, die vom Körper aufgenommen wird, ist eine Funktion der Effizienz des Herzens oder des Herz-Kreislauf-Systems.

Wissenschaftliche Untersuchungen deuten darauf hin, daß sachgemäßes Lauftraining das Herz und seine Leistungsfähigkeit stärkt. Ist das Herz gesund und leistungsfähig, so nimmt der Körper auch mehr Sauerstoff auf. Im Rahmen einer Untersuchung mußten zehn Versuchspersonen drei Monate lang täglich zehn Minuten in einer Tretmühle laufen. Dadurch stieg ihre Sauerstoffaufnahme pro Herzschlag um 15 Prozent.

Eine Studie mit einer anderen Versuchsgruppe ergab einen bedeutenden Anstieg der Sauerstoffaufnahme nach vierwöchigem, 30minütigem täglichen Laufen bei einer Herzfrequenz von 150 Schlägen pro Minute.

Vor dem Training klagte eine Versuchsgruppe schon nach mehreren hundert Metern über Atembeschwerden. Nach einiger Zeit waren die gleichen Leute in der Lage, mehrere Kilometer zu laufen, ohne sich müde zu fühlen. Dies zeigt die positiven Auswirkungen des Laufens auf das Herz-Kreislauf-System.

Laufen schützt das Herz bei Menschen mittleren und vorgerückten Alters, die aufgrund von unzureichender Blutzufuhr im Herzmuskel besonders anfällig für Herzkrankheiten sind. Wenn die Koronararterien verstopft sind, gelangt zu wenig Blut in die Herzmuskeln. Dies kann Angina pectoris (Herzschmerzen) oder sogar einen Herzinfarkt zur Folge haben. Menschen, die über längere Zeit ein Lauftraining absolviert haben, neigen weniger leicht zu Verstopfungen der Herzarterien, selbst in vorgerücktem Alter. Systematisches und regelmäßiges Lauftraining kann bewirken, daß der Herzmuskel mit optimaler Effizienz arbeitet, und dadurch Koronarerkrankungen verhindern.

Außerdem verbessert Laufen den Blutkreislauf und hat einen revitalisierenden Effekt auf das Blut. Der Kreislauf wird beschleunigt, und die Blutverteilung im ganzen Körper verändert sich. Beim Laufen werden die Beinmuskeln abwechselnd angespannt und entspannt. Dies treibt das venöse Blut kräftig zum Herzen zurück. Infolgedessen staut sich das Blut weniger leicht in den Beinen und in der Bauchhöhle, was Thrombosen bzw. Blutklumpungen in den Venen verhindert. Laufen beschleunigt auch den Fibrinabbau (Fibrin ist ein Protein, das ständig im Blut zu finden ist) zu löslichen Bestandteilen und schränkt die Bildung von Fibrinklumpen ein. Diese beiden Faktoren wirken vorbeugend gegen Venenblockaden.

Laufen wirkt weiterhin Gewichtszunahme entgegen. Übermäßiges Essen in Verbindung mit Bewegungsmangel ist die häufigste Ursache für Übergewicht und Fettleibigkeit, beides Faktoren, die bei vielen Krankheiten eine Rolle spielen. Der Anteil der Fälle von Diabetes, Koronar- und Gallenblasenerkrankungen liegt bei Übergewichtigen und Fettleibigen wesentlich höher als bei Menschen mit annähernd durchschnittlichem Körpergewicht. Daher ist es wichtig, das Körpergewicht zu kontrollieren. Besonders gilt das für Menschen mittleren Alters.

Laufen ist eine wirksame Methode zur Verhinderung von Fettleibigkeit. Es beschleunigt den Stoffwechsel, verbraucht überschüssige Energie, baut Blutzucker ab und verringert die Fettablagerung. Die Kalorienverbrennung ist beim Laufen um ein Vielfaches höher als im Ruhezustand. Ein gesunder Mensch verbraucht ungefähr 100 Kalorien, wenn er ca. 400 Meter in forciertem Tempo läuft. Läuft er fünf Kilometer, so verbraucht er ca. 450 Kalorien, ungefähr ein Fünftel der durchschnittlich pro Tag aufgenommenen Kalorienmenge.

Untergewichtige und schwächliche Menschen mit schlecht funktionierender Verdauung können ebenfalls vom Laufen profitieren. Laufen (hauptsächlich langsames Laufen) verbessert bei ihnen die Stoffwechselfunktionen sowie den Appetit und die Verdauung. Diese Veränderungen tragen mit Sicherheit zu einer förderlichen Zunahme des Körpergewichts bei.

Weitere Gründe für Laufübungen

Laufen verbessert nicht nur den Fettstoffwechsel, sondern beugt auch der Arteriosklerose vor. Eine der häufigsten Ursachen von Arteriosklerose ist ein fehlerhafter Fettstoffwechsel. Bei hoher Konzentration von Low-density Lipoproteinen (LDL) im Blut und zu wenig High-density Lipoproteinen (HDL) lagert sich Cholesterin an den Arterienwänden ab. Die Arterien verengen sich und werden hart.

Laufen, insbesondere regelmäßiges und systematisches Langstreckenlaufen, kann den Fettstoffwechsel verbessern, den LDL-Pegel senken und den HDL-Spiegel steigern. Laufen senkt auch den Serum-Cholesterinspiegel.

In einer Testgruppe sank der Cholesterinspiegel nach nur einmaligem Langstreckenlauf erheblich. Einige Teilnehmer liefen drei Kilometer, andere fünf Kilometer mit einer Geschwindigkeit von fünf Kilometern pro Minute.

Eine Gruppe von Patienten mit Bluthochdruck reduzierte ihren Serum-Cholesterinspiegel nach Teilnahme an einem zweijährigen Langstreckentrainingsprogramm um mehr als 25 Prozent.

Laufen senkt auch den Triglyceridspiegel.

Das ist eine andere Art von Fett, die an der Entstehung von arteriellen Blutpfropfen beteiligt ist. Anläßlich einer Untersuchung zeigte sich, daß der Triglyceridspiegel bei trainierten Läufern nur halb so hoch war wie bei Nichtläufern. Bei den Läufern war auch der LDL-Spiegel niedriger.

Laufen scheint nicht nur Hyperlipedämie (einen zu hohen Blutfettspiegel) zu verhindern, sondern auch prophylaktisch gegen Arteriosklerose und Koronarerkrankungen zu wirken.

Insbesondere langsames Laufen im Freien trainiert das neurovaskuläre System und verhindert Bluthochdruck. Es reguliert die Aktivität der Hirnrinde und reduziert emotionalen Streß und Depressionen.

Langsames Laufen wirkt einer nervösen Übersteigerung der Herzaktivität entgegen. Deshalb hilft Laufen auch bei der Behandlung gewisser funktioneller Herzkreislauf- und Nervenerkrankungen.

Langstreckenlauf wirkt auf verschiedene Weise vorbeugend gegen Bluthochdruckerkrankungen. Überreizungen des sympathischen Nervensystems werden gehemmt, während die vagalen (dämpfenden) Aktivitäten gesteigert werden. Der Tonus der glatten Muskulatur in den kleinen Arterien wird gesenkt, was die Wahrscheinlichkeit von Gefäßspasmen senkt. Dies alles wirkt Bluthochdruck entgegen und erklärt, warum Langstreckenläufer meist einen niedrigeren Blutdruck als andere Menschen haben.

Selbst wer schon zum Bluthochdruck tendiert, kann den Blutdruck manchmal durch langsames und vorsichtiges Laufen senken. Ein spezieller Abschnitt auf Seite 89 beschäftigt sich mit diesem Thema.

Wie weit, wie schnell und wie oft man laufen sollte

Beim Lauftraining zur Behandlung von Krankheiten und zur Verbesserung des gesundheitlichen Allgemeinzustandes sollte man den Trainingsumfang genau festlegen – bezüglich der Strecke, der Geschwindigkeit und der Häufigkeit der Trainingszeiten.

Schneller Kurzstreckenlauf wird fast nie therapeutisch eingesetzt. Therapeutischen Zwecken dient hauptsächlich langsames Laufen über lange oder kurze Entfernungen sowie Intervalltraining, das noch näher erklärt wird.

Anfänger, die körperlich schwach sind, können mit einer Laufgeschwindigkeit von annähernd 30 bis 40 Sekunden auf 100 Meter beginnen. Dies ist ein sehr niedriges Intensitätsniveau, das fast dem Gehen gleichkommt.

Langsamer Langstreckenlauf ist die bevorzugte Form therapeutischen Lauftrainings. Sie können dabei mit einer Strecke von ungefähr 400 m beginnen. Wenn Sie sich an diese Strecke gewöhnt haben, können Sie jede Woche 800 m mehr laufen, bis Sie zwischen 2,4 und 5,6 km erreicht haben.

Intervalltraining beim Laufen (abwechselndes langsames Laufen und Gehen) ist besonders Menschen mit schwachem Herzen und schwachen Lungen zu empfehlen. Um eine Überlastung des Herzens zu vermeiden, läuft man zunächst 30 Sekunden und geht anschließend 60 Sekunden lang. Diese Sequenz wird 20- bis 30mal wiederholt. Die gesamte Trainingszeit umfaßt etwa 30 bis 45 Minuten. Die Laufgeschwindigkeit kann je nach Gesundheit und Kondition variieren.

Langsames Laufen über kurze Entfernungen

sollte man einmal täglich oder an jedem zweiten Tag trainieren. Langsam über lange Strecken laufen können junge, körperlich kräftige Menschen 30 Minuten täglich und an drei bis fünf Tagen der Woche. Ältere, weniger kräftige Menschen sollten zwei- bis dreimal pro Woche 20 bis 30 Minuten laufen.

Um die bestmöglichen Resultate zu erzielen, sollte ein Läufer versuchen, das maximale Intensitätsniveau zu erreichen. Dieses ist bei jedem Menschen anders. Man kann es aufgrund der Herzfrequenz, des Alters und der körperlichen Kondition ermitteln. Menschen mit guter Kondition bestimmen ihr maximales Intensitätsniveau mit Hilfe der folgenden einfachen Formel: 180 minus Alter. Die folgende Tabelle gibt die empfohlene maximale Herzfrequenz differenziert nach Altersgruppen an.

Alter	**30–39**	**40–49**	**50–59**	**60–69**
Maximale Herzfrequenz (Schläge/Min.)	182	178	167	164

Um genauere Angaben über das optimale Intensitätsniveau zu erhalten, können Sie Ihre Herzfrequenz im Ruhezustand von der auf dieser Tabelle angegebenen Maximalfrequenz subtrahieren, diese Zahl mit 0,6 multiplizieren und dann die Herzfrequenz im Ruhezustand addieren.

Nehmen wir beispielsweise an, wir haben es mit einem 48jährigen gesunden Mann von durchschnittlicher Körperkraft zu tun. Wenn seine Herzfrequenz im Ruhezustand 76 Schläge pro Minute beträgt, so ermittelt man seine optimale Übungsintensität wie folgt:

$$178 - 76 \times 0{,}6 + 76 = 137{,}2 \text{ oder } 137.$$

Für Patienten, die an chronischen Krankheiten leiden, eignet sich die folgende Formel zur Bestimmung der optimalen Herzfrequenz besser: Subtrahieren Sie das Alter des Patienten von 170. Das ist die optimale Herzfrequenz für einen 48jährigen, der an einer chronischen Krankheit leidet:

$$170 - 48 = 122.$$

Hier sei noch einmal ausdrücklich betont, daß die optimale Übungsintensität lediglich ein Anhaltspunkt ist, an den man sich keinesfalls starr klammern darf. Das Intensitätsniveau jedes Körpertrainings muß sich der speziellen Kondition des einzelnen anpassen. Dabei sind der Gesundheitszustand und die Intensität etwaigen bisherigen Körpertrainings zu berücksichtigen. Ob die Belastung durch das Training ungefähr richtig getroffen ist, können Sie daran erkennen, ob Sie sich wohl und energiegeladen fühlen, Appetit haben und gut schlafen.

Regeln für das Laufen

Beim Lauftraining zur Verbesserung der Gesundheit und zur Vorbeugung gegen Krankheiten sollte man gewisse Regeln beherzigen. Das gilt besonders für Patienten, die an chronischen Krankheiten leiden.

Der Patient muß unbedingt selbst entscheiden, ob er läuft oder nicht. Laufen *können* Gesunde mittleren oder vorgerückteren Alters zur *Vorbeugung* gegen Koronarerkrankungen, Bluthochdruck und Hyperlipemie (hoher Blutfettspiegel) oder zur Kontrolle des Körpergewichts und zur Verbesserung des gesundheitlichen Allgemeinzustandes.

Patienten, die schon an Hyperlipemie leiden oder bei denen ein Verdacht auf Koronarerkrankung besteht, deren Koronarerkrankung stabilisiert worden ist oder die zu Bluthochdruck tendieren, können ebenfalls im Rahmen der Therapie laufen, wenn sie dies vorsichtig und mit ausdrücklicher Erlaubnis ihres Arztes tun.

Patienten, die an chronischen Herzkrankheiten leiden, können, wenn sie körperlich stark genug sind, im allgemeinen ebenfalls laufen, um stärker zu werden und die Funktion ihres Herzens und ihrer Lungen zu verbessern.

Keinesfalls laufen dürfen Patienten, die sich in einem akuten Krankheitszustand befinden. Für die meisten Patienten, die an Zirrhose, Lungentuberkulose oder schwerer Arthritis in den Beinen leiden, gilt, daß sie besser nicht laufen. Auch unbehandelte Stoffwechselkrankheiten wie Diabetes, Schilddrüsenüberfunktion, Myxödem (eine andere Erkrankung der Schilddrüse) oder schwere Anämie (bei der die Zahl der roten Blutkörperchen sehr niedrig ist) sowie auch eine Neigung zu Blutungen sind Voraussetzungen, bei denen vom Lauftraining abgeraten werden muß.

Auch Patienten, die an gewissen Herz-Kreislauf-Erkrankungen leiden, sollten nicht laufen. Patienten mit schweren Herzklappenerkrankungen, solche, die vor kurzem einen Herzinfarkt erlitten haben, die häufig unter Angina-pectoris-Anfällen leiden, die an ventrikulärer Tachikardie leiden, an einem unbehandelten Vorhofflimmern, an einer Herzmuskelerkrankung, an einem Herzblock zweiten oder dritten Grades, an Herzmuskelentzündung oder an einer Herzinsuffizienz (Herzschwäche), all diese Patienten sollten ebenfalls nicht laufen.

Gesunde Menschen mittleren Alters sollten sich vor Beginn eines Lauftrainings von einem Arzt untersuchen lassen. Bei Patienten mit einer chronischen Krankheit ist eine ärztliche Untersuchung notwendige Voraussetzung für jedes Lauftraining.

Patienten, die an chronischen Krankheiten leiden, müssen ihre Körperreaktionen beim Langstreckenlauf genau beobachten. Besonderes Augenmerk ist dabei auf Veränderungen der Pulsfrequenz zu richten.

Wenn Sie an einer Erkältung leiden bzw. Fieber oder Durchfall haben, so unterbrechen Sie das Lauftraining, bis sich Ihr Zustand gebessert hat. Einige Frauen ziehen es auch vor, während der Menstruation nicht zu laufen.

Für jeden Menschen gilt, daß er sich allmählich an ein Übungspensum gewöhnen muß. Beginnen Sie in jedem Fall mit kurzen Strekken. Wenn Sie damit gut zurechtkommen, können Sie die Strecke allmählich verlängern und die Geschwindigkeit steigern. Doch ignorieren Sie nie Ihre eigenen Grenzen. Vermeiden Sie in jedem Fall, sich beim Training zu überanstrengen oder Ihr Herz zu überlasten.

Halten Sie beim Laufen einen gleichmäßigen Atemrhythmus ein. Gut ist es, das Laufen mit dem Atem zu koordinieren. Atmen Sie über zwei Schritte ein und über die nächsten beiden Schritte aus. Sie können aber auch jeweils über drei Schritte ein- und ausatmen. Dabei können Sie gleichzeitig durch Nase und Mund atmen.

Die beste Zeit zum Laufen ist der Morgen, vorzugsweise nach einigen Aufwärmübungen. Wenn Sie morgens keine Zeit finden, so können Sie natürlich auch am Nachmittag laufen. Nicht anzuraten ist, vor dem Zubettgehen zu laufen.

Sonnenbad auf chinesische Art

Kurz gesagt, ist ein Sonnenbad nichts weiter, als den Körper der Sonnenstrahlung auszusetzen. Man kann jedoch zwischen zwei Arten von Sonnenbädern unterscheiden. Die eine Art ergibt sich von selbst im Verlauf der alltäglichen Aktivitäten. Bei der anderen setzt man sich gezielt der Sonne aus.

Sonnenbäder haben verschiedene Auswirkungen. Einerseits stimuliert ultraviolette Strahlung die Aktivität des zentralen Nervensystems, was die Arbeit sämtlicher Organe im Körper anregt. Deshalb fühlen sich die meisten Menschen energievoll und gut gelaunt, wenn sie sich eine Weile dem Licht der Sonne ausgesetzt haben.

Die Strahlung der Sonne, insbesondere ihr Anteil an ultravioletter Strahlung, vermag Bakterien zu töten und die Immunkräfte des Körpers zu stärken.

Ultraviolette Strahlung aktiviert außerdem das Vitamin D im Körper, was eine normale Aufnahme von Kalzium und Phosphor garantiert. Auf diese Weise wirkt Sonnenlicht auch vorbeugend gegen Rachitis und andere Knochenkrankheiten. In richtiger Dosierung ist Sonnenbestrahlung insbesondere für Kinder wichtig.

Sonnenbestrahlung beeinflußt die Regulation der Körpertemperatur im Zentralnervensystem. Infolgedessen ist der Körper besser in der Lage, sich an hohe Außentemperaturen anzupassen.

Sonnenlicht kann auch die Aktivität des Herzens und Blut- und Lymphkreislauf beeinflussen. Weiterhin wird durch Einwirkung von Sonnenlicht mehr Blut pro Herzschlag aus den Herzkammern gepumpt. Auch die Gesamtmenge der pro Minute geatmeten Luft wird gesteigert. Außerdem verlangsamt und vertieft Sonnenlicht den Atemrhythmus.

Sonnenbäder kann man zur Behandlung der folgenden häufigen Krankheiten einsetzen:

- Inaktive Lungentuberkulose
- Depression
- Erkrankungen des Herz-Kreislauf-Systems bei entsprechend kompensierter Funktion
- Arthritis (rheumatoide Arthritis im chronischen Stadium)
- Rachitis
- Chronische Enteritis oder Darmentzündungen

Patienten mit den folgenden Krankheiten sollten keinesfalls Sonnenbäder nehmen:

- Erkrankungen im akuten oder subakuten Stadium
- Fieber
- Hautentzündungen
- Starke Erschöpfung oder Schlaflosigkeit
- Anfälligkeit für Blutungen
- Bestimmte Arten von Lungentuberkulose, die noch akut sind oder bei denen die Lungenfunktion unzureichend ist.
- Schwere Anämie.

Das perfekte Sonnenbad

Es gibt zwei Arten von Sonnenbädern – geplante und ungeplante. Geplante Sonnenbäder finden meist am Strand, in einem Swimmingpool, im Garten oder auf dem Balkon statt. Dabei kann der Körper entweder teilweise oder vollständig dem Sonnenlicht ausgesetzt werden. Je nach den Gründen für das Sonnenbad können Sie sich entweder für ein partielles oder für ein vollständiges Sonnenbad entscheiden.

Ein partielles Sonnenbad kann zur Linderung von Gelenkschmerzen, Muskelschmerzen oder Nervenschmerzen eingesetzt werden. In diesen Fällen beschleunigt das Sonnenbad den Behandlungsprozeß und lindert die Schmerzen. Bedecken Sie die übrigen Körperregionen mit einer Decke, einem Kleidungsstück oder mit Handtüchern. Bei solchen Sonnenbädern treten nur selten unangenehme Nebenwirkungen im gesamten Körper auf; deshalb eignen sie sich auch für körperlich schwache Menschen und tun ihnen wohl.

Kranke und Schwache sollten zunächst nur einen Teil ihres Körpers der Sonne aussetzen und den von der Sonne bestrahlten Bereich allmählich vergrößern. Auch die Dauer des Sonnenbades sollte allmählich gesteigert werden, beispielsweise von anfangs ca. zehn Minuten bis zu ein oder zwei Stunden, je nach der Kondition des Betreffenden. Wenn Ihnen der Zeitraum zu lang wird, können Sie sich zwischendurch eine Weile in den Schatten setzen.

Ungeplante Sonnenbäder bringt der Alltag mit sich – bei der Arbeit oder bei anderen körperlichen Aktivitäten. Hierzu ist keine besondere Vorbereitung erforderlich.

Suchen Sie sich für ein geplantes Sonnenbad einen staubfreien Platz aus, denn Staub beeinflußt die ultraviolette Strahlung. Ideal für Sonnenbäder sind der Strand, das Hochgebirge oder ein Platz in der Nähe eines Flusses oder Sees. An diesen Orten ist die ultraviolette Strahlung des Sonnenlichts höher.

Nehmen Sie niemals mit leerem Magen ein Sonnenbad und auch nicht unmittelbar nach einer Mahlzeit. 20 bis 30 Minuten nach einem Sonnenbad sollten Sie nichts essen.

Ein geplantes Sonnenbad genießen Sie am besten im Liegen. Bedecken Sie den Kopf mit einem weißen Handtuch oder mit einem Strohhut. Außerdem ist es ratsam, die Augen mit einer Sonnenbrille zu schützen.

Schlafen, lesen und rauchen Sie nicht während des Sonnenbads, und ruhen Sie sich anschließend zehn Minuten oder länger unter einem schattigen Baum aus. Danach ist es gut, zu duschen oder den Körper abzureiben.

Wenn sich während eines Sonnenbads rötliche Punkte auf der Haut bilden oder Brennen, Jucken oder Schmerzen auftreten, so beenden Sie es sofort.

Wenn Sie nach einem Sonnenbad Kopfschmerzen, Schlaflosigkeit, eine erhöhte Herzfrequenz, Verdauungsstörungen oder Gewichtsverlust feststellen, so unterlassen Sie besser einige Tage lang das Sonnenbaden. Sie könnten in diesen Fällen auch versuchen, die Zeitspanne des Bades zu reduzieren.

Die beste Tageszeit für Sonnenbäder variiert nach geographischen Zonen und Jahreszeiten. Die ideale Zeit liegt gewöhnlich zwischen 9 und 12 Uhr am Vormittag sowie zwischen 16 und 18 Uhr am Nachmittag. Wenn die Sonne sehr stark scheint, so bleiben Sie besser im Schatten, damit Sie nur indirekte Strahlung abbekommen.

Von den Vorzügen des Badens in kaltem Wasser

Bäder in kaltem Wasser beeinflussen die Blutgefäße und Nerven so, daß diese sich besser an Schwankungen der Außentemperatur anpassen können. Dies ist eine gute Vorbeugung gegen Erkältungen.

Kaltes Wasser regt zunächst einmal die Haut

an. Die Haut enthält viele periphere Nervenenden und ein ganzes Netz von Blutgefäßen, in dem sich ein Drittel der gesamten Blutmenge des Körpers befindet. Bäder in kaltem Wasser steigern daher die Temperaturtoleranz des Körpers, indem sie die Fähigkeit der Blutgefäße der Haut zur Reaktion und Anpassung verbessern.

Stimulation der Haut durch kaltes Wasser führt zu drei Reaktionsphasen. In den ersten ziehen sich die Blutgefäße zusammen. Die Haut wird bleich, und die typische «Gänsehaut» entsteht.

In der zweiten Phase dehnen die Blutgefäße in der Haut sich aus und ermöglichen es so dem Blut in den inneren Organen, an die Körperoberfläche zu fließen. Die Farbe der Haut verändert sich von Weiß nach Hellrot. Der ganze Körper fühlt sich warm an.

Bäder in kaltem Wasser rufen gewöhnlich Veränderungen der ersten und zweiten Phase hervor. Wenn die Wassertemperatur jedoch zu niedrig ist, die Stimulation zu lange anhält oder der Körper nicht angemessen auf die Veränderung reagiert, kann es vorkommen, daß auch die Nerven der Blutgefäße nicht adäquat reagieren. Die Gefäße dehnen sich dann weiter aus, und infolgedessen kommt es in einem bestimmten Bereich zu einem Blutstau. Die Haut wird violett oder blauviolett, und der ganze Körper fühlt sich kalt an. Dies ist eine Reaktion dritten Grades, die man vermeiden sollte.

Die physiologischen Reaktionen der Blutgefäße der Haut auf Temperaturveränderungen werden durch den vasomotorischen Reflex gesteuert, der die Erweiterung und Kontraktion der Blutgefäße kontrolliert.

Häufige Bäder in kaltem Wasser bereiten den Körper auf niedrige Außentemperaturen vor. Auch die Reaktionsfähigkeit der Nerven der Blutgefäße wird dadurch verbessert, so daß die Gefäße sich schnell an plötzliche Temperaturveränderungen anpassen können. Dies schützt den Körper vor kältebedingten Krankheiten. Deshalb sind Menschen, die häufig in kaltem Wasser baden, selten erkältet.

Kalte Bäder wirken auch auf das zentrale Nervensystem. Sie haben eine stimulierende und stärkende Wirkung. Durch Steigerung der neuralen Aktivität und durch Stimulation des zentralen Nervensystems können zerebrale Hemmungen reduziert oder beseitigt werden.

Bei geistig Erschöpften, emotional Gestörten und teilnahmslosen Depressiven kann ein kurzes Bad in kaltem Wasser den Geist beleben und die Stimmungslage heben.

Bei Erschöpfung infolge körperlicher oder geistiger Überarbeitung verringert ein kurzes Bad oder eine Dusche mit kaltem Wasser die Müdigkeit und steigert die Leistungsfähigkeit. Häufiges Baden in kaltem Wasser revitalisiert das gesamte Nervensystem.

Auch die Verdauungsorgane können durch kaltes Wasser beeinflußt und der Stoffwechsel kann beschleunigt werden. Da die Durchblutung im Bauch verbessert und die glatten Muskeln im Magen und in den Därmen stimuliert werden, wird auch die Magen- und Darmbewegung angeregt und die Verdauungsfunktion verbessert. Stimulation durch kaltes Wasser wirkt sich also auch auf den Stoffwechselprozeß günstig aus.

Kalte Bäder für jedermann

Bäder in kaltem Wasser gibt es in vielen Formen. Die Folge vom niedrigsten bis zum höchsten Wirkungsgrad lautet: Abreiben mit kaltem Wasser, Duschen, Wannenbaden und winterliches Schwimmen im Freien. Das Schwimmen in Gewässern im Winter erzielt die besten Resultate.

Sie sollten aber unbedingt mit der schwächsten Form des kalten Badens beginnen. Reiben Sie zunächst den Körper mit kaltem Wasser ab. Später waschen Sie ihn kalt ab. Nach einer gewissen Gewöhnungszeit können Sie anfangen, sich kalt zu duschen oder kalte Wannenbäder zu nehmen. Menschen mit einer guten körperlichen Kondition können schließlich im Herbst und Winter draußen schwimmen. Körperlich schwache Menschen sollten sich das ganze Jahr über mit kalten Abreibungen und Waschungen begnügen.

Beim Abreiben und Waschen können die Wassertemperatur und die Dauer des Bades den individuellen Erfordernissen angepaßt werden. Allgemein gilt, je kälter das Wasser, um so kürzer die Badezeit. Bei extrem kaltem Wasser beispielsweise können schon zehn Sekunden bis zu einer Minute genügen. Vor und nach dem kalten Bad sind Körperübungen wie Laufen zu empfehlen.

Patienten, die unter funktionell nervösen Störungen, chronischer Verstopfung, Stoffwechselkrankheiten oder nicht fortschreitender Tuberkulose bei ausreichender Lungenfunktion leiden oder die allgemein schwach sind, profitieren von kalten Bädern. Patienten mit Fieber, mit akuten oder subakuten Krankheiten oder mit schweren Herzkrankheiten ist von kalten Bädern abzuraten.

Nehmen Sie weder auf nüchternen Magen noch unmittelbar nach einer Mahlzeit ein kaltes Bad. Und warten Sie mindestens eine Stunde nach einer Mahlzeit, wenn Sie im Freien schwimmen wollen. Ruhen Sie sich nach einem Bad in kaltem Wasser 10 bis 20 Minuten lang aus, bevor Sie etwas essen.

Fangen Sie mit kalten Bädern grundsätzlich während der wärmeren Jahreszeiten an. Wenn dann keine anormalen Reaktionen auftreten, können Sie in den kalten Jahreszeiten unbesorgt damit fortfahren.

Wenn Sie schwitzen, so warten Sie, bis Sie nicht mehr schwitzen, bevor Sie baden, und frottieren Sie sich zuvor gründlich ab. Nach einem anstrengenden Körpertraining sollten Sie eine Zeitlang ausruhen, damit sich Puls und Atmung normalisieren können.

Wenn Sie sich vor dem kalten Bad eiskalt und zittrig fühlen, so machen Sie zuvor noch ein paar Aufwärmübungen.

Achten Sie beim Baden in kaltem Wasser auf Ihre Reaktionen: auf Ihre Gefühle, auf das Körpergewicht, auf die Schlafgewohnheiten und den Appetit. Wenn Sie Gewicht verlieren, wenn der Appetit nachläßt oder wenn Schlafstörungen auftreten, sollten Sie mit den Bädern für eine Weile aufhören.

Luftbäder

Bei Luftbädern wird der Körper der Luft bei verschiedenen Temperaturen ausgesetzt. Luftbäder können auch variieren je nach Windstärke, Luftfeuchtigkeit und elektrischer Ladung der Luft.

Oft werden Luftbäder nach der Temperatur klassifiziert. Als Bäder in kalter Luft bezeichnet man diejenigen von 10 bis 15 Grad Celsius. Bäder in kühler Luft bewegen sich zwischen 15 und 20 Grad, Bäder in milder Luft zwischen 20 und 25 Grad, solche in warmer Luft zwischen 25 und 30 Grad. Heiße Luftbäder beginnen bei 30 Grad.

Um den Körper abzuhärten, sollten Sie sich auf kalte und kühle Luftbäder konzentrieren. Diese Luftbäder ähneln in ihrer physiologischen Wirkung Bädern in kaltem Wasser, allerdings sind Luftbäder milder.

Luftbäder können auch die Nerven anregen und die Tätigkeit von Magen und Darm fördern. Nach einem Luftbad fühlt man sich häufig kräftiger, hat mehr Appetit und kann gut schlafen. Außerdem haben negative Luftionen auch einen positiven Effekt auf den Stoffwechselprozeß, auf das Nervensystem, das Atemsystem und das Kreislaufsystem.

Ein Luftbad kann man planen. Man trägt dabei möglichst wenig Kleider und setzt sich im Freien oder bei offenem Fenster der Luft aus. Außerdem sind während eines Luftbades geeignete Körperübungen sehr zu empfehlen, wie beispielsweise im Kreis zu gehen.

Sie können auch während Ihres normalen Tagesablaufes ein Luftbad nehmen, etwa auf dem Heimweg von der Arbeit oder von der Schule. Tragen Sie bei einem Luftbad möglichst dünne Kleider.

Fangen Sie mit einem Bad in warmer Luft an. Nachdem Sie sich daran gewöhnt haben, können Sie allmählich zu kühleren Luftbädern übergehen und sich schließlich an kalte Luftbäder wagen.

Auch die Dauer des Bades können Sie entsprechend Ihrer Kondition allmählich steigern. Gewöhnlich ist das Bad dann richtig, wenn Sie sich weder kalt fühlen noch zittern.

Die beste Zeit für ein Luftbad ist, wenn die Sonne scheint und die Luft durch ultraviolette Strahlen erhitzt ist. Dann hat man gleichzeitig ein Luft- und ein Sonnenbad.

Wenn es windig ist und die Temperatur niedrig, sollten Sie das Luftbad während Ihres Körpertrainings nehmen. Die meisten Menschen nehmen bei Wind und Nebel keine Luftbäder.

Kühle und kalte Luftbäder sind in den gleichen Fällen therapeutisch zu empfehlen wie Bäder in kaltem Wasser. Die entsprechenden Ratschläge finden Sie auf Seite 78.

Vorbeugende Augenübungen gegen Kurzsichtigkeit

Im alten China waren Augenübungen und Selbstmassage zur Erhaltung des Sehvermögens allgemein üblich. Historischen Berichten zufolge waren die bekanntesten Techniken:

1. 7maliges Drehen der Augäpfel nach links und rechts; festes Schließen der Augen und plötzliches weites Öffnen.
2. 27maliges Drücken des Zentrums der kleinen Vertiefung, die genau unterhalb der Mitte der Augenbrauen liegt.
3. 36maliges Drücken der gleichen Vertiefung mit dem Daumengelenk. Außerdem 36maliges Drücken des Punktes zwischen Auge und Nasenbrücke.

In den vergangenen Jahren hat man in China neue Übungen zum Schutz der Augen entwickelt, die auf der Prämisse beruhen, daß Kurzsichtigkeit bei Jugendlichen oft eine Folge unkorrekter Sehgewohnheiten ist. Beispielsweise kann es zu krampfartigen Kontraktionen der Augenmuskulatur kommen, wenn man Bücher beim Lesen zu nahe an die Augen hält. Dadurch kann sich die Linse des Auges verdicken, weil sie zeitweise verformt wird. Diese Art von Kurzsichtigkeit wird als Pseudomyopie bezeichnet. Die

Brechkraft ist in diesen Fällen noch nicht permanent vergrößert.

Durch Massieren der Akupunkturpunkte um das Auge kann man Kurzsichtigkeit vorbeugen, weil dadurch die Anpassungsfähigkeit des Augenmuskels gesteigert, die Verkrampfung reduziert und die Durchblutung verbessert wird.

Kann man aber durch derartige Übungen Kurzsichtigkeit auch beheben oder zumindest lindern, wenn diese schon entstanden ist? Bei Erwachsenen vermögen Augenübungen nicht mehr viel zu verändern, weil die Brechkraft des Auges dauerhaft zu groß ist. Im Fall von Pseudokurzsichtigkeit bei Kindern und Jugendlichen jedoch sind die Übungen mit Sicherheit von therapeutischem Nutzen. Natürlich können auch Erwachsene solche Übungen praktizieren, um ihre Augen zu schützen.

Um Kurzsichtigkeit zu verhindern, sollten Kinder und Heranwachsende, abgesehen von den speziellen Augenübungen, häufig eine Vielzahl von Körperübungen praktizieren und sich gute Sehgewohnheiten aneignen, wie etwa Bücher und Zeitungen beim Lesen im richtigen Abstand vom Auge entfernt zu halten.

Es folgen einige häufig empfohlene Übungen zum Schutz der Augen:

1. Reiben Sie bei geschlossenen Augen mit den Daumen sanft den Akupunkturpunkt *T'ien Yin,* der zwischen den Augenbrauen und der oberen Ecke der Augenhöhle liegt – jener Knochenstruktur, die das Auge umgibt (siehe Abb. 47).

2. Drücken und pressen Sie die *Ching-Ming*-Punkte, die direkt an den inneren Ecken der Augen, aber schon auf der Nase liegen. Benutzen Sie dazu Daumen und Zeigefinger.

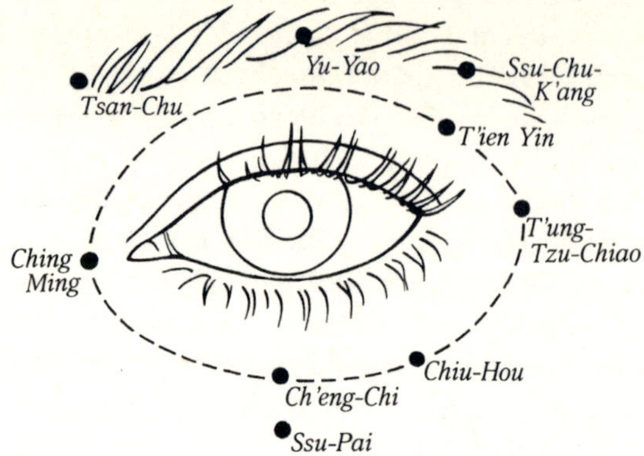

Abb. 47 Akupunkturpunkte am Auge

Drücken Sie zuerst nach unten, dann nach oben.

3. Kneten Sie den *Ssu-Pai*-Punkt, den Sie folgendermaßen finden: Drücken Sie Zeige- und Mittelfinger zusammen, und legen Sie sie zu beiden Seiten auf den Nasenrücken. Die Daumen schmiegen sich dabei natürlich an den unteren Teil der Wangenknochen. Ohne die Daumen von den Wangen zu nehmen, lassen Sie die Zeigefinger den Punkt auf dem Knochen finden, der unmittelbar unter dem niedrigsten Punkt der Augenhöhle liegt. Halten Sie die anderen Finger so, daß sie nicht im Weg sind, und kneten Sie den Punkt sanft. Benutzen Sie die Daumen, um den Punkt *T'ai-Yang* zu reiben. (Er ist auf Abb. 47 nicht dargestellt. Es handelt sich um die Höhle direkt unter dem Ende der Augenbraue.) Krümmen Sie nun den Zeigefinger, und benutzen Sie die Seite des zweiten Gelenks, um die gesamte Augenhöhle rundherum zu massieren, wobei Sie oben in der Nähe der Nase beginnen. So massieren Sie

gleichzeitig mehrere Akupunkturpunkte, unter anderem *Tsan-Chu, Yu-Yao, Ssu-Chu-K'ang, T'ung-Tzu-Chiao* und *Ch'eng-Chi.*

Augenschutzübungen kann man ein- oder zweimal täglich praktizieren. Wiederholen Sie jede Massage 20- bis 30mal. Versuchen Sie, die Akupunkturpunkte beim Massieren so genau wie möglich zu treffen. Die Massagebewegungen sollten sanft und langsam sein. Hören Sie auf zu massieren, wenn ein Gefühl der Taubheit auftritt.

Therapeutische Übungen bei Haarausfall

Die Gründe für Haarausfall sind ziemlich kompliziert und vielfältig. Vererbung, Anämie, Eisenmangel, Drogen, Chemotherapie, Erkrankungen des Immunsystems oder ein schlechter gesundheitlicher Allgemeinzustand können die Ursachen sein. Bis heute hat man noch keine zuverlässige Behandlung gegen dieses Leiden gefunden.

Während man immer noch nach erfolgreichen Behandlungsmethoden forscht, haben sich gewisse chinesische Praktiken als hilfreich erwiesen.

Man kann die Kopfhaut massieren. Einige chinesische Ärzte der Vergangenheit vertraten die Ansicht, durch Massage der Kopfhaut könne man Kahlheit verhindern und das Ergrauen der Haare verzögern. Die moderne Medizin hat herausgefunden, daß Massage der Kopfhaut tatsächlich die Haarfollikel anregt und normalen Haarwuchs fördert. Massage kann auch Talg oder schuppenbildendes Fett und abgelöste Zellen entfernen und damit deren ungesunde Auswirkungen unterbinden. Folgende Massagetechniken können dazu benutzt werden:

1. Drücken und klopfen Sie mit den Fingerspitzen jede Stelle auf dem Kopf 50- bis 100mal.
2. Danach reiben und kneten Sie die Kopfhaut 50- bis 100mal mit den Fingerspitzen.
3. Halten Sie in jeder Hand jeweils ein kleines Büschel Haare zwischen Daumen und Zeigefinger, und ziehen Sie es sanft nach unten, mit schnellen Bewegungen, aber vorsichtig. Tun Sie dies mit jedem Büschel 20- bis 30mal.

Bei Haarausfall können Sie auch *Nei Yang Kung* oder *Ch'ian Chuang Kung* üben, die innerlich nährende und die kräftigende Atmung (siehe Seite 60). Die allgemeine Verbesserung des Gesundheitszustandes durch *Ch'i Kung* führt oft auch zu einem besseren Haarwuchs.

In ferner Vergangenheit beschrieb ein Weiser eine Methode des «Aufwärts-Konzentrierens» zur Vorbeugung gegen Ergrauen des Haars. So wird's gemacht: Beim Üben von *Ch'i Kung* konzentrieren Sie sich auf nichts anderes als den Akupunkturpunkt *Pai-Hui,* der sich genau in der Mitte des flachen Teils der Schädeldecke befindet. Ob diese Methode nützt oder nicht, muß noch erforscht werden.

Manche Menschen haben es zweifellos geschafft, mit Hilfe von Massage und *Ch'i Kung* die Tendenz zum Haarausfall zu stoppen. Bei einigen wuchsen sogar auf zuvor kahlen Stellen neue Haare. Bessere Erfolge sind mit Sicherheit zu erwarten, wenn man, außer die beschriebenen Übungen auszuführen, auch auf gute Ernährung achtet. Menschen, die zu Anämie und Eisenmangel neigen, sollten es mit Vitamin B_{12}, Folsäure und Eisen versuchen. Menschen mit abnorm starker Talgabsonderung auf der Kopfhaut ist

nach Ansicht chinesischer Ärzte zu Vitamin B_6 und Cystin zu raten.
(Anmerkung des amerikanischen Herausgebers: Nehmen Sie nie große Mengen irgendeines Nährstoffes ohne ärztliche Aufsicht ein.)

3. Bekämpfung von Herz- und Kreislaufkrankheiten

Vor mehr als einem Jahrhundert sah ein neugieriger Passant in Deutschland einmal einen jungen, übergewichtigen Arzt wiederholt einen niedrigen Hügel auf- und absteigen. Der Beobachter fragte den Arzt nach dem Sinn seines merkwürdigen Treibens.

Der Arzt antwortete, er trainiere seinen Körper. Das Auf- und Absteigen sei ein Programm, das er sich selbst verordnet habe, um der weiteren Degeneration seines Körpers entgegenzuwirken. Infolge seiner Fettleibigkeit litte er an Herzbeschwerden. Seine Kurzatmigkeit und das starke Anschwellen seiner Beine hinderten ihn daran, weiterhin als Arzt zu praktizieren.

Zur Bekämpfung dieser Symptome hatte er ein Fitneßprogramm entwickelt, das darin bestand, den Hügel immer wieder hinauf- und hinabzusteigen. Da eine zu starke Belastung sein Herz noch mehr geschädigt hätte, war das Programm so angelegt, daß der Schwierigkeitsgrad der Übungen nur ganz allmählich gesteigert wurde. Die jeweils zurückzulegende Strecke war genau festgelegt, ebenso die Gehgeschwindigkeit und die Steigung des Hügels. Auch hatte er viele obligatorische Ruhepausen eingeplant.

Der Arzt sagte, seit Beginn des Trainings habe er bereits etwa fünf Kilo abgenommen. Auch war es ihm innerhalb von sechs Wochen gelungen, die Zahl der Schritte, die er steigen konnte, von anfänglich 100 auf 527 zu erhöhen. Sein Puls hatte sich schon normalisiert. Nach diesem Selbstexperiment entwickelte der Arzt eine Therapie zur Stärkung des Herzens und zur Bekämpfung von Fettleibigkeit. Wir werden die Methode in diesem Kapitel auf ihren Wert für Herzkranke hin untersuchen.

Wer üben sollte und wer nicht

Bevor wir uns mit konkreten Übungsvorschlägen für Herzkranke beschäftigen, muß ausdrücklich darauf hingewiesen werden, daß bei Herzkrankheiten höchste Vorsicht geboten ist. Ob Herzkranke trainieren sollten oder nicht, muß stets mit größter Sorgfalt und möglichst mit ausdrücklicher Billigung eines Arztes entschieden werden. Falsches Training schadet mehr, als daß es nützt, und die Möglichkeit einer Schädigung des Herzens durch die Übungen muß stets im Auge behalten werden. Zweifellos können Herzkranke durch Heilübungen ihren gesundheitlichen Allgemeinzustand und speziell den Zustand ihres Herzens verbessern. Doch selbst wenn Übungen grundsätzlich vom Arzt befürwortet wurden, sollte der Patient immer wieder ärztlichen Rat suchen.

In den folgenden Fällen ist die ausdrückliche Zustimmung eines Arztes unerläßlich: Sie haben schon eine Koronarerkrankung gehabt; Sie sind wegen langjährigen Rauchens, erhöhten Cholesterinspiegels oder wegen Fällen von Koronarerkrankungen in der Familie selbst für diese Krankheit prädestiniert; Sie sind männlich und über 35 Jahre alt oder weiblich und über 40 Jahre alt und sitzen viel.

Zunächst werden wir nun aufführen, bei welchen Herzkrankheiten welche Arten von Körperübungen zu empfehlen sind. Im Anschluß daran werden auch spezifische Übungen beschrieben sowie ein systematisches Gehprogramm für Herzkranke.

Herzklappenfehler

Bei dieser Erkrankung sind Mitral- und Aortenklappe oft verengt und/oder schließen unvollständig. Von Gruppensport ist abzuraten, therapeutische Übungen hingegen sind durchaus möglich. Bei guter Blutzirkulation sind systematische Gehübungen, *T'ai Chi Ch'uan,* Federball, Tischtennis und einfache Fitneßübungen zu empfehlen.

Angeborene Herzfehler

Oft werden Herzklappenfehler und Defekte an den Herzwänden schon in der Kindheit diagnostiziert. Manchmal werden die Schäden jedoch erst beim Körpertraining entdeckt. Zu den Symptomen gehören Müdigkeit, Atembeschwerden und Veränderungen der Gesichtsfarbe. Für manche junge Menschen, die an dieser Krankheit leiden, sind nur Entspannungsübungen in sehr langsamem Tempo empfehlenswert, etwa sehr gemächliches Gehen und *T'ai Chi Ch'uan.* Selbst bei nur schwachen Symptomen sollten sie keinesfalls Gruppensport betreiben. Viele dieser Patienten können sich jedoch durchaus ein anstrengenderes Körpertraining zumuten, allerdings keinen Wettkampfsport. Einige von ihnen nehmen sogar an Marathonläufen teil. Wenn Sie an einem angeborenen Herzfehler leiden, so besprechen Sie mit Ihrem Arzt, welche Übungen für Sie speziell geeignet sind.

Funktionelle Herzkrankheit

Zu dieser Kategorie gehören Menschen, deren Herzstörungen eher nervös als organisch bedingt sind. Ihnen fällt es oft schwer, körperlich anstrengende Arbeiten zu verrichten. Sie fühlen sich schnell müde und atemlos, und beim Üben stellen sich schon nach kurzer Zeit Schmerzen in der Herzregion ein. Ihr Herzschlag kann im Ruhezustand 90 Schläge pro Minute überschreiten, und manchmal ist er auch unregelmäßig. Patienten mit dieser Krankheit sind leicht reizbar und leiden oft unter Schlafstörungen. Übungen, die schnelle Bewegungen erfordern, sind nicht gut für sie. Besser geeignet sind einfache, langsame Übungen wie Gehen, *T'ai Chi Ch'uan* und langsames Laufen.

Arrhythmien

Hier handelt es sich um Störungen des Herzrhythmus. Die häufigsten sind Extrasystolen («Stolpern»), eine vorzeitige Kontraktion, die jedoch den Grundschlag des Herzens nicht stört. Liegt solchen Störungen eine organische Ursache zugrunde, so muß man meist von regelmäßigem Üben absehen. Doch kann ein ansonsten gesunder Mensch, bei dem nur gelegentlich Extrasystolen auftreten, unter genauer Beobachtung eines Heilkundigen Körperübung praktizieren.

Koronarerkrankungen

Ein besonderer Abschnitt in diesem Kapitel ist Erkrankungen der Koronararterien gewidmet, der Arterien, die das Herz umgeben.

Körperübungen generell meiden sollten Menschen, die an den schwersten Herzkrankheiten leiden – an Herzinfarkten im akuten Stadium, wiederholten Angina-pectoris-Anfällen (akuten Schmerzen in der Herzregion), an fortschreitender Herzklappenerkrankung oder an Kardiomyopathie (einer schweren Degenerationserscheinung der Herzmuskeln). Sprechen Sie im Zweifelsfall unbedingt mit Ihrem Arzt.

Was Herzkranke beim Üben beachten sollten

Herzpatienten sollten vor allem und zu allererst darauf achten, daß sie ihr Herz bei dem Versuch, es durch Übung zu heilen, nicht überlasten. Den größten Erfolg hat ein Übungsprogramm dann, wenn man es vorsichtig handhabt. Quantität und Art der Übungen müssen sich nach dem aktuellen Zustand des Herzens richten.

Man kann Patienten mit chronischen Herzerkrankungen in vier Kategorien unterteilen, die den Grad der Erkrankung spiegeln. Dies ist ein wichtiger Anhaltspunkt dafür, zu welchen Übungen geraten werden kann und von welchen abzuraten ist.

A. Diese Patienten sind im Vergleich zu Gesunden physisch schwach, doch können sie ihre alltäglichen Pflichten erfüllen. Es fällt ihnen aber schwerer als Gesunden, Treppen zu steigen.

B. Die Patienten der zweiten Gruppe können auf ebenem Gelände langsam etwa 30 Minuten lang gehen, ohne kurzatmig zu werden, jedoch können sie nicht schnell gehen oder mehr als ein paar Stufen steigen.

C. Diese Gruppe kann langsam ein paar hundert Schritte gehen, ohne kurzatmig zu werden. Die Erfüllung der täglichen Pflichten fällt ihnen schwer. Manchmal leiden sie sogar unter Atembeschwerden.

D. Die letzte Gruppe umfaßt Menschen in einem kritischen Stadium von Herzinsuffizienz (Herzschwäche). Die Herzfunktion ist in diesen Fällen so stark beeinträchtigt, daß sich in den Lungen Flüssigkeit ansammelt und das Atmen schwerfällt.

Patienten der ersten beiden Kategorien können versuchen, durch ein entsprechendes Training ihre Blutzirkulation und die Elastizität ihres Herzens zu verbessern. Es ist noch möglich, die Funktionsfähigkeit des Herzens zu verbessern, und je mehr sie sich bessert, um so mehr profitieren sie von ihrem Übungsprogramm. Die wichtigste Übung ist in diesen Fällen das später beschriebene wohldosierte Gehtraining.

Patienten der Gruppen C und D können durch Körperübung leider nur geringfügige Besserungen erzielen. Diese Patienten sollten Übungen wählen, die mehr dem Schutz des Herzens als seiner Stärkung dienen. Die besten Übungen für sie sind *Ch'i Kung,* eine vereinfachte Form von *T'ai Chi Ch'uan* und Spaziergänge. Geeignet sind alle Übungen, die den Puls nicht zu sehr beschleunigen und auch nicht auf andere Weise das Herz belasten.

Während des Übens und danach sollten Herzpatienten genau auf etwaige Reaktionen ihres Herzens achten. Steigt die Pulsfrequenz unmittelbar nach dem Üben um 20 bis 30 Schläge pro Minute an, so liegt das im Bereich des Normalen und es besteht kein Grund zur Besorgnis. Hingegen sind Kurzatmigkeit, Keuchen, Herzklopfen, Herzschmerzen und ein unregelmäßiger Herzschlag eindeutige Signale dafür, daß man sofort mit dem Üben aufhören sollte.

Bei Fieber ist es ebenfalls besser, nicht zu üben. Auch bei einer Herzfrequenz von mehr als 90 Schlägen in der Minute im Ruhezustand sind Übungen nicht zu empfehlen.

Schüler und Studenten, die unter chronischen Herzkrankheiten leiden, sollten dazu angehalten werden, durch geeignete Übungen ihren Zustand zu verbessern, doch muß ein solches Training ständig von einem Arzt überwacht werden.

Systematisches Gehprogramm für Herzkranke

Das systematische Gehprogramm kann in einer Rehabilitationsklinik oder auf dem Rasen eines Krankenhauses praktiziert werden. Patienten, die zu Hause genesen, können auch auf der Straße, in einem Park oder auf einem nahe gelegenen Hügel üben – überall, wo wenig Verkehr ist und eine friedliche Atmosphäre herrscht.

Anfangs sollte der Patient auf ebenem Boden gehen und eine Entfernung von höchstens 300 Meter zurückzulegen. Allmählich kann er die Strecke auf 500 Meter verlängern, dann auf 1000, 1500 und 2000 Meter, je nach seiner individuellen Kondition.

Gehen Sie anfangs sehr langsam – 60 bis 80 Schritte in der Minute –, und legen Sie mehrmals Pausen ein. Wenn Sie sich stärker fühlen, können Sie die Geschwindigkeit auf 80 bis 100 Schritte in der Minute erhöhen. Kräftigere Patienten können über eine kurze Entfernung auf einer Steigung von drei bis fünf Grad üben. Wenn Wetter und Befinden es gestatten, kann der Patient an jedem zweiten Tag oder sogar täglich üben.

Es folgen mehrere Gehprogramme, die speziell für Herzpatienten entworfen wurden. Geübt wird nur jeweils ein Programm, wobei man mit dem ersten beginnt. Jedes dieser Programme ist für einen Monat gedacht. Üben Sie es so lange, bis es Ihnen keine Mühe mehr macht, und wenden Sie sich erst dann dem nächsten zu. Natürlich brauchen Sie sich nicht ganz genau an die angegebenen Entfernungen und Geschwindigkeiten zu halten. Im allgemeinen fallen solche Gehübungen Herzkranken nicht allzu schwer, wenn sie systematisch üben.

Erster Monat

Gehen Sie auf ebenem Gelände 200 bis 600 Meter in einer Geschwindigkeit von zwei bis drei Minuten pro 100 Meter. Legen Sie nach jeweils 100 Metern eine Pause von fünf Minuten ein.

Zweiter Monat

Gehen Sie auf ebenem Gelände 400 bis 800 Meter in einer Geschwindigkeit von drei bis vier Minuten pro 200 Meter. Legen Sie nach jeweils 200 Metern eine drei- bis fünfminütige Pause ein.

Dritter Monat

Gehen Sie auf ebenem Gelände 800 bis 1500 Meter. Legen Sie die gesamte Entfernung in 15 bis 18 Minuten zurück. Machen Sie auf halber Strecke eine fünfminütige Pause.

Vierter Monat
Legen Sie auf ebenem Gelände 2000 Meter in zwei gleich langen Teilstrecken zurück. Gehen Sie je 1000 Meter in 18 Minuten. Nach je 1000 Metern machen Sie eine Pause von drei bis fünf Minuten.

Fünfter Monat
Gehen Sie auf ebenem Gelände 2000 Meter. In dieser Strecke sollten zwei Steigungen von drei bis fünf Grad je 100 Meter enthalten sein. Legen Sie jeweils 1000 Meter einschließlich der Steigung in 20 bis 25 Minuten zurück, und ruhen Sie sich dann acht Minuten aus. Kehren Sie in der gleichen Zeit zum Ausgangspunkt zurück, und ruhen Sie sich dann wieder acht Minuten aus.
Wenn dieses Programm sorgfältig und kontinuierlich geübt wird, fördert es die Genesung von Infektionskrankheiten und chronischen Herzkrankheiten sowie von Herzkrankheiten in Verbindung mit Fettleibigkeit.

Atemübungen für Herzpatienten

In China behandelt man seit einiger Zeit Herzkrankheiten mit *Ch'i Kung* – den klassischen Atemübungen – und erzielt damit ausgezeichnete Resultate. Bei angeborenen Herzkrankheiten, Bluthochdruck, Arteriosklerose (Arterienverkalkung) und Herzrhythmusstörungen hat sich *Ch'i Kung* als sehr hilfreich erwiesen. Natürlich sind Atemübungen im akuten Krankheitsstadium generell nicht zu empfehlen.
Fang Sung Kung (die entspannende Atmung) wirkt entspannend auf die Muskeln und beruhigend auf den Geist. Sie ist für Herzpatienten am besten geeignet (ausführliche Beschreibung siehe Seite (59)). Man kann sie je nach physischer Kondition im Liegen oder auf einem Stuhl sitzend praktizieren.
Der Atemrhythmus sollte so natürlich und spontan wie möglich sein. Mit jedem Zyklus von Ein- und Ausatmen entspannt sich der Körper ein wenig mehr. Auf diese Weise potenziert sich der Erfolg von selbst: Entspannung des Körpers wirkt auch entspannend auf die Atmung, was wiederum den Körper weiter entspannt. Mit etwas Übung können Sie so einen Zustand tiefer Entspannung und tiefen Friedens erreichen. Wenn Sie die Übung zwei- oder dreimal täglich jeweils 30 Minuten konsequent üben, werden Sie mit Sicherheit gute Ergebnisse erzielen.
Ch'i Kung bewirkt bei Herzbeschwerden unter anderem, daß Herzklopfen verschwindet, die Atmung besser wird, Benommenheitsgefühle zurückgehen und die Energie des Patienten gestärkt wird. Außerdem werden Entspannung und Schlaf gefördert. Der Appetit wird besser, und der Patient ermüdet nicht mehr so schnell. In China gelang es mit Hilfe dieser Methode vielen Kranken, die Herzfrequenz auf gesunde Weise zu verlangsamen und zu stabilisieren. Um dies zu erreichen, müssen Sie *Ch'i Kung* natürlich, frei und ohne Anspannung üben. Angespanntes und unnatürliches Atmen kann den Herzpuls beschleunigen und Schwindelgefühle verursachen. Eine Beschreibung der *Fang Sung Kung* genannten Atemtechnik finden Sie auf Seite (59).

Heilübungen bei Bluthochdruck

Die Statistik zeigt, daß körperlich aktive Menschen nur selten unter zu hohem oder zu niedrigem Blutdruck leiden. Chinesische

Untersuchungen haben ergeben, daß die Fälle von Bluthochdruck bei sportlich aktiven Menschen nur ein Drittel der entsprechenden Zahl bei der sportlich nicht aktiven Bevölkerung ausmachen. Auch bei Menschen, die körperlich arbeiten, tritt Bluthochdruck wesentlich seltener auf als bei körperlich inaktiven. Wenn sich bei körperlich aktiven Menschen dennoch Bluthochdruck entwikkelt, so geschieht das gewöhnlich erst zehn bis 15 Jahre später als bei anderen.

Kürzlich wurde in China eine Untersuchung veröffentlicht, in der man herausfand, daß von einer Gruppe von Männern im Alter von 50 bis 60 Jahren, die unter Bluthochdruck litten, nur 14 Prozent einer körperlich anstrengenden Arbeit nachgingen. 38 Prozent der Männer waren fast nie körperlich aktiv.

Offenbar brauchen Übungen zur Vorbeugung gegen Bluthochdruck gar nicht anstrengend zu sein. Eine Untersuchung aus Peking deutet darauf hin, daß man mit Hilfe der sanften, fließenden Kunst des *T'ai Chi Ch'uan* den Blutdruck senken kann. Beim Vergleich zweier Gruppen von 50- bis 89jährigen fanden Forscher heraus, daß die Mitglieder der einen Gruppe, die *T'ai Chi Ch'uan* übten, im allgemeinen wesentlich niedrigere Blutdruckwerte hatten.

Heilübungen können jedoch nicht nur zur Vorbeugung gegen Bluthochdruck, sondern auch zur Behandlung von schon existierendem Bluthochdruck eingesetzt werden. Studien der letzten 30 Jahre belegen dies. Die Mehrheit der Patienten stellte schon nach einmonatigem therapeutischen Üben eine Senkung des Blutdrucks und der damit verbundenen Symptome wie Schwindelgefühle, Kopfschmerzen, Schlaflosigkeit und Herzklopfen fest. Außerdem stabilisierte sich ihr Puls, und sie fühlten sich ausgeglichener. Auch viele psychosomatische Symptome verschwanden, und die Übenden wurden kräftiger.

Durch die therapeutischen Übungen wurde bei den Patienten das Vertrauen gestärkt, daß sie etwas Sinnvolles gegen ihre Krankheit tun konnten. Die ständige Angst, einen Schlaganfall erleiden zu können, verschwand. Die Hälfte der Patienten benötigte nach Beginn des Körpertrainings keinerlei Medikamente mehr. Die übrigen, die vor Beginn der therapeutischen Übungen medikamentös behandelt worden waren, erzielten durch die Kombination von medikamentöser Behandlung und Übungstherapie wesentlich bessere Heilerfolge als zuvor ausschließlich durch Medikamente.

Heilübungen wirken auf verschiedene Weise gegen Bluthochdruck. Die Übungen entspannen. Dies wirkt der Überaktivität der Großhirnrinde und des vasomotorischen Zentrums entgegen, das die Ausdehnung der Blutgefäße reguliert und Einfluß auf Erhöhung und Senkung des Blutdrucks hat. Körperübungen senken außerdem die Reizbarkeit des sympathischen Nervensystems, das ebenfalls bei Bluthochdruck eine Rolle spielt. Regelmäßige leichte Übungen stimulieren weiterhin den Vagus, einen Nerv, der die Herzfrequenz verringert. Stimulation des Vagus reduziert die Kontraktilität der Arterien und führt zu einer Erweiterung der Kapillargefäße, was nach Ansicht chinesischer Ärzte ebenfalls den Blutdruck senkt.

Therapeutische Übungen verbessern die Durchblutung und die Anpassungsfähigkeit des Körpers. Puls und systolischer Blutdruck steigen gewöhnlich während des Übens rapide an. Doch führt stetige Übungspraxis zur

Besserung dieser Reaktion. Deshalb können die Patienten Umfang und Intensität des Trainings allmählich steigern.

Am meisten profitieren erwiesenermaßen Patienten mit schwachem essentiellem Bluthochdruck (Bluthochdruck ohne erkennbare Ursache) von Heilübungen. Sind hingegen organische Erkrankungen Ursache des Hochdrucks, so wirken sich Heilübungen nicht so günstig aus.

Bei leichten Fällen von Bluthochdruck schwankt der Druck meist zwischen normal und hoch. Diese Patienten haben oft Symptome wie Kopfschmerzen, Schwindelgefühle, Summen in den Ohren und Reizbarkeit. Doch abgesehen von gelegentlichem Herzklopfen und Kurzatmigkeit verspüren sie gewöhnlich keinerlei Schmerzen im Herzbereich. Die besten Übungen für sie sind *T'ai Chi Ch'uan, Ch'i Kung,* Gehen und Selbstmassage.

In schwereren Fällen läßt sich Bluthochdruck meist durch medikamentöse Behandlung stabilisieren. Doch leiden die Betroffenen dann oft immer noch unter Kopfschmerzen, Schwindelgefühlen, Ohrsummen und Schlaflosigkeit. Wenn sie still sitzen, haben sie manchmal das Gefühl, als würde sich der Raum um sie drehen. Infolge zu geringer Sauerstoffzufuhr zum Herzmuskel können auch Brustschmerzen auftreten. In solchen Fällen sollte man sich unbedingt auf leichte Übungen beschränken.

Was Bluthochdruck-Patienten beim Training beachten sollten

Bluthochdruckpatienten, bei denen Komplikationen wie starke Herzrhythmusstörungen, Tachykardie (Herzrasen), Gefäßkrämpfe oder Angina pectoris auftreten, sollten in jedem Fall nur unter ärztlicher Aufsicht üben.

Bei Bluthochdruck besteht das Behandlungsziel darin, den Bluthochdruck zu senken, nicht darin, das Herz zu stärken. Dies ist am besten durch leichte und ruhige Übungen zu erreichen. Intensive Übungen hingegen können Herzpuls und Blutdruck drastisch verändern. Auch Kopfschmerzen und Schwindelgefühle können Folgen anstrengender Übungen sein. Deshalb ist bei Bluthochdruck von Übungen abzuraten, die den Puls des Herzens auf über 125 Schläge pro Minute steigern.

Wenn Sie unter Bluthochdruck leiden, so sorgen Sie in Ihrem Übungsplan für ein Gleichgewicht zwischen Aktivität und Inaktivität. Menschen mit leichtem Bluthochdruck sollten ungefähr eine Stunde täglich und zwei- bis dreimal wöchentlich üben. Die Stunde wird am besten in 20- bis 30minütige Übungsphasen unterteilt, und man sollte sich an Übungen mittlerer Intensität halten. Menschen mit mäßigem Bluthochdruck wird empfohlen, ihre Übungen auf 30 Minuten zwei- bis dreimal wöchentlich zu beschränken. Man kann die Übungszeit auch in eine Morgen- und eine Nachmittagsübung aufteilen. Zwischen den Übungen sollte der Patient möglichst inaktiv bleiben.

Achten Sie beim Üben darauf, daß Sie entspannt bleiben und die Muskeln nicht verkrampfen. Atmen Sie natürlich, und versuchen Sie nicht, den Atem anzuhalten. Vermeiden Sie, Gewichte zu heben und schwere Gegenstände zu tragen. Um Schwindelgefühle zu vermeiden, ist es wichtig, den Kopf stets oberhalb des Herzens zu halten.

Symptome wie Brustschmerzen, Kopfschmerzen, Schwindelgefühle, Herzrhythmusstörungen, Husten und Erbrechen sind Signale, sofort mit dem Üben aufzuhören und einen Arzt zu konsultieren.

Achten Sie bei anstrengenden Übungen auf Ihren Puls. Im Normalfall stellt sich etwa fünf Minuten nach Trainingsende die normale Herzfrequenz wieder ein.

Ermüdung infolge der Übungen verschwindet fast immer nach zweistündiger Ruhe. Wenn Sie sich danach immer noch müde fühlen, kann das bedeuten, daß die Übungen zu anstrengend für Sie sind. In diesem Fall müssen Sie Ihr Übungsprogramm verändern.

Wenn Sie in geschlossenen Räumen üben, so wählen Sie möglichst einen großen und ruhigen Raum. Bleiben Sie unbedingt in Kontakt mit einem Arzt, und versuchen Sie, immer mehr Einblick in die Prinzipien und Methoden körperlicher Übungen zu gewinnen.

Bluthochdruck und die sanfte Kunst des *Ch'i Kung*

In China zweifelt niemand daran, daß *Ch'i Kung,* jenes uralte System von Atemübungen, den Blutdruck zu senken vermag. Durch Beruhigung des sympathischen Nervensystems beschleunigt *Ch'i Kung* die Genesung vom Bluthochdruck. *Ch'i Kung* ist eine ideale Methode zur Beruhigung des sympathischen Nervensystems. Seine grundlegenden Ziele sind, zu entspannen, zu beruhigen und die Energie des Übenden zu zentrieren.

Es gibt viele verschiedene *Ch'i-Kung*-Methoden. Eine davon ist eine einfache Entspannungsübung. Sie sitzen auf einem Stuhl, atmen natürlich und spontan und wiederholen im Geiste die Worte *ruhig* und *entspannt.* Stellen Sie sich vor, daß sich alle Teile Ihres Körpers entspannen, vom Kopf bis zu den Füßen. Spüren Sie, wie sich in Ihren Nerven, im Herzen und in den Adern die Spannung löst.

Eine weitere leichte *Ch'i-Kung*-Technik wird im Stehen geübt. Die Füße stehen dabei schulterbreit, die Knie sind leicht gebeugt, und der Rücken ist aufrecht. Strekken Sie die Arme vor den Körper, als würden Sie einen Globus durch sanftes Umfassen seines Äquators halten. Atmen Sie tief und natürlich ein, und lassen Sie beruhigende Bilder durch Ihren Geist schweben. Sie können sich ein kühles, ruhiges Gewässer vorstellen, das über Ihren Körper fließt. Oder stellen Sie sich vor, Sie würden in einer wunderschönen Landschaft spielen: Ihre Lungen sind mit guter, reiner Luft gefüllt, und die Sonne brennt auf Ihrer Haut. Sie fühlen sich heiter und glücklich.

Körperlich schwache Patienten können zwischen Atemübungen im Stehen und im Sitzen abwechseln. Steigern Sie allmählich die Zeit der Übungen im Stehen von 3 auf 20 Minuten. Sobald Sie müde werden, ruhen Sie sich aus. Patienten mit extrem hohem Blutdruck sollten nicht im Stehen üben.

Die *Ch'i-Kung*-Übung im Stehen scheint bei der Behandlung von Bluthochdruck wirksamer zu sein als diejenige, die im Sitzen praktiziert wird. Die Stehposition ist besser dazu geeignet, jenes Syndrom zu heilen, das die chinesischen Ärzte als «oben beladen – unten leer» bezeichnen. Dieser Zustand ist durch ein Gefühl des Blutandrangs und der Schwellung im Kopf sowie durch starke Empfindlichkeit und leichte Ermüdbarkeit des unteren Bereichs charakterisiert. Das Syndrom ist nach chinesischen Beobachtungen bei Bluthochdruckkranken sehr verbreitet.

Die Übung im Stehen hilft, dies zu korrigieren, weil sie sowohl die Beinmuskulatur stimuliert als auch das Schwerkraftzentrum im Unterkörper stärkt. Die Muskelkontraktion in Verbindung mit dem Atmen und der Selbstsuggestion leitet den Blutfluß in die unteren Gliedmaßen, was den Blutandrang im Kopf reduziert. Der Patient fühlt sich infolgedessen frisch und geistig entlastet. Seine Beine fühlen sich stärker und leichter an.

Die Atemübung im Stehen hilft auch, *Ch'i* (die Energie) zu zentrieren. Sie können sich vorstellen, wie sich die Energie vom Kopf zum Bauch abwärts bewegt oder sogar bis zu den Fußsohlen. Objektiv nimmt der Blutzufluß vom Kopf tatsächlich ab, wenn die Kapillargefäße im Kopf sich ausdehnen. Die Folge ist, daß der Blutdruck fällt. Experimentelle Untersuchungen haben gezeigt, daß sich bei Konzentration auf den Akupunkturpunkt fünf Zentimeter unterhalb des Nabels auch das Blut in diesem Bereich konzentriert und offenbar auch die Energie. Ebenso läßt Konzentration auf die Nasenspitze sowohl den Blutdruck als auch die Energie nach oben steigen.

Ch'i Kung wirkt auf Bluthochdruck, indem die Überaktivität des sympathischen Nervensystems abgebaut wird und das parasympathische System aktiviert wird. Ein gutes Gleichgewicht zwischen diesen beiden Teilen des autonomen Nervensystems trägt zur Reduzierung des Blutdrucks bei. Und die tiefe Ruhe, die der Patient während des Übens erlebt, steigert die Widerstandsfähigkeit gegen unangenehme äußere Ablenkungen. Weiterhin nimmt im gesamten Körper die Reizbarkeit ab.

Natürlich muß man *Ch'i Kung* regelmäßig üben, um optimale Ergebnisse zu erzielen. Es ist jedoch nicht ungewöhnlich, daß der Blutdruck nach nur einem einzigen Mal Üben um 16 mm Hg (Quecksilbersäule) sinkt. So wirksam sind die physische und geistige Entspannung und die niedrigere Atemfrequenz – die natürlichen Folgen von *Ch'i Kung*. Um jedoch den Zustand eines gestörten Nervensystems deutlich und dauerhaft zu verbessern, bedarf es längerfristiger Bemühungen.

Weitere Übungen zur Senkung des Blutdrucks

T'ai Chi Ch'uan, therapeutische Gymnastik, Spaziergänge und Schwimmen können bei Bluthochdruck helfen. Bei einer leichten Form dieser Krankheit können Sie auch laufen und wandern, wenn Sie dabei die nötige Vorsicht walten lassen.

T'ai Chi Ch'uan

T'ai Chi Ch'uan ist wegen seines sanften Charakters eine ideale Übung für Bluthochdruckpatienten. *T'ai Chi Ch'uan* wird ohne jegliche Kraftanwendung und völlig ohne Druck geübt. Die infolge dieser Übung auftretende Muskelentspannung fördert einen konditionierten Entspannungsreflex in den Blutgefäßen, der den Blutdruck senkt. Nach dem Üben der vereinfachten *T'ai Chi*-Form fällt der systolische Druck gewöhnlich um 10 bis 15 mm Hg.

T'ai Chi Ch'uan verhilft zu geistiger Konzentration und zu innerem Frieden. Seine sanften und harmonischen Bewegungen wirken sich bei Bluthochdruckkranken besonders günstig aus. Patienten, die körperlich fit sind, können die gesamte vereinfachte *T'ai-Chi-Ch'uan*-Form üben. Schwächere Patienten üben besser nur die Hälfte der Form. Sehr schwache Patienten und solche mit schlechtem Gedächtnis können sich auch auf einzelne Bewegungen der Form beschränken.

Ein gutes Übungsprogramm für Bluthochdruckpatienten könnte Atemübungen, Entspannungsübungen, sanfte Streckübungen für Gliedmaßen und Rumpf, Spaziergänge, Spiele und ein paar Bewegungen aus der *T'ai-Chi*-Form umfassen. Als Übungszeit werden 20 bis 30 Minuten empfohlen. Geübt werden sollte ein- oder zweimal täglich in einer Gruppe oder allein.

Gehen

Regelmäßiges Gehen kann den systolischen Blutdruck reduzieren. Dabei empfiehlt sich Gehen auf ebenem Gelände ein- bis zweimal täglich jeweils 15 Minuten bis zu einer Stunde in mäßiger Geschwindigkeit, je nach der Kondition des Betreffenden. Sowohl der Morgen wie auch der frühe Abend eignen sich gut zum Gehen.

Schwimmen

Schwimmen ist besonders in der warmen Jahreszeit eine empfehlenswerte Übung. Schwimmen Sie mit langsamen und sanften Bewegungen. Beobachtungen bei Tieren haben gezeigt, daß Schwimmen die Reizbarkeit der glatten Muskulatur verringern kann, was wiederum den Bluthochdruck senkt.

Spiele

Währen Sie spielerische Sportarten, die entspannen und keine extremen emotionalen Reaktionen auslösen. Basketball oder Federball sind sehr geeignet.

Laufen und schnelles Gehen

Diese Übungen sind verhältnismäßig intensiv. Der Puls eines unter Bluthochdruck leidenden Menschen kann beim Laufen stark steigen. Deshalb muß man sich bei dieser Krankheit genau überlegen, ob Laufen wirklich das richtige ist. Um ganz sicher zu gehen, sollte man vielleicht zunächst ein oder zwei Kilometer in einem Tempo von zehn bis zwölf Minuten pro Kilometer gehen. Wer damit keine Schwierigkeiten hat, kann zum Laufen übergehen. Mehr zum Thema Laufen ist in Kapitel 2 nachzulesen.

Wandern

Wenn der Bluthochdruck nicht durch zusätzliche Symptome verkompliziert wird, können junge Patienten, die unter einer leichten Form von Bluthochdruck leiden, in hügeligem Gelände wandern. Legen Sie anfangs auf Steigungen von 30 bis 45 Grad nicht mehr als 50 Meter zurück. Wenn Sie sich erschöpft fühlen, so legen Sie nach dieser Anstrengung eine Ruhepause ein.

Übungen zur Behandlung von Arterienverhärtung und zur Vorbeugung gegen diese Krankheit

Durch adäquates Körpertraining kann man Arteriosklerose sowohl behandeln als auch verhindern. Körperlich aktive Menschen leiden weniger häufig an Arterienverhärtung und entwickeln seltener Koronarerkrankungen als körperlich inaktive.

Die Koronararterien zählen zu den wichtigsten Blutgefäßen, weil sie das Herz selbst mit Blut versorgen. Verhärtungen dieser Arterien sind sehr ernste Störungen. Eine Untersuchung zeigte, daß 70 Prozent der Menschen, bei denen diese Krankheit auftritt, körperlich inaktiv sind.

Nach Ansicht der Ärzte kann ein geeignetes Körpertraining das Fortschreiten der Arterienverkalkung aufhalten. Körperübungen wirken in zweifacher Hinsicht vorbeugend gegen Arteriosklerose. Die geistige Entspannung, die Körperübungen bringen, verringert das Risiko von Gefäßkrämpfen und -verschlüssen, die den Blutfluß behindern. Außerdem senkt Körpertraining auch den Cholesterinspiegel des Blutes – Cholesterin verursacht die Verstopfung der Arterien.

In einem Experiment, an dem 57 Personen mittleren und höheren Alters mit hohem Cholesterinspiegel teilnahmen, konnte bei der Hälfte der Gruppe der Cholesterinspiegel durch ein achtmonatiges Übungsprogramm deutlich gesenkt werden. Bei einer anderen Gruppe von körperlich nicht aktiven Personen verringerte sich der Cholesterinspiegel im Blut nach ein- bis zweistündigem täglichen Training über zwei Monate.

Für Arteriosklerosepatienten sind grundsätzlich die gleichen Übungen zu empfehlen wie für Bluthochdruckpatienten – viele von letzteren leiden auch an Arteriosklerose. Ist die Arteriosklerose jedoch ernst, so sollten die Übungen leichter und einfacher sein als bei Bluthochdruck. Sehr zu empfehlen sind Spaziergänge, die vereinfachte *T'ai-Chi-Ch'uan*-Form, therapeutische Gymnastik und Massage. Insgesamt sollte die für die Übungen aufgewandte Zeit 45 Minuten nicht überschreiten.

Gehen

Im Sommer gehen Sie am besten am Morgen oder am Abend. Meiden Sie die Mittagshitze. Gehen Sie in ruhiger Umgebung 300 bis 1000 Meter. Langsames Gehen sorgt für guten Schlaf und fördert die Verdauung.

T'ai Chi Ch'uan

Je nach körperlicher Verfassung können Sie die ganze Form, die Hälfte der Form oder nur ein paar Bewegungen daraus üben.

Therapeutische Gymnastik und Massage

Das Ziel von therapeutischer Gymnastik und Massage ist, die Gesamtsituation des Körpers zu verbessern, insbesondere jedoch die Durchblutung der Gliedmaßen. Die folgenden Übungen und Massagetechniken sind einem alten chinesischen Körperübungsprogramm entnommen, das hauptsächlich für ältere Menschen gedacht war. Sie eignen sich hervorragend für Arteriosklerosepatienten.

1. Sie sitzen, ballen die Hände zu Fäusten und atmen ein. Lassen Sie beim Ausatmen die Fäuste wieder locker (siehe Abb. 48). Wiederholen Sie dies 20mal.

2. Sie sitzen immer noch und legen nun beide Hände in den Nacken. Wenden Sie dann langsam und sanft den Oberkörper von einer Seite zur anderen, insgesamt etwa 20mal. Wenn Sie sich schwindelig fühlen, wiederholen Sie die Übung weniger oft (siehe Abb. 49).

3. Sie sitzen, strecken die Beine vor, halten sich an der Stuhlkante fest und vollführen mit den Füßen leichte Kreisbewegungen (siehe Abb. 50). Strengen Sie sich aber nicht zu sehr an.

4. Sie sitzen möglichst aufrecht auf einem

Stuhl und halten sich mit den Händen an der Vorderkante der Sitzfläche fest. Strecken Sie abwechselnd beide Beine vor, und verweilen Sie mit dem vorgestreckten Bein jeweils ein paar Sekunden lang in dieser Stellung (siehe Abb. 51).

5. Strecken Sie, immer noch sitzend, beide Beine aus, wie auf Abbildung 52 dargestellt, und legen Sie die Hände an die Oberschenkel. Beim Ausatmen beugen Sie sich in der Taille und gleiten mit den Händen an den Beinen abwärts. Beim Einatmen richten Sie sich wieder auf. Wiederholen Sie die Übung mehrmals.

6. Massagen sollte man früh morgens, vor dem Schlafengehen oder unmittelbar nach dem Körpertraining geben. Massieren Sie

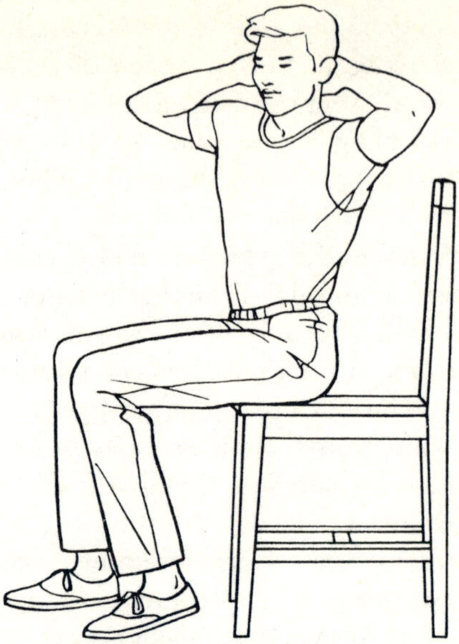

Abb. 49 Drehen des Oberkörpers

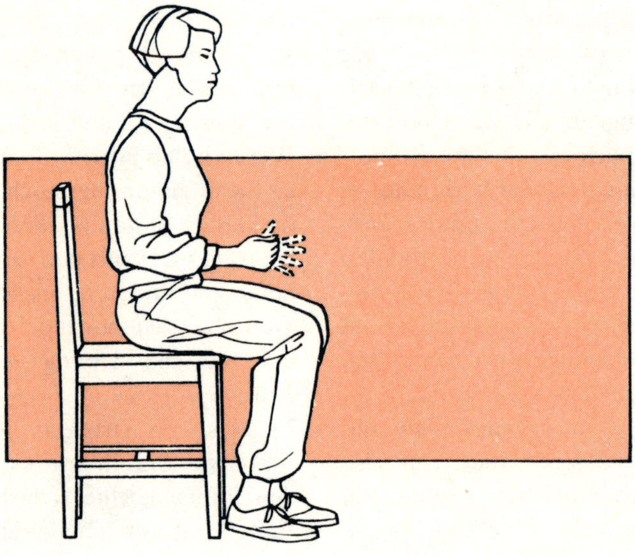

Abb. 48 Ballen der Fäuste

zuerst den Kopf, indem Sie mit den Fingerspitzen über die Kopfhaut reiben. Klopfen Sie anschließend kurz die Schultern mit lockeren Fäusten ab, und klatschen Sie danach ein paar Minuten lang leicht mit den Handflächen auf die Oberschenkel. Abb. 53 zeigt eine Selbstmassage, die bei den Schultern beginnend an den Armen entlang abwärts führt – eine ausgezeichnete Methode. Gut ist auch Abklopfen der Beine einschließlich der Füße mit den Handflächen, von oben nach unten. Dabei beugen Sie sich in der Taille.

Heilübungen bei Erkrankungen der Koronararterien

Koronarerkrankungen sind ein weitverbreitetes Leiden. Dabei kommt es zu einer Verdickung der Wände jener Blutgefäße, die das

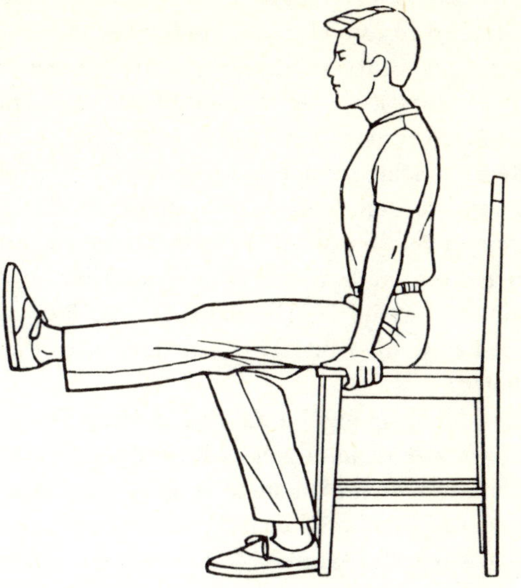

Abb. 51 Ausstrecken der Beine

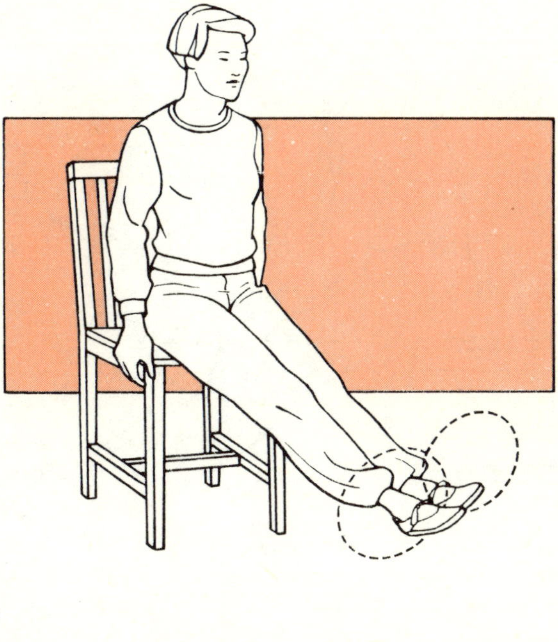

Abb. 50 Kreisen der Füße

Herz mit Blut versorgen. Dies verringert den Blutzufluß zum Herzen. Wegen der unzureichenden Blutversorgung erhält der Herzmuskel nicht genügend Sauerstoff. Infolgedessen verspürt der Patient oft einen drükkenden Schmerz in der Mitte der Brust, der häufig in den Arm, in den Nacken oder in den Kiefer ausstrahlt und von Kurzatmigkeit begleitet ist. Tritt die Verstopfung plötzlich ein und erhält der Herzmuskel über längere Zeit zu wenig Blut, so ist ein Herzinfarkt die Folge.

Bewegungsmangel und das Auftreten von Koronarerkrankungen scheinen in einem Zusammenhang zu stehen. Untersuchungen in China an Menschen über 40 haben gezeigt, daß körperlich aktive Menschen weitaus seltener an den Koronargefäßen erkranken als inaktive. Ähnliche Erkenntnisse hat man auch in anderen Ländern gewonnen. Körperlich aktive Menschen starben, selbst wenn sie Herzinfarkte erlitten, weniger häufig in den ersten 48 Stunden nach dem Infarkt als diejenigen, die ihr Leben weitgehend im Sitzen verbracht hatten.

Eindeutig verringert häufiges Körpertraining die Gefahr einer Koronarerkrankung. In den letzten Jahren sind spezielle therapeutische Übungen gegen Koronarerkrankungen entwickelt worden, die in vielen Teilen der Welt mit ausgezeichneten Ergebnissen praktiziert werden. Bei Patienten, die noch keinen Herzinfarkt erlitten haben, kann Körpertraining helfen, den Gesundheitszustand zu verbessern und die Gesundung der verklebten Arterien zu beschleunigen.

Körperübungen helfen auf verschiedene Weise, Koronarerkrankungen zu heilen. Sie

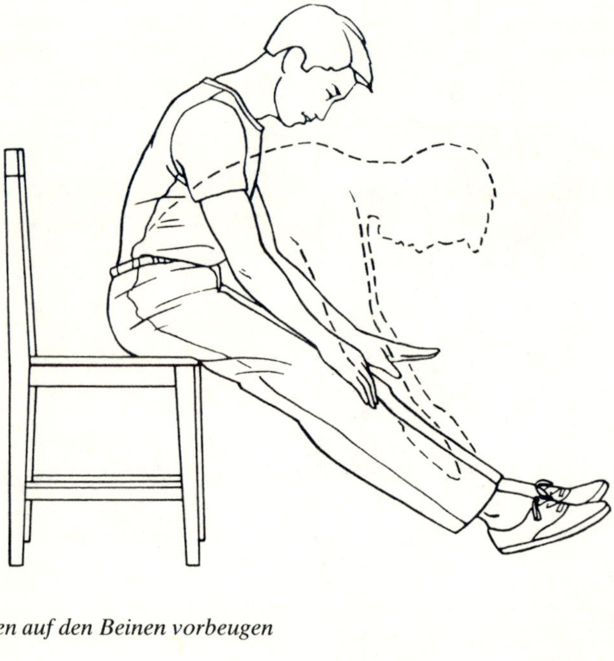

Abb. 52 Mit den Händen auf den Beinen vorbeugen

erleichtern die Sauerstoffzufuhr zum Herzmuskel, indem sie den kollateralen Kreislauf verbessern. Außerdem reduzieren sie den Sauerstoffbedarf des Herzens, indem sie seine Effizienz steigern. Auch die Verwertung der Fette im Körper wird verbessert. Regelmäßiges und systematisches Körpertraining trägt zur Senkung des Cholesterinspiegels im Serum bei und verringert auch die Cholesterinablagerung in den Arterienwänden. Außerdem beschleunigen Körperübungen die Aktivität des fibrinolytischen Systems, da sie dazu beitragen, Fibrinthromben (Verklumpungen – Fibrin ist eine natürliche Proteinsubstanz) in lösliche Bestandteile des Blutes aufzulösen. Dadurch wird die Wahrscheinlichkeit geringer, daß sich in den Blutgefäßen Thromben bilden. Ebenso wichtig ist, daß Körpertraining die Einstellung des Patienten zu seiner Krankheit verbessert. Einerseits wird seine Aufmerksamkeit von der Krankheit abgelenkt, andererseits fühlt er sich durch das Training gesünder, erfährt, daß er die Kontrolle über seinen eigenen Zustand hat, und entwickelt Optimismus. All dies verringert die Häufigkeit der Wiederholungen schmerzhafter Angina-pectoris-Anfälle und verhindert andere Herzerkrankungen.

Wieviel sollten Koronarpatienten trainieren?

Das Wichtigste bei der Behandlung einer Koronarerkrankung mittels Körpertraining ist, die optimale Menge und Art der Übungen zu bestimmen. Dies gilt besonders, wenn ein Patient mit dem Training neu beginnt. Ist das Intensitätsniveau zu niedrig, so bessert das Training die Effizienz des Herzens nicht. Sind die Übungen zu anstrengend, so können sie Angina pectoris oder andere Symptome auslösen, schlimmstenfalls mit lebensgefährdenden Folgen. Es ist also sehr wichtig, Übungen zu wählen, die einerseits wirksam, andererseits aber auch ungefährlich sind.

Die Herzfrequenz selbst ist der beste Ratgeber zur Bestimmung des optimalen Intensitätsniveaus der Übungen. Herzfrequenz, Sauerstoffaufnahme und Belastbarkeit des Herzens stehen in einem Zusammenhang. Die Herzfrequenz scheint der genaueste Indikator dafür zu sein, wieviel Sauerstoff vom Herzmuskel aufgenommen wird, sowie auch dafür, wieviel Blut in den Koronargefäßen zirkuliert. Wenn Sie also die optimale Übungsintensität ermitteln wollen, so müssen Sie die maximale Herzfrequenz bestimmen. Junge und gesunde Menschen sollten möglichst Übungen wählen, die so anstrengend sind, daß ihre Herzfrequenz beträchtlich ansteigt.

Eine Studie über physische Belastbarkeit und Effizienz der Herzarbeit zeigte, das aerobische Übungen, kontinuierlich über einen längeren Zeitraum praktiziert, die Herzleistung nicht mehr verbesserten, wenn die Herzfrequenz unter 135 Schlägen pro Minute blieb. Wenn die gleichen Übungen über den gleichen Zeitraum jedoch mit höherer Intensität ausgeführt wurden (bei einer Herzfrequenz von 150 Schlägen pro Minute oder mehr), so verbesserte sich die Herzleistung des Betreffenden erheblich.

Eine andere Untersuchung berichtet, daß regelmäßige aerobische Übungen die vom Herzen absorbierte Sauerstoffmenge nicht steigerte, wenn die Herzfrequenz unter 130 Schlägen pro Minute blieb. Oberhalb dieser Grenze jedoch stieg die absorbierte Sauer-

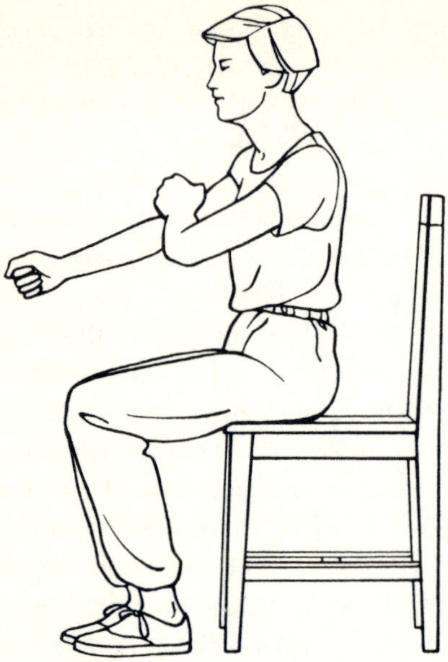

Abb. 53 Selbstmassage fördert die Durchblutung

Tabelle 2:
Maximale Herzfrequenz (MH) für Koronarpatienten beim Körpertraining

Alter	Maximale Herzfrequenz *(200 minus Alter)*	Gewünschte Frequenz b. d. Üb. *(80 % der MH)*
35	165	132
40	160	128
45	155	124
50	150	120
55	145	116
60	140	112
65	135	108
70	130	104

stoffmenge signifikant an. Um eine positive Auswirkung auf das Herz zu erzielen und Koronarerkrankungen vorzubeugen, sollten junge, gesunde Menschen regelmäßig Übungen absolvieren, die die Herzfrequenz auf über 130 Schläge pro Minute steigern.

Bei Menschen mittleren Alters oder bei älteren Menschen mit Koronarerkrankungen darf das Intensitätsniveau nicht so hoch liegen. Wenn Sie zu dieser Kategorie gehören, so beachten Sie die folgenden Richtlinien:

1. Die Übungen sollten so intensiv sein, daß Sie in die Nähe der Grenze kommen, bei deren Überschreitung ein Angina-pectoris-Anfall ausgelöst würde, aber keinesfalls höher.

2. Die Übungen sollten 80 Prozent Ihrer normalen körperlichen Belastbarkeit nicht übersteigen.

3. Das letzte Wort darüber, welche Herzfrequenz für Sie noch ungefährlich ist, steht Ihrem Arzt zu, der seine Entscheidung vermutlich an den Werten Ihres Belastungs-EKGs orientieren wird.

Es gibt eine Studie, in der eine kleine Gruppe von Koronarpatienten hinsichtlich der Beziehung zwischen ihrer Herzfrequenz nach Körperübungen und dem Auftreten von Angina pectoris getestet wurden. Von 31 Patienten berichteten drei über Angina-pectoris-Symptome, wenn die Herzfrequenz 108 Schläge pro Minute erreichte; bei sieben setzten die Symptome zwischen 112 und 116 Schlägen pro Minute ein; bei weiteren acht traten sie bei 120 bis 124 Schlägen ein, bei dreizehn zwischen 128 und 138. Natürlich wird mit steigender Herzfrequenz auch die Gefahr eines Angina-pectoris-Anfalls größer.

Bezüglich der zweiten Richtlinie können wir

Tabelle 3:
Herzfrequenzen bei verschiedenen Übungen

Art der Übung	Herzfrequenz
Vereinfachtes *T'ai Chi Ch'uan*	90 bis 105
Schnelles Gehen	100 bis 110
Schwimmen (100 m in mittlerer Geschwindigkeit)	105 bis 108
Tischtennis	95 bis 126
Laufen (mittlere Entfernung)	120 bis 140
Fußball, Basketball	140 bis 180
Körperl. Arbeit (z. B. Karrenschieben)	150 bis 160
asiatische Kampfsportarten	150 bis 172
Laufen (mittlere bis lange Strecke)	180

die ungefähre Herzfrequenz eines Patienten bei maximaler körperlicher Belastung schätzen, indem wir sein Alter von 200 subtrahieren. Das Ergebnis mit 0,8 multipliziert ergibt die ideale Herzfrequenz für das Körpertraining von Koronarpatienten.

Aus Tabelle 2 geht hervor, daß Koronarpatienten, die älter als 40 sind, vorzugsweise Übungen wählen sollten, die eine Herzfrequenz zwischen 104 und 124 Schlägen pro Minute erzeugen. Einige Experten sind der Ansicht, daß die maximale Herzfrequenz von Koronarpatienten beim Körpertraining 170 minus Alter sein sollte. Aus eigener Erfahrung wissen wir, daß es nicht zu Angina-pectoris-Anfällen kommt, wenn die Herzfrequenz der Patienten während des Trainings unter 110 bleibt.

Tabelle 3 gibt die bei den verschiedenen Körperübungen zu erwartenden Herzfrequenzen an.

Was Koronarpatienten beim Trainieren beachten sollten

Koronarpatienten, die an Angina pectoris leiden und diejenigen, die sich von einem Herzinfarkt erholen, sollten bezüglich des Umfangs und der Art der Übungen ihren Arzt konsultieren. Wird dieses Üben grundsätzlich befürwortet, so versuchen Sie es zunächst mit einem Intervalltraining, bei dem das Übungsprogramm hauptsächlich aus ruhigem Gehen, schnellem Gehen, Laufen, Fahrradfahren und Schwimmen besteht. Das heißt, Sie üben 30 Sekunden und ruhen sich anschließend 60 Sekunden aus. Wiederholen Sie diese Sequenz 30mal. Die gesamte Trainingszeit sollte ungefähr 45 Minuten dauern. Diese Methode ist besonders für Patienten mit schwachem Herzen und schwachen Lungen zu empfehlen.

Vergessen Sie nicht, sich am Anfang des Trainings ausreichend «aufzuwärmen» und sich am Ende genügend abzukühlen. Intensives Training ohne vorherige Aufwärmübungen begünstigt Angina pectoris. Abruptes Beenden des Trainings ohne vorherige Entspannungsübungen kann ebenfalls unangenehme Empfindungen in der Herzregion verursachen.

Werden Sie sich genau über Ihren individuellen Zustand klar, bevor Sie sich für eine bestimmte Art von Körperübungen und für einen bestimmten Intensitätsgrad entscheiden. Überanstrengen Sie sich niemals, um eine sogenannte maximale oder optimale Herzfrequenz zu erreichen.

Messen Sie vor jeder Übungszeit zehn Sekunden lang Ihren Puls, und multiplizieren Sie diesen mit sechs. Messen Sie dann noch einmal in der anstrengendsten Phase des

Übens und schließlich zwei Minuten nach Trainingsende. Nutzen Sie diese Information, um Ihren Körper zu beobachten und den Intensitätsgrad der Übungen der Körperreaktion anzupassen.
Wenn Kurzatmigkeit oder Schwindelgefühle auftreten, so legen Sie zwischen den einzelnen Übungsintervallen längere Pausen ein, oder flechten Sie hin und wieder rhythmische Atemübungen ein. Wenn Sie sich extrem erschöpft fühlen, Blutandrang in der Brust, inneren Druck oder Schmerz in der Herzregion, im linken Oberarm oder an der linken Seite des Nackens verspüren, so beenden Sie das Training sofort und ziehen Sie Ihren Arzt zu Rate.

Übungen zur Heilung von Koronarerkrankungen

Je nach Alter, körperlicher Kondition, persönlichen Vorlieben und der jeweiligen Umgebung können Sie eine oder mehrere der folgenden Übungsarten auswählen, die zum Schutz der Koronararterien oder zur Heilung schon eingetretener Verhärtungen empfohlen werden.

Gehen

Schnelles Gehen hat eine stärkere Auswirkung auf das Herz als ruhiges Gehen. Schnelles Gehen (100 Schritte pro Minute) kann den Puls auf 100 Schläge pro Minute oder mehr ansteigen lassen. Wählen Sie Tempo und Schrittlänge so, daß es Ihnen noch angenehm ist und Sie noch natürlich atmen können. Scheuen Sie sich nicht, langsamer zu werden, wenn Sie ermüden. Sie profitieren auch dann noch vom Trainieren. Wenn Gehen die einzige Art von Körpertraining für Sie ist, so streben Sie eine Mindestzeit von 45 Minuten pro Tag an, die Sie allerdings auf zwei Zeiträume aufteilen können.

Langsames Laufen

Langsames Laufen (Joggen) ist ein gutes Training für Menschen, die körperlich fit sind – die schon vorher regelmäßig andere Arten von Körpertraining praktiziert haben. Sie können entweder eine kurze Strecke laufen (50 bis 200 Meter) oder eine längere Strecke (bis zu drei Kilometer). Beachten Sie Ihre Herzfrequenz, und sorgen Sie dafür, daß diese unter 120 Schlägen in der Minute bleibt. Natürlich müssen Sie, wenn nach Langstreckenlauf Angina pectoris auftritt, zu einem anderen Training überwechseln.

Systematisches Gehtraining

Dieses Training hat sich in Rehabilitationskliniken für Herzkranke gut bewährt. Sie können es aber auch allein praktizieren. Der erste Teil des Trainings ist hauptsächlich für Menschen gedacht, deren Gesundheitszustand ziemlich schlecht ist. Wenn Sie mit der Zeit kräftiger werden, können Sie allmählich zur anstrengendsten Variante fortschreiten.
Gehen Sie zunächst auf ebenem Gelände etwa drei Kilometer. Legen Sie die ersten 1000 Meter in etwa 20 Minuten zurück, und ruhen Sie sich dann etwa fünf Minuten aus. Gehen Sie die nächsten 1000 Meter in 16 bis 18 Minuten, und lassen Sie wieder eine Ruhepause von etwa fünf Minuten folgen. Die letzten 1000 Meter können Sie dann wieder in etwa 20 Minuten zurücklegen.
In der zweiten Phase gehen Sie vier Kilometer auf ebenem Gelände. Legen Sie die Hälfte der Entfernung in ca. 40 Minuten zurück einschließlich einer fünfminütigen Pause auf

halber Strecke. Ersteigen Sie dann innerhalb von 30 Minuten einen Hügel mit einem Anstieg von 30 bis 45 Grad. Pausieren Sie nun fünf bis zehn Minuten, und gehen Sie die letzten 2000 Meter in der gleichen Zeit zurück wie zuvor.

Schwimmen
Wenn Sie sich körperlich schwach fühlen, aber gerne schwimmen, so könnte dies die ideale Art von Körpertraining für Sie sein. Nach einer Untersuchung an einer Gruppe von Menschen mittleren Alters bewirkte ein sechsmonatiges Schwimmtraining bei diesen eine deutliche Verbesserung der Fähigkeit, Sauerstoff zu absorbieren. Die Resultate waren ebenso gut wie diejenigen, die durch schnelles Gehen erzielt wurden. Schwimmen Sie aber nicht so lange, daß Sie sich übermüden oder unterkühlen.

Ch'i Kung
Üben Sie die entspannende Atmung oder die kräftigende Atmung entweder im Sitzen oder im Liegen (Näheres in dem Abschnitt, der auf Seite 59 beginnt). Versuchen Sie, nicht zu tief zu atmen und den Atem auch nicht anzuhalten. *Ch'i Kung* ist besonders schwachen und nervösen Patienten sehr zu empfehlen. Sie können damit rechnen, daß diese Übung die Durchblutung der Gliedmaßen verbessert und ein Gefühl der Wärme erzeugt. Weitere Auswirkungen können sein: Abnahme von Schwindelgefühlen, Aufhellung der Stimmungslage und Rückgang von Häufigkeit und Intensität der Angina-pectoris-Anfälle.

Umfassendes Trainingsprogramm
Dieses Programm enthält Aufwärmübungen, Streckübungen, Gehen, langsames Laufen, Entspannungsübungen und einfache therapeutische Übungen wie Bällefangen, Basketballwerfen und Federball. Diese Übungen werden gewöhnlich in einer Gruppe und vorzugsweise am Nachmittag praktiziert. Sie dauern im allgemeinen 30 bis 60 Minuten und werden zwei- bis dreimal pro Woche wiederholt. Eine Trainingssequenz, die an der Sun-Yat-Sun-Schule für Medizin in Kanton entwickelt wurde, ist auf der folgenden Seite als Sequenz A wiedergegeben.

Therapeutische Gymnastik
Schwache Patienten sollten sich auf einfache Streckübungen und auf Bewegungstraining beschränken. Wenn im Stehen oder beim Üben Angina pectoris auftritt, so beginnen Sie zum Aufwärmen mit Übungen im Liegen. Gehen Sie jedoch allmählich zu Übungen im Sitzen und im Stehen über. Wenn beim Üben im Liegen Schmerzen auftreten, so versuchen Sie aufzustehen, zu gehen und im Stehen zu üben. In welcher Position Sie auch üben, achten Sie darauf, stets ein gleichmäßiges Tempo und einen Rhythmus beizubehalten. Überschätzen Sie auch nie Ihre Stärke, halten Sie nicht den Atem an, und überanstrengen Sie sich nicht.
Patienten, die sich von einem Herzinfarkt erholen, können ebenfalls therapeutische Gymnastik treiben. Doch sollten sie mit dem Üben frühestens zwei bis vier Wochen nach dem Infarkt beginnen, und auch dann nur, wenn sich ihr Zustand wirklich stabilisiert hat. Ein spezielles Programm für Infarktpatienten ist die Sequenz B auf Seite 106.

T'ai Chi Ch'uan

T'ai Chi besteht aus sanften Bewegungen und leichten und entspannten Körperpositionen. Deshalb ist es ausgezeichnet für Patienten geeignet, die unter Bluthochdruck leiden. Diese Übung ist bekannt dafür, daß sie den Blutdruck zu senken vermag. Außerdem wirkt *T'ai Chi* beruhigend auf die Nerven.

Sequenz A: Vollständige Sequenz therapeutischer Übungen für Patienten mit Koronarerkrankungen

1. Gehen Sie auf ebenem Gelände stetig eine bis eineinhalb Minuten.

2. Sie stehen aufrecht, treten einen Schritt nach links und berühren unterdessen mit den Fingern Ihre Schultern. Heben Sie anschließend beide Arme über den Kopf. Treten Sie wieder zurück und senken Sie die Arme, so daß sie zu beiden Seiten des Rumpfs herabhängen. Wiederholen Sie die Übung, jedoch diesmal mit dem rechten Bein. Üben Sie beidseitig achtmal.

3. Sie stehen aufrecht, treten mit dem linken Fuß einen Schritt vor und bringen gleichzeitig die Hände mit abwärts gerichteten Handflächen an die Brust. Greifen Sie nach vorne, während Sie ausatmen. Schwingen Sie beim Einatmen die Arme um die Seiten des Körpers, und geben Sie der Brust Raum, sich zu dehnen. Verfahren Sie ebenso mit dem rechten Fuß. Auch diese Übung wird beidseitig achtmal wiederholt.

4. Die Füße stehen schulterbreit. Stemmen Sie die Hände in die Hüften, und wenden Sie den Oberkörper zuerst nach links und dann nach rechts, je achtmal.

5. Sie stehen aufrecht, treten einen Schritt nach links und beugen die Knie zur halben Hocke. Ihre Finger berühren die Schultern. Kehren Sie in die Ausgangsposition zurück, und wiederholen Sie die Übung, treten Sie aber diesmal nach rechts vor. Wiederholen Sie die Übung beidseitig je acht- bis zwölfmal.

6. Sie treten aus der bekannten Ausgangsposition mit dem linken Fuß vor, heben die Arme gleichzeitig vor dem Körper und bringen sie über den Kopf. Kehren Sie danach in die Ausgangsposition zurück, und wiederholen Sie die Übung achtmal. Es folgt eine Pause von zwei Minuten.

7. Sie sitzen, stemmen die Hände in die Hüften und beugen den Kopf zunächst vor und anschließend zurück. Wenden Sie ihn nach links, als wollten Sie über die eigene Schulter schauen, dann nach rechts, je achtmal.

8. Auch bei dieser Übung sitzen Sie. Beide Händen ruhen auf den Oberschenkeln. Dann strecken Sie die Arme wie ein Schlafwandler vor und das rechte Bein ebenfalls. Anschließend führen Sie beide Arme in ausgestreckter Haltung zur Seite. Kehren Sie in die Ausgangsposition zurück, und wiederholen Sie die Übung, indem Sie das andere Bein vorstrecken. Wiederholen Sie die Übung beidseitig achtmal.

9. Sie sitzen und stemmen die Hände in die Hüften. Lehnen Sie sich nun leicht zurück und anschließend vor. Wiederholen Sie dies achtmal.

10. Bilden Sie im Sitzen mit den Armen vor der Brust einen Kreis. Umarmen Sie sich mit Ihren Armen selbst. Tun Sie dies achtmal.

11. Legen Sie sitzend die Hände auf die Knie, und lassen Sie den gesamten Oberkörper viermal leicht kreisen.

12. Sie stehen nun auf und heben gleichzeitig die Hände auf Schulterhöhe, wobei die

Handinnenflächen nach oben weisen. Setzen Sie sich anschließend wieder, und entspannen Sie sich. Wiederholen Sie dies sechs- bis achtmal. Es folgt eine Pause von 90 Sekunden.

13. Sie stehen auf und gehen etwa eine halbe Minute auf der Stelle.

14. Sie stehen aufrecht, treten mit dem linken Fuß einen Schritt vor und kreisen mit den Armen in der vertikalen Ebene vor dem Körper, wobei die Handinnenflächen nach unten gerichtet bleiben, als würden Sie nach einem Baum greifen. Anschließend wenden Sie den Körper nach links, strecken die Arme seitwärts aus und drehen die Handflächen nach oben. Kehren Sie in die Ausgangsposition zurück, und verfahren Sie ebenso mit dem rechten Fuß. Diese Übung wird beidseitig achtmal wiederholt.

15. Die Füße stehen nun wieder schulterbreit, Sie beugen sich nach links und berühren gleichzeitig mit der rechten Hand die Brust. Anschließend richten Sie sich wieder auf und verfahren mit der anderen Seite ebenso. Wiederholen Sie die Übung beidseitig achtmal.

16. Setzen Sie einen Fuß direkt vor den anderen. Bewegen Sie beide Arme so, als würden Sie ein Boot rudern. Wiederholen Sie dies achtmal.

17. Sie stehen, setzen einen Schritt nach links und lassen Ihre Hände die Schultern berühren. Kehren Sie danach in die Ausgangsposition zurück, verfahren Sie rechts ebenso, und wiederholen Sie die Übung beidseitig achtmal.

18. Treten Sie mit dem linken Fuß vor und erheben Sie den linken Arm hoch in die Luft. Dann treten Sie wieder zurück und senken gleichzeitig den erhobenen Arm. Wiederholen Sie die Übung mit dem rechten Arm und Bein. Beidseitig achtmal.

19. Sie treten mit dem linken Fuß einen Schritt vor, heben gleichzeitig beide Arme über den Kopf und ein wenig nach hinten und heben das Kinn. Wieder in die Ausgangsposition zurückgekehrt, verfahren Sie ebenso, mit dem rechten Fuß beginnend. Diese Übung sollte sehr entspannt und ohne Anstrengung ausgeführt werden und kann sechs- bis achtmal wiederholt werden.

20. Die Füße stehen schulterbreit, und Sie halten die Arme zu beiden Seiten des Rumpfs natürlich gekrümmt. Die Handflächen sind nach oben gerichtet. Vollführen Sie mit dem Oberkörper so weite Kreise, daß Sie bei jeder Drehung Ihre Fersen sehen können. Sie können diese Übungen mehrmals wiederholen. Versuchen Sie, sich sanft und locker zu bewegen.

21. Gehen Sie eine bis eineinhalb Minuten lang ohne Unterbrechung.

22. Sie stehen und erheben die Arme zu beiden Seiten. Gleichzeitig heben Sie auch den linken Fuß mit gebeugtem Knie an. Kehren Sie in die Ausgangsposition zurück, und verfahren Sie ebenso mit dem rechten Fuß. Wiederholen Sie die Übung beidseitig sechs- bis achtmal, und achten Sie darauf, daß Ihre Bewegungen entspannt bleiben.

23. Ziehen Sie stehend die Schultern nach vorn, und entspannen Sie sie anschließend. Tun Sie dies sechs- bis achtmal.

24. Sie stehen, stemmen die Hände in die Hüften und atmen ruhig sechs- bis achtmal ein und aus.

25. Setzen Sie sich hin, und massieren Sie mit beiden Handflächen leicht Kopf, Nakken, Gesicht und Brust, insgesamt drei bis fünf Minuten lang.

Sequenz B: Heilübungen für Patienten, die sich von einem Herzinfarkt erholen*

Phase 1

Diese Übungen sollten frühestens zwei Wochen nach einem Infarkt begonnen werden. Am ersten Tag beschränke man sich auf die ersten drei Übungen. An jedem folgenden Tag kann je eine Übung hinzukommen. Nach einer Woche können täglich eine bis zwei Wiederholungen mehr geübt werden, bis schließlich alle Übungen je zehnmal ausgeführt werden. Man kann sie auch zweimal täglich üben. Mit der zweiten Phase sollte frühestens nach einer Woche begonnen werden. Unbedingt ist zuvor die Zustimmung eines Arztes einzuholen.

1. Alle Übungen der ersten Phase sind in Rückenlage zu üben. Beginnen Sie mit ruhiger und natürlicher Bauchatmung.

2. Bewegen Sie die Zehen in alle Richtungen.

3. Bewegen Sie die Füße in alle Richtungen.

4. Ballen Sie die Hände zu Fäusten, und entspannen Sie sie anschließend wieder.

5. Strecken Sie die Arme zur Decke, und senken Sie sie wieder.

* Nach den Maßstäben der modernen westlichen Medizin ist die Progression dieser Übungsreihe zu langsam. Nach einem Herzinfarkt, der nicht zusätzlich durch Bluthochdruck verkompliziert wird, muß ein Patient in den Vereinigten Staaten nach Maßgabe der Ärzte gewöhnlich schon am ersten Tag wieder sitzen und innerhalb von zwei Tagen nach Absolvierung eines Belastungstests gehen. Deshalb brauchen Sie sich keine Sorgen zu machen, wenn Ihr Arzt Ihnen ein anstrengenderes Training empfiehlt als das hier beschriebene. Natürlich sollten Sie in jedem Fall auf Ihren Arzt hören.

6. Spannen Sie ein paar Sekunden lang die Oberschenkel an, und entspannen Sie sie wieder.

7. Ziehen Sie die Beine hoch, ohne die Fersen vom Bett zu heben.

Phase 2

Phase 2 dauert ein oder zwei Wochen. Während dieser Zeit können die Übungen der ersten Phase fortgesetzt werden, und der Patient kann außerdem damit anfangen, zu sitzen, zu stehen und zu gehen. Während der ersten drei Tage sollte er allerdings nicht länger als 30 Minuten sitzen. An den folgenden drei Tagen kann er insgesamt 60 Minuten sitzen und dreimal aufstehen. Weitere sechs Tage lang sollte er es bei dreimaligem Aufstehen belassen, doch kann er jeweils 90 Minuten lang sitzen.

Nach diesen zehn Tagen kann er täglich fünf Minuten lang am Bett entlanggehen. Nach einiger Zeit kann er auch einen fünfminütigen Spaziergang wagen.

Phase 3

Die dritte Phase dauert ebenfalls ein bis zwei Wochen.

Jetzt darf der Patient dreimal täglich je fünf Minuten lang am Bett entlanggehen. Schafft er dies mühelos, so kann er 50 Meter weit in geschlossenen Räumen gehen. Am folgenden Tag dürfen es 100 Meter sein, am übernächsten 200 und am vierten 300 Meter. Bei 300 Metern sollte er eine Weile bleiben.

Zusätzlich können die folgenden Übungen geübt werden, entweder im Sitzen oder im Stehen, jedoch zunächst jeweils höchstens ein- oder zweimal.

1. Beugen Sie die Ellbogen, und entspannen Sie sie anschließend wieder.

2. Strecken Sie beide Arme wie ein Schlafwandler vor dem Körper aus, und senken Sie sie wieder.
3. Kreisen Sie seitlich vom Rumpf mit gebeugten Armen.
4. Beugen Sie sich in der Taille um 40 Grad. Lassen Sie die Arme einfach hängen. Richten Sie sich anschließend wieder auf.
5. Biegen Sie Ihren Körper sanft zuerst zur einen, dann zur anderen Seite, und halten Sie dabei die Arme an den Körperseiten. Atmen Sie natürlich.
6. Beugen Sie sich in der Taille, so daß Beine und Rumpf einen Winkel von 90 Grad bilden, und lassen Sie die Arme frei schwingen. Kehren Sie danach in die Ausgangsposition zurück.
7. Heben Sie die Fersen, und senken Sie sie anschließend wieder.
8. Gehen Sie auf der Stelle.

Wenn der Patient befriedigende Fortschritte macht, kann er auch üben, Treppenstufen hinauf- und hinabzusteigen. Doch sollte man anfangs nur jeweils vier Stufen steigen. An jedem zweiten oder dritten Tag können weitere vier Stufen hinzukommen. Niemals sollten es allerdings mehr als 40 Stufen hintereinander sein.

Bürgersche Krankheit (Raucherbein)

Thromboangitis obliterans (Bürgersche Krankheit) ist eine Kreislaufstörung, die die kleineren Arterien und Venen befällt. Sie geht einher mit Entzündungen und Veränderungen der Blutgefäße sowie mit Blutgerinnung. Die Ursache der Krankheit ist nicht völlig geklärt, doch hängt sie eindeutig mit dem Rauchen zusammen. Westliche Ärzte sind der Ansicht, daß die Entzündung der Blutgefäße eine Folge von Verstopfung durch ein Blutgerinnsel ist, das sich von seinem Entstehungsort gelöst hat und an einer anderen Stelle eine Ader blockiert. Die Krankheit behindert die ausreichende Versorgung der Gewebe mit Blut, Sauerstoff und Nährstoffen. Als Folge kann sich Gangrän (Brand) entwickeln.

Ärzte der traditionellen chinesischen Heilkunde führen diesen Zustand auf *Ch'i*-(= Energie-)Mangel, Stagnation von Blut und *Ch'i* sowie auf falsche Ernährung zurück. Sie sind weiterhin der Ansicht, daß die Krankheit mit übermäßigem Konsum stark gewürzten und fetten Essens zusammenhängt sowie mit außergewöhnlich starken fleischlichen Gelüsten und Mangel an sexueller Mäßigung.

Die frühen Symptome der Bürgerschen Krankheit, die hauptsächlich bei jungen Menschen auftreten, sind Gefühle von Kälte und Taubheit in den Gliedmaßen. Die Beine des Patienten werden bleich und fühlen sich schwer und schwächlich an. Nachts verspürt der Leidende extreme Schmerzen; manchmal hinkt er. In späteren Stadien hat der Patient im befallenen Glied wegen der Gewebedegeneration kein Gefühl mehr.

Weil Heilübungen Muskeln und Blutgefäße stärken und die Blutzirkulation erleichtern, kann Nichtrauchern diese Krankheit durch solche Übungen erspart bleiben. In den Anfangsstadien der Krankheit können therapeutische Übungen auch helfen, den Schmerz in Grenzen zu halten, insbesondere im Zusammenhang mit anderen Behandlungsmaßnahmen wie Akupunktur.

Wenn die Beine befallen sind, sind als wirksamste Übungen 30minütiges tägliches Ge-

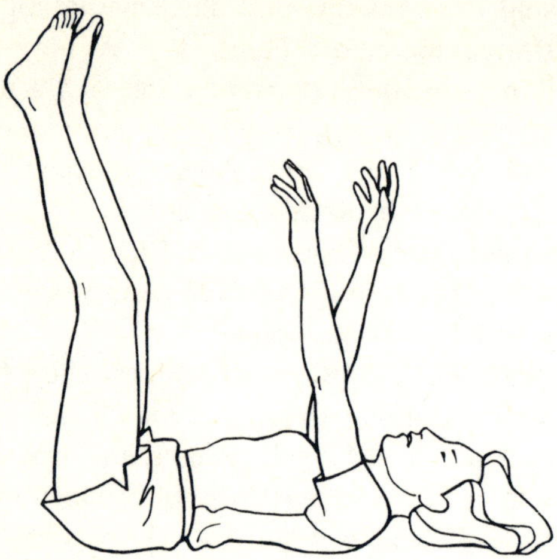

Abb. 54 Übungen zur Verbesserung der Blutzirkulation bei Bürgerscher Krankheit

hen auf ebenem Gelände, Gymnastik und Streckübungen, *T'ai Chi Ch'uan* oder Kanufahren zu nennen.

Es folgen zwei speziell für die Bürgersche Krankheit gedachte Übungen:

1. Sie liegen im Bett auf dem Rücken und heben die Beine, so daß diese zum restlichen Körper einen Winkel von 45 Grad bilden. Bleiben Sie ein bis zwei Minuten in dieser Position, und lassen Sie die Beine danach zwei bis fünf Minuten lang über die Bettkante baumeln. Strecken Sie die Zehen und bewegen Sie gleichzeitig die Füße. Bewegen Sie die Füße an den Knöcheln, so daß sie auf und ab sowie nach innen und nach außen schwingen. Lassen Sie die Füße mindestens zehnmal kreisen.
2. Sie liegen auf dem Rücken und heben Arme und Beine in die Luft, wie auf Abbildung 54 dargestellt. Schütteln Sie in dieser Position ein bis zwei Minuten lang sanft die Glieder. Senken Sie die Beine anschließend wieder, und ruhen Sie sich aus. Wiederholen Sie die Übungen fünf- bis sechsmal. Sie sollten in Abständen drei- bis fünfmal täglich wiederholt werden.

Kann man Blutfleckenkrankheit durch Heilübungen verhindern?

Die Blutfleckenkrankheit (Purpura) ist eine Bluterkrankheit, bei der Blut in die Haut, in die subkutanen Gewebe und in die Schleimhäute eindringt. Sie verursacht blutergußähnliche violette oder rötliche Flecken. Unglücklicherweise kann man thrombozytopenische und allergische Blutfleckenkrankheit (zwei sehr verbreitete Formen der Krankheit) nicht durch therapeutische Übungen behandeln. In ernsten Fällen ist sogar Bettruhe angezeigt.

Die thrombocytopenische Blutfleckenkrankheit ist durch einen Mangel an Thrombocyten (Blutplättchen) und durch eine verlängerte Gerinnungszeit des Blutes charakterisiert. Eine Zählung der Thrombocyten ergibt oft weniger als 50 000 pro ccm Blut. Bei der allergischen Blutfleckenkrankheit, die oft sehr plötzlich ausbricht, ist die Zahl der Thrombocyten gewöhnlich normal, ebenso die Gerinnungszeit des Blutes. Auf der Haut der Beine können violette Flecken sowie auch weißliche oder rote Quaddeln entstehen. Starke Bauchschmerzen, angeschwollene und schmerzende Gliedmaßen und Blut im Stuhl oder im Urin sind ebenfalls Merkmale schwerer Fälle der allergischen Blutfleckenkrankheit.

Eine weitere Abart dieser Krankheit kann jedoch durch Körperübungen behandelt werden. Diese Variante wird häufig übersehen oder falsch diagnostiziert. Sie entsteht durch eine Blockierung des Blutflusses in den Venen – die Folge langen Sitzens oder Stehens. Chinesische Ärzte charakterisieren diese Krankheit anhand von geschwollenen und schmerzhaften dunkelvioletten Flecken an den Beinen. Thrombocytenzahl und Blutgerinnungszeit sind auch in diesem Fall normal.

Körperübungen wie Gymnastik und Streckübungen, Gehen, *T'ai Chi Ch'uan* und therapeutische Gymnastik für die Beine wirken prophylaktisch gegen diese Variante der Blutfleckenkrankheit und vermögen sie sogar zu heilen. Die Symptome verschwinden gewöhnlich etwa eine Woche nach Beginn des Trainings.

Wärmen kalter Hände und Füße

Sommers wie winters leiden einige Menschen unter eiskalten Händen und Füßen. Dies kann durch körperliche Schwäche und durch schlechte Durchblutung der Kapillargefäße verursacht werden. In den meisten Fällen jedoch funktioniert die körpereigene Temperaturregulation nicht richtig.

Im Sommer schwitzen Menschen mit diesem Syndrom so stark, daß ihre Hände und Füße ständig feucht und kalt sind. Im Winter verengt ihr Körper die kleineren Arterien und verringert den Blutzufluß in den peripheren Bereichen des Körpers, um die Energie zurück- und die Temperatur hochzuhalten. Aus welchem Grund auch immer – Menschen mit diesem Leiden empfinden ständig Kälte an Händen und Füßen.

Doch kann der Zustand durch Heilübung behoben werden. Seit ältester Zeit haben die Chinesen ihn mit Massage behandelt. Beispielsweise schreibt der Autor des klassischen Textes *Tsien Chin Fang* (Die tausend Verschreibungen), daß «Kälte an Händen und Füßen durch die Hitze beseitigt werden kann, die durch Klopfen entsteht». In der Tat kann man durch Massage die periphere Blutzirkulation in den Gliedmaßen verbessern. Klopfen Sie dazu Arme und Beine mit einer lockeren Faust ab, oder klatschen Sie wiederholt mit ausgestreckten Handflächen darauf.

Kältegefühle in den Füßen kann man durch Reiben des Akupunkturpunktes behandeln, der als «Sprudelnde Quelle» bezeichnet wird; er befindet sich in der Mitte der Fußsohle. Reiben Sie diesen Punkt morgens unmittelbar nach dem Aufstehen und abends vor dem Zubettgehen. Reiben Sie so lange, bis der Fuß warm wird.

Um die Ursache des Übels zu beseitigen, müssen Sie Ihre körperliche Kondition und den Regulationsmechanismus der Körpertemperatur stärken. Dies ist nur durch systematisches und kontinuierliches Körpertraining möglich.

Auch die Übungen des *Ch'i Kung* und *T'ai Chi Ch'uan* können dazu beitragen, den Zustand zu verbessern. Nach einer Studie erhöht sich die Hauttemperatur sowohl der Hände als auch der Füße beim Üben von *Ch'i Kung* und *T'ai Chi Ch'uan* – sowohl objektiv gemessen als auch subjektiv in der Empfindung des Patienten. Wie bei so vielen anderen Leiden vermögen *Ch'i Kung* und *T'ai Chi Ch'uan* auch in diesem Fall eine Besserung herbeizuführen.

4. Übungen für das Atemsystem

Chinesische Ärzte haben bewiesen, daß Menschen mit Lungenkrankheiten von Körperübungen profitieren können – das gilt sogar bei schwersten Erkrankungen dieses Systems.

Ärzte und Gesundheitsexperten sind der Ansicht, daß sowohl gezielte Atemübungen als auch andere Körperübungen zur Heilung von Lungenkrankheiten beitragen können.

Ein Maßstab für die Gesundheit der Lunge ist ihre Vitalkapazität – das Maximum an Luft, das nach vollständigem Einatmen wieder ausgeatmet werden kann. Bei erwachsenen Frauen liegt diese Menge gewöhnlich bei 2500 bis 3000 ml. Bei Männern beträgt sie 3500 bis 4000 ml. Bei Patienten mit Rippenfellentzündungen, Lungenentzündungen und bei Menschen, die geschwächt oder unterentwickelt sind, liegt die Vitalkapazität häufig unter dem Normalniveau. Wenn die Vitalkapazität zu niedrig ist – unter 2000 bis 2500 ml –, so wird der Betreffende beim Körpertraining oder bei körperlicher Arbeit kurzatmig.

Europäische und japanische Untersuchungen bestätigen, daß das Trainieren tiefen Atmens die Vitalkapazität der Lungen um 300 bis 400 ml vergrößern kann. Andere Untersuchungen der letzten Jahre legen jedoch die Vermutung nahe, daß man die Resultate noch verbessern kann, wenn man sich nicht auf Atemübungen beschränkt. Tiefes Atmen allein genügt nicht, um die Funktionsfähigkeit der Lungen signifikant zu verbessern. Zwar steigt so die Vitalkapazität, doch die Atmung insgesamt wird nicht wesentlich besser.

Die wirksamsten Übungen zur Anregung der Lungenfunktion sind nach Untersuchungen, die im Zusammenhang mit Körperertüchtigungsprogrammen durchgeführt wurden, Schwimmen, Kanufahren, Basketball und Laufen – Übungen also, die das gesamte Atmungssystem in höchstem Maße beanspruchen. Ein Mensch, der Basketball spielt, atmet sieben- bis 14mal soviel Luft ein wie im Ruhezustand.

Auch andere Faktoren spielen eine Rolle. So sind Schwimmen und Kanufahren der Entwicklung der Brustmuskulatur förderlich. Außerdem scheint der Druck des Wassers, der beim Schwimmen gegen die Brust drückt, die Atmung ebenfalls zu stärken.*

Lungen und Kreislaufprobleme treten oft zusammen auf und machen anstrengendes Körpertraining gefährlich. *T'ai Chi,* Gehen und

* *Anmerkung des Herausgebers:* Menschen, die Schwierigkeiten mit der Atmung oder mit den Lungen haben, sollten sich *generell* nicht an anstrengende Übungen wagen, bevor sie einen Arzt konsultiert haben.

langsames Laufen hingegen – also einfache und leichte Formen von Körpertraining, die ganzjährig praktiziert werden können, helfen oft selbst Menschen, die anstrengende Übungen meiden müssen.
Auch Schwimmen und Kanufahren können zur Verbesserung der Atemfunktion beitragen, aber man sollte unbedingt vermeiden, daß sich eine Erkältung oder Bronchitis entwickelt, denn Lungenkranke sind für diese Krankheiten besonders anfällig.

Vorbeugung gegen Erkältungen durch Selbstmassage

Vor mehr als tausend Jahren entdeckten die Chinesen, daß man den bei Erkältung auftretenden Blutandrang in der Nase durch beidseitige Massage des Nasenrückens lindern kann. Später fanden die Akupunkteure heraus, daß Blutandrang in der Nase auch durch Stimulation des Punktes *Yin Shen* gelindert werden kann, der zu beiden Seiten der Nasenflügel liegt. Diese Entdeckungen führten zu der Erkenntnis, daß man Erkältungen einfach durch systematische Massage der beiden genannten Punkte verhindern kann. Es folgt die Beschreibung einiger Methoden, die Sie selbst zur Vorbeugung gegen Erkältung anwenden können:

- Reiben Sie beide Seiten der Nasenrücken mit dem jeweils entgegengesetzten Zeigefinger, bis der Punkt sich warm anfühlt.
- Reiben Sie den Punkt *Feng Chih* zu beiden Seiten des Nackens mit den Handflächen 30 bis 60mal (Abb. 55).
- Drücken Sie auf die *Yin-Shen*-Punkte. Sie liegen in der Nähe des am weitesten vorstehenden Teiles der Nasenflügel, wie Abbildung 56 zeigt. Reiben Sie diese beiden Punkte drei Minuten lang leicht mit der Spitze des Zeigefingers.

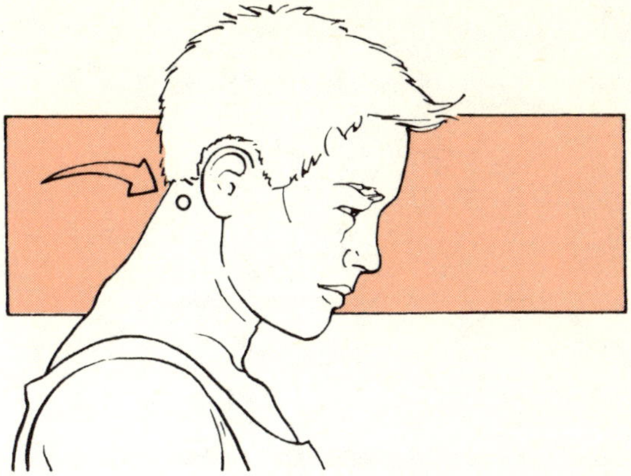

Abb. 55 Lage des Punktes Feng Chih

- Reiben Sie die Brust, wobei die Brustwarze den Mittelpunkt der Kreisbewegung bildet. Massieren Sie die linke Brust mit der rechten Handfläche und umgekehrt. Kreisen Sie auf beiden Seiten je 10 bis 20mal.

Wie verhindert Selbstmassage Erkältungen? Wahrscheinlich werden die Durchblutung und der Stoffwechsel in den Schleimhäuten verbessert, was die Widerstandsfähigkeit gegen bakterielle Infektionen erhöht.

Chronische obstruktive Lungenkrankheit

Der Begriff chronische obstruktive Lungenkrankheit bezeichnet eine ganze Gruppe von Erkrankungen der Lungen, die allmählich zu einer Verschlechterung der Lungenfunktion führen und damit das Atmen immer schwieriger machen. Die verbreitetsten Krankheiten dieser Gruppe sind Emphysem und chro-

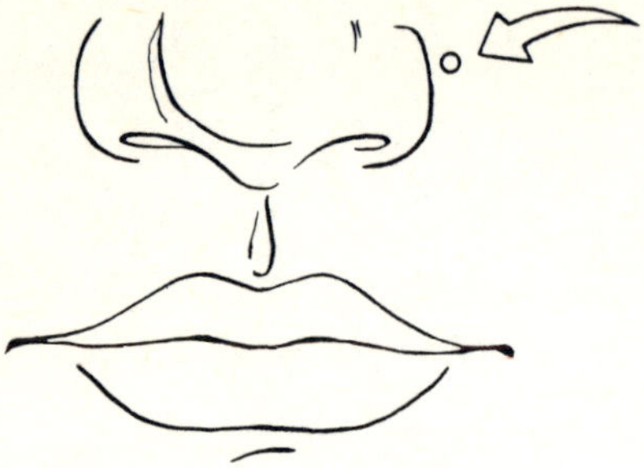

Abb. 56 Lage des Akupunkturpunktes Yin Shen

nische Bronchitis, die häufig mit Asthma einhergehen.

Als Emphysem bezeichnet man eine fortschreitende Zerstörung der Luftbläschen, in denen Kohlendioxid gegen Sauerstoff ausgetauscht wird. Wenn diese winzigen Lungenbläschen degenerieren, wird in der Lunge die Fläche verkleinert, auf der Sauerstoff gegen Kohlendioxid ausgetauscht wird, so daß der Patient von einem bestimmten Zeitpunkt an unter Sauerstoffmangel leidet.

Chronische Bronchitis ist eine Entzündung der Atemwege, die die Luft in die Lungen befördern (der Bronchien). Die Entzündung führt zur Schleimproduktion und zu einer Verengung der Luftwege, was Einatmen und Ausatmen erschwert. Bronchitispatienten leiden gewöhnlich unter quälendem Husten und zähflüssigem Schleimauswurf. Außerdem treten bei ihnen auch emphysemartige Veränderungen auf.

Der Begriff *Asthma* bezeichnet eine reversible Verengung oder einen Spasmus der Bronchien. Dies kann durch eine allergische Reaktion verursacht sein oder durch eine Entzündung infolge chronischer Bronchitis. Asthma verursacht oft Keuchen, Husten und Schleimproduktion.

Heilübungen bei Emphysem (Lungenblähung)

Viele, die schon lange unter chronischer Bronchitis oder unter Bronchialasthma leiden, entwickeln mit der Zeit Symptome einer Verschlechterung der Lungenfunktion. Ihre Vitalkapazität nimmt ab, und Kurzatmigkeit tritt auf. Bei körperlicher Arbeit haben solche Menschen oft Atembeschwerden.

Diese Beschwerden sind auf eine chronische Reizung zurückzuführen, welche bewirkt, daß die Gewebe der Bronchien und deren Verzweigungen durch Schleim verklebt werden. Wenn diese Röhrchen verklebt und somit verengt sind, erschwert die Kontraktion der Bronchiolen die Passage der Luft noch weiter. In diesem Stadium setzen Schwierigkeiten beim Ausatmen ein. Infolgedessen steigt der Druck in den Alveolen (Lungenbläschen), jenen dünnwandigen Luftsäckchen, in denen der Austausch von Sauerstoff und Kohlendioxid stattfindet. Das Lungengewebe wird geschwächt und verliert an Elastizität. Die Folge ist eine ernste Störung in der Lungenstruktur, was das Ausatmen immer schwieriger macht. Die Lungen werden nur noch ungleichmäßig mit Luft gefüllt und weisen geblähte Bezirke auf.

Die Verschlechterung der Atemfähigkeit kann durch Infektionen innerhalb des Atemsystems (etwa durch Lungenentzündung) noch verschlimmert werden. Im Laufe der Zeit wirkt sich dies auch ungünstig auf die

Herzfunktion aus, und es kann sogar zusätzlich zu einer Erkrankung des Herzens kommen. Doch das muß nicht passieren. Vielen, die an Erkrankungen des Atemsystems leiden, kann durch Heilübungen geholfen werden.

Die Übungen sollten dem jeweiligen Gesundheitszustand entsprechend ausgewählt werden. Patienten mit Lungenemphysemen können je nach ihrer Gehfähigkeit in vier Kategorien eingestuft werden.

A. Patienten, die auf ebenem Gelände genauso schnell gehen können wie Gesunde gleichen Alters und gleichen Körperbaus. Sie leiden beim Gehen nicht unter Kurzatmigkeit. Jedoch fällt es ihnen schwerer als Gesunden, Treppen und Hügel hinauf- und hinabzusteigen.

B. Diese Patienten können gemächlich einen Kilometer gehen, ohne außer Atem zu kommen. Aber sie können selbst auf ebenem Gelände nicht so schnell gehen wie Gesunde.

C. Diese Gruppe wird nach wenigen Minuten Gehen auf ebenem Gelände kurzatmig.

D. Die schwächsten Patienten kommen schon bei den einfachsten Tätigkeiten außer Atem, etwa, wenn sie sich ankleiden oder mit anderen reden.

Ein therapeutisches Übungsprogramm ist am wirkungsvollsten, wenn die Krankheit sich noch im Anfangsstadium befindet – also bei den Patienten der beiden ersten Kategorien, die den meisten alltäglichen Pflichten ohne große Mühe nachkommen können. Doch können sie oft nicht weit gehen, und manchmal werden sie schon kurzatmig, wenn sie Stufen oder Hügel hinauf- oder hinabsteigen. In diesem frühen Stadium kann man mit Übungen nicht nur bessere Resultate erzielen als später, sondern man verhindert so auch, daß sich die Krankheit verschlimmert.

Patienten, die aufgrund ihrer physischen Kondition den beiden letzten Kategorien angehören, können ebenfalls von Körperübungen profitieren, vorausgesetzt, sie üben vorsichtig und systematisch. Somit vermögen Heilübungen letztlich *allen* Emphysemkranken zu helfen, solange die Krankheit nicht durch akute Infektionen oder durch schwere Herzschäden verkompliziert wird.

Die medizinische Behandlung des Emphysem sollte auf Vorbeugung gegen Infektionen ausgerichtet sein (hauptsächlich Bronchitis und akute Lungenentzündung), auf die Behandlung vorhandener Entzündungen, auf die Linderung der Bronchialspasmen, auf die Verbesserung der Lungenfunktion und auf Verbesserung des Allgemeinzustandes. Heilübungen fördern alle diese Ziele.

Prophylaxe und Behandlung der sogenannten «Drei Krankheiten» (Erkältung, Tracheitis und Lungenemphysem) waren in den letzten Jahren in China ein Schwerpunkt der Gesundheitspflege. Die Kampagne war erfolgreich. Es wurden wirksame Behandlungsmethoden entwickelt, um bei Patienten, die an Lungenemphysemen leiden, das Risiko einer Erkältung zu verringern und ihre Ausdauer beim Gehen zu verbessern. Patienten, die kontinuierlich Heilübungen praktizierten, gelang es, Blutdruck und Atemfrequenz zu senken. Auch die Vitalkapazität wurde erhöht, und das Atemminutenvolumen nahm sogar in Ruhe zu. Außerdem wurde eine Verbesserung des Allgemeinzustandes erreicht. Es ist zweifelsfrei erwiesen, daß Patienten, die an Emphysemen leiden, ihren Zustand durch Körperübungen verbessern können.

Übungen für Emphysemkranke

Bei der Behandlung von Lungenemphysemen durch Heilübungen ist es besser, den Körper insgesamt zu trainieren, als sich auf die Verbesserung der Lungenfunktion allein zu beschränken. Die Patienten sollten also nicht nur Atemübungen praktizieren, sondern auch Übungen, die dem Herz-Kreislauf-System und dem Allgemeinzustand nützen. Wenn man die Funktionsfähigkeit der Organe und des Körpers insgesamt fördert, so erreicht man dadurch ein Höchstmaß an Entlastung bei den Emphysemsymptomen.
Lungenkranke, die auch herzkrank sind, sollten unbedingt ihren Arzt befragen, bevor sie mit einem Übungsprogramm beginnen.
Therapeutische Übungen bei Lungenemphysemen lassen sich in drei Kategorien unterteilen:

1. Fitneßübungen, zum Entwickeln von Ausdauer und zur allgemeinen Verbesserung der Gesundheit.

2. Übungen zur Verbesserung der Atmung, zur Korrektur schlechter Atemgewohnheiten und zur Förderung der Muskelentspannung beim Atmen.

3. Massage, insbesondere zur Vorbeugung gegen Erkältungen und zur Linderung unangenehmer Gefühle in der Brust.

Fitneßübungen für Emphysemkranke

Die Patienten sollten täglich 400 bis 1200 Meter gehen. Anfangs ist ein für den Übenden angenehmes Tempo zu empfehlen. Die Strecke wird in drei Abschnitte unterteilt. Der erste besteht aus langsamem Gehen, im zweiten wird die Geschwindigkeit leicht gesteigert, der dritte Abschnitt wird in sehr langsamem Tempo zurückgelegt.
Üben Sie einmal täglich, Treppen auf- und abzusteigen. Schwache Patienten können mit einem sehr leichten Übungsprogramm beginnen, bei dem sie am ersten Tag eine Stufe aufwärts und wieder abwärts steigen, am zweiten Tag zwei Stufen. An jedem folgenden Tag kommt eine weitere Stufe hinzu, bis schließlich 24 Stufen erreicht sind. Bei dieser Stufenzahl bleibt es vorerst, und der Patient versucht nun, die Zeit, die er zum Auf- und Absteigen dieser 24 Stufen braucht, allmählich auf 18 bis 20 Sekunden zu reduzieren.
Patienten in besserer Verfassung können täglich fünf Minuten lang Treppen auf- und absteigen. Die Höhe der einzelnen Stufen sollte zwischen 15 und 20 cm liegen. Gehen und Treppensteigen ist allen Emphysemkranken als Teil der täglichen Übungsroutine zu empfehlen.
Auch Training auf einem Übungsfahrrad fördert die Entwicklung körperlicher Ausdauer. Benutzen Sie am besten ein Gerät, bei dem sich der Tretwiderstand regulieren läßt. Üben Sie anfangs mit der leichtesten Einstellung. Wählen Sie auch eine so niedrige Geschwindigkeit, daß Sie sich auf keinen Fall überanstrengen.
Üben Sie auf dem Übungsfahrrad jeweils fünf bis sieben Minuten. Nach einiger Zeit können Sie dies zwei- bis dreimal täglich tun. Später können Sie die Übungszeit auf täglich 15 bis 20 Minuten steigern, wobei Sie zunächst den gleichen Tretwiderstand beibehalten. Eine allmähliche Steigerung des Trainings ist sehr wichtig, wenn man Ausdauer entwickeln will.
Auch Gehen mit intervallmäßig wechseln-

den Geschwindigkeiten dient der Kräftigung des Körpers. Der Patient geht zunächst 30 Sekunden lang schnell und anschließend 60 Sekunden lang sehr langsam und ruhig. Dies wird 30mal wiederholt. Praktizieren Sie die Übung zwei- bis dreimal wöchentlich. Nach zwei bis sechs Monaten werden Sie ein deutliches Plus an Körperkraft feststellen.

Patienten, die über genügend Körperkraft verfügen, sind Gymnastik und Streckübungen zu empfehlen. Emphysemkranken sei dringend nahegelegt, an einem *T'ai-Chi-Ch'uan*-Kurs teilzunehmen. Diese entspannende, tanzähnliche Körperübung hilft sehr dabei, Spannungs- und Angstgefühle abzubauen (siehe auch den auf Seite 46 beginnenden Abschnitt).

Zur Entwicklung einer besseren Lungenfunktion sind Basketball, Schwimmen, Wandern und Laufen ausgezeichnet geeignet, allerdings hauptsächlich für junge Patienten, bei denen die Krankheit noch nicht weit fortgeschritten ist, und die körperlich relativ fit sind.

Atemübungen

Atemübungen können sich auf den Gesundheitszustand von Emphysemkranken in verschiedener Hinsicht positiv auswirken. Zunächst stärken sie die Muskeln, die beim Atmen eine Rolle spielen, insbesondere das Zwerchfell. Da dieses durch chronische Verspannung einen Teil seiner Beweglichkeit verloren hat, muß man ihm helfen, sie wiederzuerlangen. Schon eine geringfügige Verbesserung der Bewegungsfähigkeit des Zwerchfells kann ein bedeutender Gewinn für die Atmung sein. Wenn die Dehnbarkeit des Zwerchfells um einen Zentimeter steigt, so wächst die Kapazität der Lungen um 250 ml, wie Untersuchungen gezeigt haben. Eine Steigerung der Dehnbarkeit um zwei Zentimeter ist mit der Zeit durchaus erreichbar, was zu einem entsprechenden Anwachsen der Lungenkapazität führt.

Die hier beschriebenen Atemübungen helfen dem Patienten auch dabei, sich die Bauchatmung anzugewöhnen, eine Atemtechnik, die sich durch langes, langsames und tiefes Einatmen und Ausatmen auszeichnet. Emphysemkranke neigen dazu, flach und schnell zu atmen, wobei sie sich hauptsächlich auf ihre Brustmuskulatur verlassen. Flache und schnelle Atmung leitet nicht nur zuwenig Luft durch die Lungen, sondern erzeugt auch Spannung und Ermüdungsgefühle in der Brustmuskulatur. Bauchatmung wirkt dem entgegen und erleichtert den Austausch von Sauerstoff und Kohlendioxid.

Außerdem reduzieren Atemübungen Muskelverspannungen und entspannen Körper und Geist. Patienten, die Entspannungsübungen praktizieren wollen, sollten zum Aufwärmen mit Atemübungen beginnen. Eine Kombination dieser beiden Übungsarten löst Verspannungen am wirksamsten.

Zu guter Letzt beseitigen Atemübungen Verschleimung und machen die Luftwege frei.

Bei Atemübungen für Lungenkranke wird besonderer Wert auf die Bauchatmung gelegt, die das Ausatmen erleichtert. Bauchatmung beruht auf der Dehnfähigkeit der Bauchmuskulatur und auf der Kontraktionsfähigkeit des Zwerchfells. Beim Einatmen zieht sich das Zwerchfell zusammen und bewegt sich abwärts, wodurch ein Druck entsteht, der den Bauch hebt. Dadurch wird die Bauchhöhle erweitert. Beim Ausatmen kehrt sich der Prozeß um: das Zwerchfell bewegt sich nun wieder aufwärts in seine ursprüngliche Position, und der Bauch senkt sich.

Die beste Position zum Erlernen der Bauchatmung ist die Rückenlage. Legen Sie beide Hände auf den Bauch, und atmen Sie bewußt ein und aus, langsam, tief und entspannt. Beim Einatmen spüren Sie, daß der Bauch sich hebt; beim Ausatmen senkt er sich (Abb. 57).

Bauchatmung kann man mit anderen Arten von Übungen verbinden, so auch mit den Methoden des *Ch'i Kung,* insbesondere mit *Ch'iang Chuang Kung* (der kräftigenden Atmung) (siehe Seite 60). Man sollte Bauchatmung zwei- bis dreimal täglich jeweils 10 bis 20 Minuten lang üben; dadurch können die neuen Atemgewohnheiten dauerhaft etabliert werden.

Es folgen einige spezielle Übungen zur Verbesserung der Ausatmung:

- Blasen Sie einen Faden, der etwa 45 cm von Ihrem Gesicht entfernt hängt. Atmen Sie kräftig aus, so daß der Faden sich durch die ausströmende Atemluft bewegt. Wenn Sie sich an diese Übung gewöhnt haben, können Sie den Faden mit der Zeit immer weiter von Ihrem Gesicht entfernen oder sich selbst vom Faden wegbewegen (Abb. 58).
- Blasen Sie mit einem Strohhalm Luftbläschen ins Wasser. Versuchen Sie, mit einem Atemzug so lange wie möglich Luft-

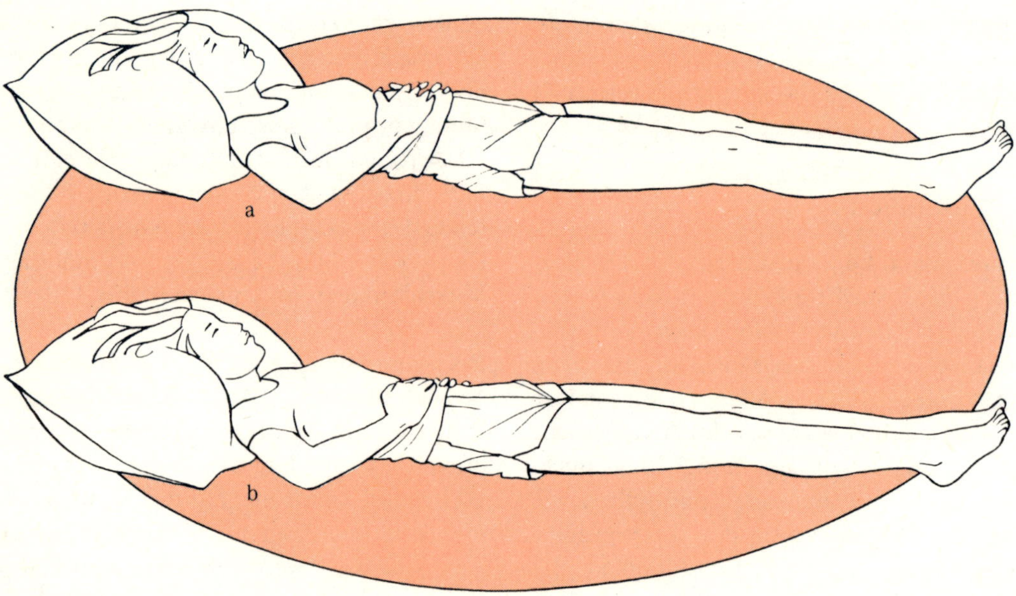

Abb. 57 Bauchatmung

bläschen zu erzeugen. Blasen Sie jeden Tag ein wenig länger (Abb. 59).

- Sie stehen und lassen die Hände leicht auf den Hüften ruhen. Atmen Sie tief und zweimal so lange aus wie ein. Atmen Sie die Luft durch die Nase ein und durch den Mund aus, wobei Sie die Lippen wie zum Pfeifen formen. Lassen Sie Luft durch die Öffnung zwischen oberer und unterer Zahnreihe strömen oder durch die zum Pfeifen geschürzten Lippen. Vergessen Sie nicht die Bauchatmung.
- Sie stehen wie auf Abbildung 60a dargestellt: Die Hände liegen an der Taille, während Sie durch die Nase einatmen. Beim Ausatmen durch den Mund setzen Sie die Hände seitlich gegen den Brustkorb, um das Ausströmen der Luft aus den Lungen zu unterstützen (Abb. 60b).
- Sie stehen mit ausgebreiteten Armen (Abb. 60c), während Sie durch die Nase einatmen. Atmen Sie durch die Nase aus, und drücken Sie die Unterarme gegen den Oberbauch, um das Ausströmen der Luft aus den Lungen zu unterstützen (Abb. 60d).
- Die Füße stehen schulterbreit, die Arme hängen locker herab (Abb. 60e). Atmen Sie tief ein, und heben Sie gleichzeitig den Kopf leicht an. Atmen Sie tief aus und gehen Sie in die Hocke, während beide Hände fest gegen den Bauch drücken (Abb. 60f).
- Setzen Sie sich auf einen Hocker, verschränken Sie die Finger hinter dem Nacken, und lassen Sie den Oberkörper aus der Hüfte heraus langsam kreisen. Diese Übung dient der Stärkung der Gelenke zwischen Rippen

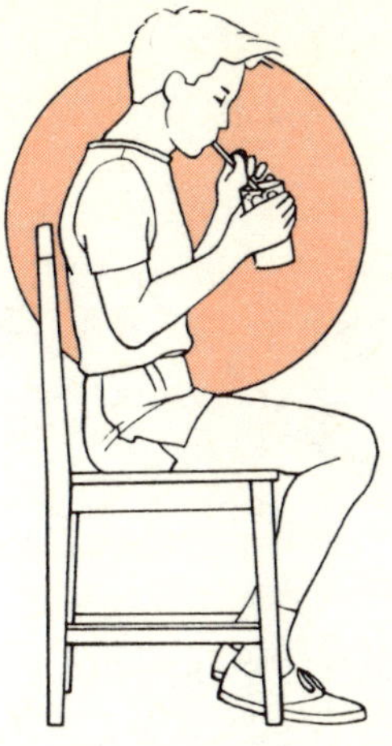

Abb. 59 Luftbläschenblasen verbessert die Atmung

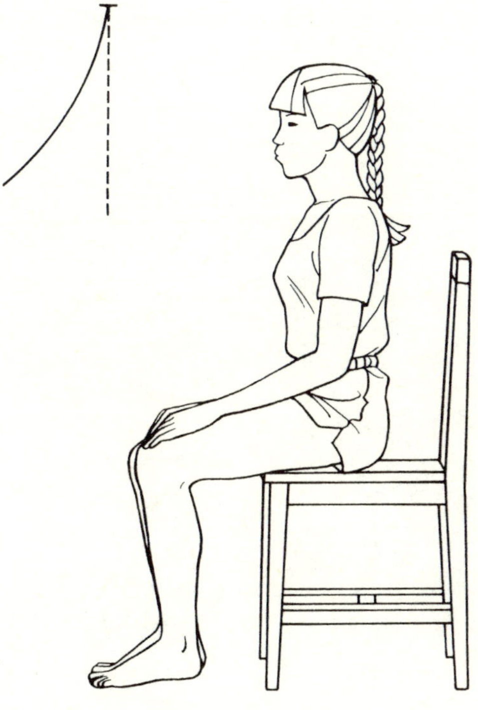

Abb. 58 Stärkung der Lungen durch Wegblasen eines Fadens

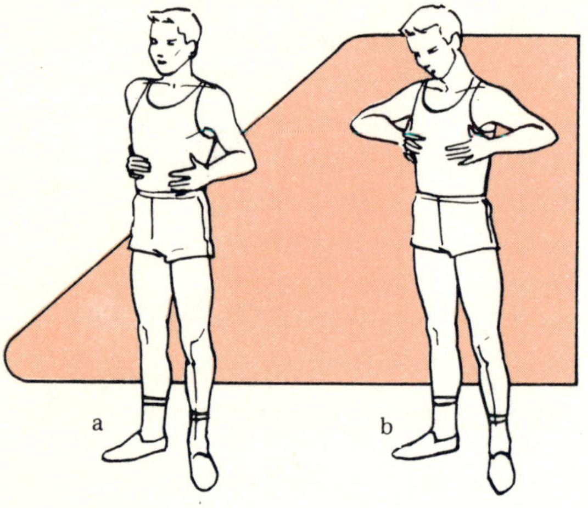

und Wirbelsäule, was langsames und tiefes Atmen erleichtert. Bewegen Sie sich langsam und ruhig. Wenn Sie sich schwindelig fühlen, so verringern Sie die Geschwindigkeit.

Diese Übung zur Verbesserung des Ausatmens sollte zweimal täglich fünf bis zehn Minuten lang praktiziert werden. Um Benommenheit zu vermeiden, können Sie die Anzahl der Wiederholungen so beschränken, daß es noch angenehm für Sie ist.

Die besten Resultate erzielt man mit diesen Heilübungen, wenn etwaige Entzündungen im Atmungssystem zuvor unter Kontrolle gebracht worden sind. Außerdem ist regelmäßiges und ausdauerndes Üben wichtig. Das Ziel der Übungen ist, daß der Patient sich an kontinuierliche Bauchatmung gewöhnt.

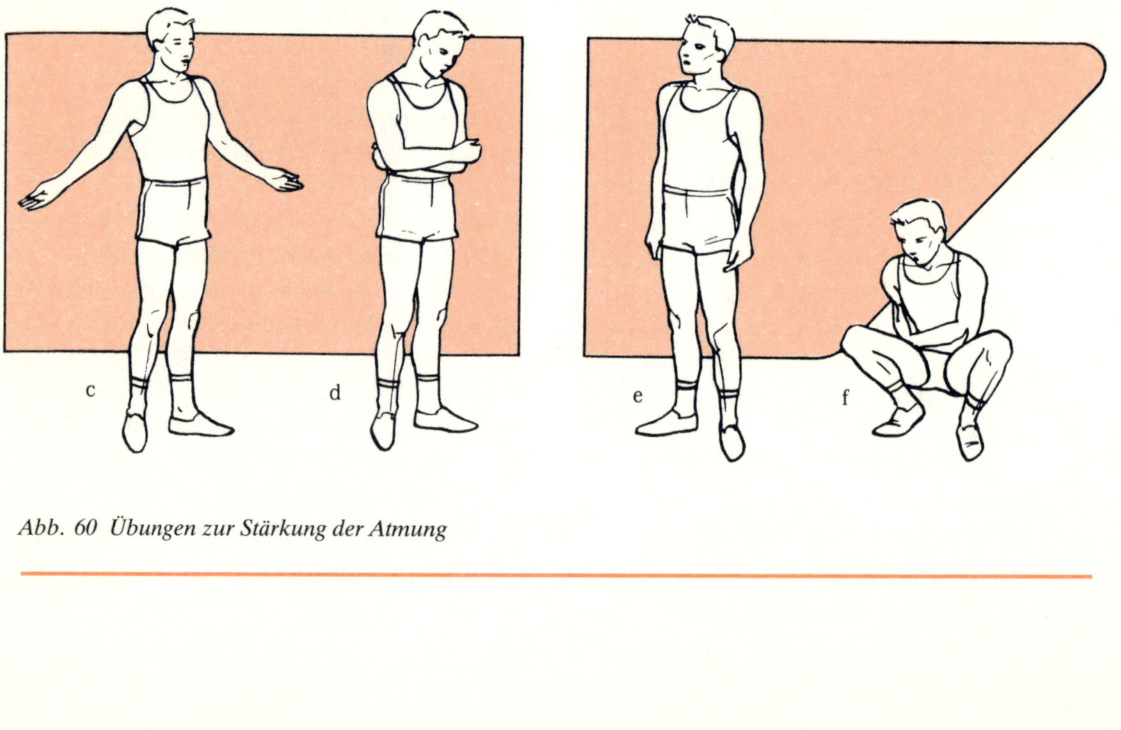

Abb. 60 Übungen zur Stärkung der Atmung

Massieren der Brust

Brustmassage kann zur Behandlung von Lungenemphysemen und chronischem Bronchialasthma eingesetzt werden und in Fällen, in denen die Lungen schwach und anfällig für Infektionen sind. Außerdem ist ihre vorbeugende Wirkung gegen Erkältungen erwiesen. Die Brustmassage sollte vor etwaigen Atemübungen stattfinden. Wenn Krankengymnastik (für gezieltes Abhusten, A. d. Ü.) notwendig ist, so ist diese vor der Massage auszuführen.

Oft kann der Patient die Brustmassage selbst durchführen. Eine Art der Brustmassage ist die sogenannte Vibrationsmethode. Sie sitzen dabei in einem Stuhl mit gerader Lehne und legen die Arme um die Brust, als würden Sie sich selbst umarmen. Die Hände befinden sich 2,5 bis 5 cm unter den Achseln. Erzeugen Sie nun eine Vibration, indem Sie mit den Händen an den Körperseiten auf und ab reiben, mit leichten und schnellen, aber durchaus kräftigen Bewegungen. Fahren Sie einige Minuten lang damit fort.

Eine andere sehr wirksame Methode besteht darin, sich selbst auf die Brust zu klopfen. Halten Sie die Hände, wie um Beifall zu klatschen, und klopfen Sie jeweils die der Hand entgegengesetzte Seite der Brust ab. Bewegen Sie sich an der Außenseite entlang, dann an der Vorderfläche hoch, bis Sie schließlich beim Schlüsselbein angelangt sind. Wiederholen Sie diese Sequenz drei- bis fünfmal, und verfahren Sie dann mit der anderen Hand ebenso auf der anderen Seite der Brust. Wird diese Massage von jemand anders ausgeführt, so kann dieser beide Seiten gleichzeitig massieren.

Nun noch eine Massagetechnik, bei der Sie in sanften Kreisbewegungen um die Brustwarzen reiben. 10 bis 20 Kreise genügen. Alle beschriebenen Massagetechniken unterstützen die Atmung, entspannen die Brustmuskulatur und helfen, den Schleim zu lösen. Die Massagen können täglich zwei-, dreimal oder öfter ausgeführt werden.

Hilfe für ältere Bronchitiskranke

Viele ältere Patienten mit chronischer Bronchitis leiden an Emphysemen. Auch ihnen können therapeutische Übungen helfen. Selbst wenn Bronchitiskranke keine Spur von Lungenemphysemen haben, sollten sie Heilübungen praktizieren, um ihren Allgemeinzustand zu verbessern, Erkältungen vorzubeugen und akute Anfälle von Tracheitis zu verhindern.

Durch Zusammenwirken von Medikation und Heilübungen haben chinesische Ärzte in den letzten Jahren bedeutende Fortschritte bei der Vorbeugung gegen chronische Bronchitis erzielt. Patienten, die über lange Zeit beständig übten, erkälteten sich außerdem weniger leicht. Auch die Fähigkeit, Sauerstoff aufzunehmen, wurde verbessert, und ihr Zwerchfell wurde kräftiger. Kurzatmigkeit und Brustbeschwerden verloren sich.

Die therapeutischen Übungen zur Behandlung chronischer Bronchitis bei älteren Patienten sind im Prinzip die gleichen wie die zur Behandlung von Lungenemphysemen, einschließlich der Übungen zum Erlernen der Bauchatmung. Hinzu kommen Massagen zur Vorbeugung gegen Erkältungen, Abhärtung mit kaltem Wasser und Fitneßübungen. Die Massagetechniken zur Vorbeugung gegen Erkältungen sind auf Seite 111 beschrieben.

Chinesische Ärzte haben herausgefunden, daß Abhärtung mit kaltem Wasser Bronchitiden und Erkältungen verhindern sowie die Empfindlichkeit des Körpers gegen Kälte senken kann. Der Patient sollte im Sommer beginnen, das Gesicht mit kaltem Wasser abzuwaschen, und dabei die Nase nicht vergessen. Diese Waschung muß jeden Morgen wiederholt werden. Bei warmem Wetter kann der Patient sich außerdem mit kaltem Wasser die Brust oder den ganzen Körper abreiben.

Wenn Sie unter chronischer Bronchitis leiden, im übrigen jedoch körperlich kräftig sind, können Sie schnell gehen, Treppen hinauf- und hinabsteigen, laufen, wandern sowie *T'ai Chi Ch'uan* und *Kuang Po Tsao* (die chinesische Morgengymnastik mit Musikbegleitung) oder ein anderes einfaches Gymnastikprogramm praktizieren. Üben Sie möglichst im Freien, und halten Sie sich viel in frischer Luft auf.

Gegen starke Schleimbildung hilft eine gute Haltung, die Sie durch Körpertraining entwickeln können. Brustmassagetechniken wie die auf Seite 119 beschriebenen wirken hier ebenfalls. Krankengymnasten können Ihnen behilflich sein, die Verschleimung abzuhusten. Legen Sie sich mit einem festen Kissen unter dem Rippenbogen auf die Seite, so daß Ihr Körper sich über dem Kissen wölbt. Während Ihre Brust massiert wird, klopft ein zweiter Helfer Ihren Rücken ab, damit der Schleim sich löst und abgehustet werden kann. Dies dauert fünf bis zehn Minuten.

Übungen bei Bronchialasthma

Viele Asthmapatienten werden sich fragen, wie Heilübungen eine Krankheit heilen sollen, die so schwer zu behandeln ist wie Bronchialasthma.

Wir wollen deshalb zunächst einen Blick auf die belegbaren Erfolge therapeutischer Übungen bei dieser Krankheit werfen. Tatsächlich ist es ziemlich schwierig, Bronchialasthma zu behandeln, doch kann man durch ein entsprechendes Training die Häufigkeit der Anfälle verringern und die Symptome lindern. Bei jungen Asthmatikern konnte man mit Hilfe von Heilübungen die Effektivität der Atmung sowie den gesundheitlichen Allgemeinzustand erheblich verbessern. Sie erlitten danach zwar immer noch Asthmaanfälle, jedoch wesentlich seltener als vor dem Training. In einer wissenschaftlichen Untersuchung, die außerhalb Chinas durchgeführt wurde, berichten Ärzte, daß die Asthmasymptome bei 70 Prozent der Patienten, die Heilübungen praktizierten, zurückgegangen seien. Unmittelbar vor einem Asthmaanfall praktiziert, können bestimmte Atemübungen den Verlauf des Anfalls erheblich mildern.

Heilübungen können Asthmatikern in mehrfacher Hinsicht helfen:

Zunächst einmal befinden sich Atemfunktion, Brustmuskulatur und Zwerchfell von Asthmatikern meist nicht in gutem Zustand. Die Vitalkapazität ihrer Lungen ist gewöhnlich niedrig, die Lungen selbst sind geschwächt, und es besteht eine Tendenz zur Emphysembildung. Heilübungen können die Atemmuskulatur stärken und den Sauerstoff-Kohlendioxidaustausch verbessern. Dadurch wird die Gefahr der Entwicklung von Emphysemen stark reduziert.

Weiterhin läßt sich durch Heilübungen auch das Auftreten von Bronchialspasmen verringern und die Blutzirkulation in den Lungen verbessern. Der Schleim in den Bronchiolen wird dünnflüssiger und ist dadurch leichter abzuhusten. Die Asthmasymptome werden gelindert.

Außerdem kann der Asthmatiker durch therapeutische Übungen eine andere Atemtechnik erlernen, bei der die Phase des Ausatmens verlängert wird. Diese Atemtechnik trägt dazu bei, die Dauer des Asthmaanfalls zu verkürzen, wenn man sie unmittelbar vor und nach Beginn des Anfalls praktiziert.

Therapeutische Übungen für Asthmatiker umfassen Atemübungen in Verbindung mit dem Aussprechen von Silben, Atemkorrektur, Entspannungsübungen, *Ch'i Kung* und Massage.

Durch Silbensprechen während des Ausatmens – dem Atmen wird also ein Klang beigefügt – wird eine neue Art des Atmens eingeübt. Diese Übung ist im Sitzen wie im Stehen ausführbar. Sprechen Sie beim Ausatmen die Silben *wu, ih* und *ah.* Halten Sie anfangs jede Silbe fünf oder sechs Sekunden lang aus, was Sie nach einiger Zeit bis auf 30 bis 40 Sekunden steigern können. Pausen sind erlaubt. Achten Sie darauf, daß Sie sich bei diesen Übungen nicht erschöpfen.

Die korrigierenden Atemmethoden für Asthmatiker sind die gleichen wie bei Lungenemphysemen. Das Ziel ist, die Bauchatmung zur Gewohnheit zu machen und dem Ausatmen mehr Gewicht zu verleihen.

Die folgenden Entspannungsübungen helfen, verkrampfte Schulter- und Rumpfmuskeln zu lockern:

1. Sie stehen und lassen die Arme hängen. Drehen Sie sich dann zur Seite und lassen Sie die Schultern so locker wie möglich mitschwingen. Wiederholen Sie dies zehnmal. Sie können die Schultern auch zurück- und vorbewegen. Das Wichtigste ist, daß sich die Schultergelenke entspannen.
2. Sie sitzen und bilden vor dem Körper mit den hängenden Armen einen Kreis. Die Schultern sind dabei völlig entspannt. Lassen Sie den Kreis etwa zehnmal nach links und rechts schwingen.

Beschwerden in der Brust- und Rückenregion kann man durch Massage beheben. Die Patienten selbst können die Muskeln massieren, die ihre Rippen bedecken. Drücken und reiben Sie die Brust, und klopfen Sie den Rücken ab. Dazu beugt man sich vornüber und klopft den Rücken mit einer lockeren Faust ab. Sie können dies so oft und so lange tun, wie es Ihnen angenehm ist.

Ch'i-Kung – Ch'iang Chuang Kung (stärkende Atmung) und *Fang Sung Kung* (entspannende Atmung) – ist gut für Patienten mit Bronchialasthma. Diese Übungen sind ab Seite 59 beschrieben. Sie können sie täglich ein- bis zweimal je 20 bis 30 Minuten lang üben.

Die beste Fitneßübung für Asthmatiker ist Schwimmen. Nach wissenschaftlichen Untersuchungen verringert sich durch Schwimmen die Häufigkeit der Bronchialspasmen. Doch sollten Patienten, die auch an Heuschnupfen oder an chronischen Ohrenentzündungen leiden, nicht tauchen und beim Schwimmen ihren Kopf nicht unter Wasser halten.

Spiele, die man über einen Zeitraum von ein bis zwei Minuten spielen kann (wie Tischtennis, Federball oder Basketballwerfen) sind ebenfalls geeignet für Asthmatiker. Untersuchungen haben gezeigt, daß diese Sportarten die Gefahr einer Verstopfung der Luftwege vermindern. Je schlimmer der Zustand des Patienten vor der Übung, um so größer ist der Erfolg bei der Reinigung des Atemsystems nach ein- bis zweiminütigem Üben.

Beim Üben sollten Asthmatiker die folgenden Regeln beherzigen. Praktizieren Sie Heilübungen generell nur in den anfallfreien Zeiten oder nur bei sehr schwachen Asthmaanfällen. Treten häufig Anfälle auf und läßt sich durch das Training keine Besserung erzielen, so stellt der Patient die Übungen besser ein.

Die Übungszeit sollte 30 bis 40 Minuten nicht überschreiten und in drei bis vier Zeiträume aufgeteilt werden. Beispielsweise kann man 20 Minuten *Ch'i Kung* üben, dann drei bis fünf Minuten Selbstmassage anschließen, drei bis fünf Minuten Silbensprechen mit Ruhepausen und ein bis zwei Minuten Fitneß- und Entspannungsübungen. Ein oder zwei Phasen Bauchatmungstraining können hinzukommen.

Anmerkung des Herausgebers: Asthmatiker sollten anstrengende Übungen nicht länger als fünf Minuten praktizieren, es sei denn, ihr Zustand ist sehr gut. Längeres Training kann das Asthma verschlimmern. Anstrengende Übungen von ein bis zwei Minuten Dauer jedoch helfen, die Blockierung der Luftröhren zu verringern.

Sorgen Sie vor dem Üben für eine freie Nase. Wenn Brustbeschwerden oder Kurzatmigkeit auftreten, so hören Sie sofort auf zu üben, und ruhen Sie sich aus.

Übungen bei Silikose (Staublunge)

Silikose ist eine Lungenkrankheit, die häufig bei Bergleuten und Arbeitern der Metall- und Hüttenindustrie auftritt. Sie entsteht durch Einatmen von Steinstaub. Die Partikel reizen die Lungengewebe und beeinträchtigen nicht nur die Atmung, sondern auch den Allgemeinzustand. Silikosepatienten sind anfällig für Tuberkulose.

Als Teil eines umfassenden Behandlungsprogramms können therapeutische Übungen bei dieser Krankheit Atmung und Allgemeinzustand verbessern. Symptome wie Husten, Keuchen und Brustschmerzen werden gelindert, und auch die Fähigkeit des Patienten, Sauerstoff zu verarbeiten und Luft ein- und auszuatmen, wird besser.

Therapeutische Übungen für Silikosekranke sind in der Hauptsache Atemübungen, *T'ai Chi* und Gymnastik.

Von Atemübungen sollten Patienten absehen, die an akuter Tuberkulose leiden, Blut spucken oder Herzbeschwerden haben.

Die Atemübungen zielen hier darauf, die Bewegungsfähigkeit des Zwerchfells zu verbessern und die Zeit des Ausatmens zu verlängern. Außer Bauchatmung sind als sinnvolle Atemübungen jene zu nennen, bei denen auf den Bauch oder auf den unteren Teil der Brust Druck ausgeübt wird. Einzelheiten sind der Liste der Heilübungen zur Behandlung von Lungenemphysemen zu entnehmen, die auf Seite 112 beginnt.

Silikosepatienten können auch Entspannungsübungen und eine Kombination von Körper- und Atemübungen wie die der folgenden Sequenz praktizieren:

Sie sitzen auf dem Bettrand oder auf einem Stuhl, wobei sich das Gesäß möglichst nahe an der Bett- oder Stuhlkante befindet. Strekken Sie die Füße aus, und lassen Sie die Hände auf dem Bauch ruhen (Abb. 61a). Atmen Sie tief, und beugen Sie den Oberkörper, bis der Kopf sich unterhalb der Knie befindet. Drücken Sie gleichzeitig beide Hände gegen den Bauch, und unterstützen Sie so das

Zwerchfell in seiner Aufwärtsbewegung. Atmen Sie so kräftig wie möglich aus (Abb. 61b).

Entspannen Sie nun beide Hände, heben Sie den Kopf und strecken Sie den Nacken vor, während Sie tief einatmen und den Körper allmählich wieder in seine ursprüngliche Position bringen. Hören Sie auf mit dem Einatmen, wenn Sie sich völlig aufgerichtet haben. Wiederholen Sie dies sieben- bis 14mal. Stellen Sie sich nun hin, und gehen Sie ein bis zwei Minuten auf der Stelle. Schließen Sie die Übung mit sieben oder acht Kniebeugen ab.

Es folgt eine ausgezeichnete Übung im Stehen. Die Füße stehen schulterbreit oder etwas breiter. Sie beugen die Knie ein wenig und halten den Rücken gerade. Das Kinn ist leicht aufwärts gerichtet, jedoch nicht unnatürlich stark. Beide Schultern und die Taille sind entspannt. Heben Sie beide Arme, wobei die Handflächen nach oben gekehrt sind (Abb. 62). Atmen Sie leicht ein und kräftig aus. Die Zeitspanne des Einatmens ist kurz, die des Ausatmens lang. Atmen Sie möglichst natürlich und ohne die geringste Anstrengung. Die Atemübungen für Patienten mit Lungenemphysemen sind auch bei Silikose geeignet.

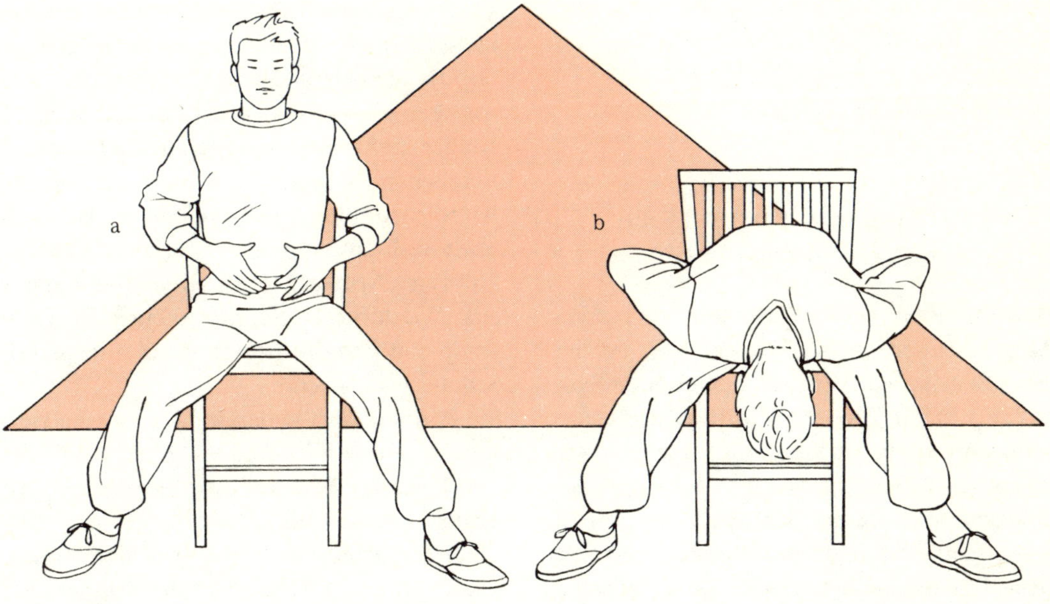

Abb. 61 Blasebalgtechnik zur Verbesserung des Ausatmens

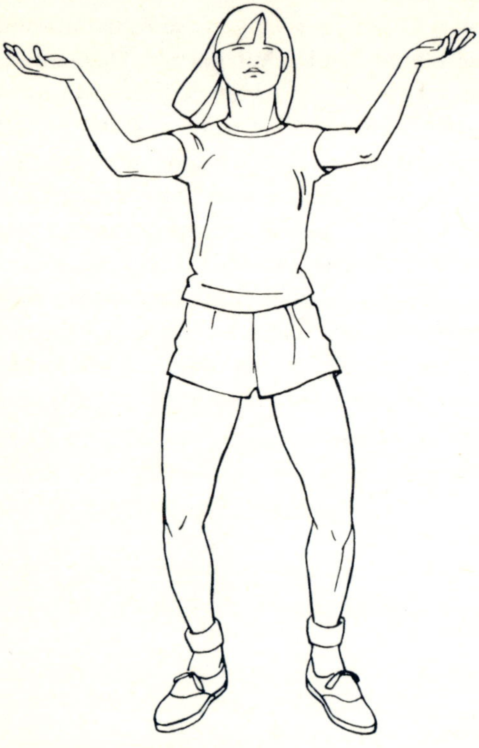

Abb. 62 Atemübung im Stehen

Was ist zu tun, wenn beim Üben Brustschmerzen auftreten?

Manchmal verspüren Patienten mit starken Atembeschwerden bei körperlichen Aktivitäten Brustschmerzen. Als begleitende Symptome können Schmerzen auftreten, die sich beim Sprechen, Atmen oder Husten verschlimmern. Manchmal ist es auch ein «erdrückender» Schmerz. Oft findet ein hinzugezogener Arzt in solchen Fällen keinerlei Schwellungen, Blutergüsse oder Brüche. Auch Röntgenuntersuchungen zeigen keine Anomalien an.

Es gibt mehrere mögliche Ursachen für derartige Schmerzen. Vielleicht haben Sie sich vor dem Üben nicht genügend aufgewärmt und ohne die notwendige Vorbereitung mit körperlich anstrengenden Übungen angefangen. Vielleicht haben Sie auch während des Übens vergessen, tief zu atmen, oder ein- und ausgeatmet, ohne dabei einen Rhythmus einzuhalten. Vielleicht haben Sie auch so schnell ein- und ausgeatmet, daß Ihr Körper nicht genügend Sauerstoff aufnehmen konnte. Möglicherweise war die Atemmuskulatur über zu lange Zeit zu angespannt.

Oder Ihr Körper ist schwächer, als Sie glaubten – oder Sie haben ihn einfach schon seit langer Zeit nicht mehr trainiert.

Doch was ist in einem solchen Fall zu tun? Wenn der Schmerz Ihnen Sorgen macht, so suchen Sie auf jeden Fall einen Arzt auf. Besteht die Möglichkeit einer Verletzung, so lassen Sie eine Röntgenaufnahme machen. Fallen jedoch alle Untersuchungsergebnisse negativ aus – liegt also kein ernster Schaden vor –, so können Sie Brustschmerzen mittels einiger einfacher Methoden lindern.

Versuchen Sie, tief einzuatmen und den Atem anzuhalten, während Sie die Brust von oben nach unten mit einer lockeren Faust abklopfen. Atmen Sie anschließend langsam aus. Wiederholen Sie dies mehrmals. Dabei entspannt sich die Atemmuskulatur, und der Schmerz läßt nach.

Sie können auch jemanden bitten, die Brust seitlich und den Rücken von oben nach unten mit lockeren Fäusten abzuklopfen, bis der Schmerz verschwindet.

Oder Sie atmen mehrmals tief und drücken dann mit einer Hand auf die schmerzende Stelle. Meist verschwindet so der Schmerz. Wenn ein anderer Ihnen hilft, so lassen Sie ihn eine Hand auf die schmerzende Stelle legen und die andere auf die gegenüberliegende Stelle auf dem Rücken. Anschließend kann der Helfer diese beiden Punkte mit den Handflächen massieren und von beiden Seiten drücken.

Selbst eine so einfache Methode, wie im Bett liegend herumzurollen, kann Sie von Brustschmerzen befreien.

Heilen von Rippenfellentzündung

Als Rippenfellentzündung bezeichnet man jene Krankheit, bei der starke Schmerzen beim Atmen auftreten. Gewöhnlich wird der als Rippenfellentzündung bezeichnete Zustand jedoch durch eine Virusinfektion ausgelöst. Wir werden uns hier mit dieser speziellen Art von Rippenfellentzündung beschäftigen.

Patienten, die von einer Rippenfellentzündung genesen, können durch Heilübungen ihren Allgemeinzustand verbessern und verhindern, daß die verschiedenen Schichten des Rippenfells miteinander verkleben – denn genau das verursacht den Schmerz.

Sowohl bei «nasser» wie auch bei trockener Rippenfellentzündung können Heilübungen den Zustand des Patienten verbessern. Bei trockener Rippenfellentzündung ist die Oberfläche des Rippenfells – die schützende Geweschicht zwischen der Lunge und den Knochen des Brustkorbs – mit Fibrin getränkt, einem Protein, das sich im Blut befindet. Wenn die Fibrinmenge sehr groß wird, können die Parietalschicht, die den Brustkorb auskleidet, und die Viszeralschicht, die die Lunge umgibt, miteinander verkleben, was beim Atmen Schmerzen verursacht. Dabei treten gewöhnlich auch Husten und Fieber auf.

Patienten, die an trockener Rippenfellentzündung leiden, dürfen sich im Stadium der Rekonvaleszenz vorsichtig an Heilübungen heranwagen. Während der ersten Tage sollte der Genesende sich an passive Atemübungen halten, bei denen er die Gliedmaßen nicht zu bewegen braucht. Später können auch aktive Atemübungen in Verbindung mit Bewegungen der Gliedmaßen hinzukommen (siehe unten). Auch ruhiges Gehen ist möglich.

Die andere Art von Rippenfellentzündung, die Rippenfellentzündung mit Erguß, ist gekennzeichnet durch eine Ansammlung von Flüssigkeit im Pleuraspalt, die einen hohen Fibrinanteil enthält. Das Fibrin verfestigt sich zu Fasern, die die einzelnen Schichten des Brustfells miteinander verkleben, was die Ausdehnungsfähigkeit der Lungen behindert.

Patienten, die an dieser Form der Krankheit leiden, können während der Genesungszeit mit leichten Heilübungen beginnen, sobald sich ihre Körpertemperatur wieder fast normalisiert hat, keine Flüssigkeit mehr in den Pleuraspalt ausgeschieden wird und die Entzündung unter Kontrolle ist. Zu bevorzugen sind leichte Übungen, bei denen der Patient in Rücken- oder Seitenlage die Gliedmaßen bewegt. Mit tiefen Atemübungen muß man allerdings noch sehr vorsichtig sein. Eine gute Übung ist auch, sich zu einer Körperseite herunterzubeugen, einzuatmen und den Arm der entgegengesetzten Körperseite zu heben. Beim Ausatmen richtet man sich wieder auf und wiederholt die Übung auf der anderen Seite. Patienten, die außer an Rippenfellentzündung auch an Tuberkulose leiden (was häufig vorkommt), sollten sich an den Richtlinien für Tuberkulosepatienten orientieren. Achten Sie unbedingt darauf, daß Sie sich nicht überanstrengen.

Heilübungen bei Rippenfellentzündung, Sequenz 1

1. Sie liegen ruhig auf dem Rücken, legen beide Hände auf die Brust und spüren die entspannte Brustatmung.

2. Sie lassen in der gleichen Position beide Hände auf dem Bauch ruhen und üben Bauchatmung (siehe Seite 115).

3. Sie liegen auf dem Rücken und lassen die Hände zu beiden Seiten des Körpers ruhen. Beim Einatmen heben Sie jeweils eine Hand und führen sie über den Kopf nach hinten. Bringen Sie die Hand beim Ausatmen wieder zurück in ihre ursprüngliche Position.

4. Strecken Sie die Arme zu beiden Seiten aus, so daß Ihr Körper eine Kreuzform bildet, und atmen Sie ein. Kehren Sie beim Ausatmen in die Ausgangsposition zurück.

5. Sie strecken in Rückenlage beide Hände in die Luft, während Sie einatmen. Atmen Sie aus und lassen Sie die Hände wieder zu beiden Seiten des Körpers herabsinken.

6. Sie sitzen mit hängenden Armen. Strekken Sie die Arme abwechselnd gerade vor dem Körper aus, während Sie einatmen. Lassen Sie beim Ausatmen den ausgestreckten Arm in die Ausgangsposition zurückkehren.

7. Sie sitzen, heben einen Arm hoch und beugen sich zur anderen Seite, während Sie einatmen. Kehren Sie beim Ausatmen in die Ausgangsposition zurück. Verfahren Sie mit dem anderen Arm ebenso.

8. Sie sitzen aufrecht, heben beide Hände zum Himmel und atmen ein. Kehren Sie beim Ausatmen in die Ausgangsposition zurück.

9. Sie stehen, heben beide Hände und legen sie auf den Hinterkopf, während Sie einatmen. Kehren Sie beim Ausatmen in die Ausgangsposition zurück.

10. Sie stehen und umfassen mit beiden Händen einen Besenstiel oder einen ähnlichen Stab*, der sich vor Ihrem Körper befindet. Heben Sie den Stab auf Brusthöhe und atmen Sie ein. Kehren Sie beim Ausatmen in die Ausgangsposition zurück.

11. Gehen Sie in die Hocke, wobei Sie einen Stuhl oder eine Übungsstange als Stütze benutzen. Atmen Sie aus, während Sie sich hinhocken, und atmen Sie wieder ein, wenn Sie sich aufrichten.

12. Sie stehen, stemmen beide Hände in die Hüften, heben einen Arm über den Kopf und beugen sich zu der dem Arm entgegengesetzten Seite herab. Atmen Sie gleichzeitig ein. Kehren Sie beim Ausatmen in die Ausgangsposition zurück, und wiederholen Sie die Übung anschließend mit dem anderen Arm.

13. Atmen Sie ein und lehnen Sie sich gleichzeitig zurück. Die Arme heben Sie dabei in die Luft. Kehren Sie mit dem Ausatmen in die Ausgangsposition zurück.

14. Halten Sie einen Besenstiel mit abwärts gestreckten Armen hinter dem Rücken. Bringen Sie den Stab auf Schulterhöhe, während Sie sich vorbeugen, sich zu einer Seite drehen und einatmen. Kehren Sie in die Ausgangsposition zurück, während Sie ausatmen. Wiederholen Sie die Übung, indem Sie sich zur anderen Seite drehen.

15. Sie stehen und halten einen Besenstiel in beiden Händen vor den Oberschenkeln. Heben Sie ihn beim Einatmen über den Kopf und beugen Sie sich zu einer Seite hinab.

* In China verwendet man bei Körperübungen häufig Stäbe.

Kehren Sie beim Ausatmen in die ursprüngliche Position zurück. Wiederholen Sie die Übung, indem Sie sich zur anderen Seite hin beugen.

Heilübungen bei Rippenfellentzündung, Sequenz 2

Im Anfangsstadium der Genesung ist *Ch'i Kung,* insbesondere *Ch'iang Chuang Kung* (kräftigende Atemtechnik) im Liegen zu empfehlen (siehe Seite 60), und zwar täglich zwei- bis dreimal je 10 bis 20 Minuten lang. Wenn die Genesung fortschreitet, kann die gleiche Übung entweder im Sitzen oder im Stehen ausgeführt werden. Außerdem werden dann auch die folgenden Übungen empfohlen:

1. Heben Sie beide Arme hoch über den Kopf und atmen Sie unterdessen tief ein. Gehen Sie anschließend in die Hocke, wobei Sie beide Arme um die Knie legen, und atmen

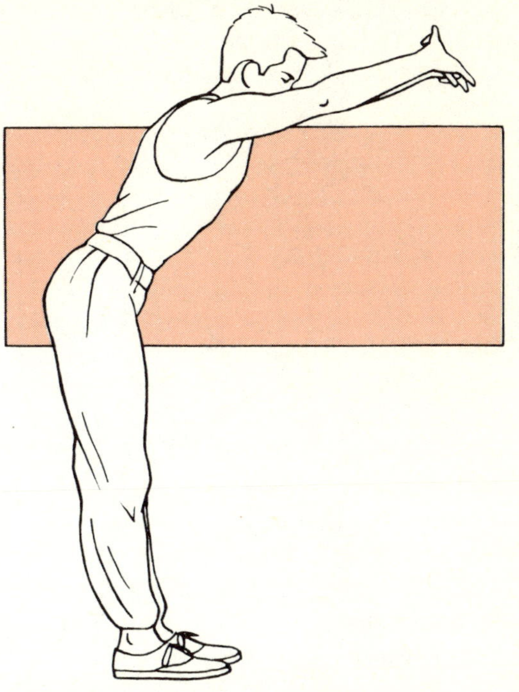

Abb. 64 Übung im Stehen zur Förderung tiefer Atmung

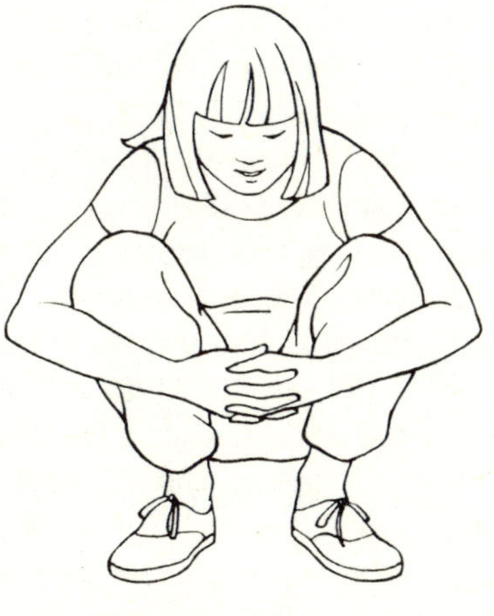

Abb. 63 Hockübung zur Vertiefung der Atmung

Sie tief aus (Abb. 63). Wiederholen Sie dies zehn- bis 20mal.

2. Heben Sie beide Arme, wobei die Handflächen nach außen gerichtet sind. Beugen Sie den Oberkörper leicht vor, und atmen Sie sieben- bis achtmal tief (Abb. 64).

3. Heben Sie beide Arme über den Kopf, und beugen Sie den Oberkörper nach links und rechts, insgesamt je zwei- bis dreimal. Atmen Sie danach drei- bis fünfmal tief ein und aus. Wiederholen Sie die Übung dreimal.

4. Führen Sie die dritte Übung von *Pa Tuan Chin* (der Acht Eleganten Übungen von Seite 37) zwei- bis dreimal aus. Bei dieser

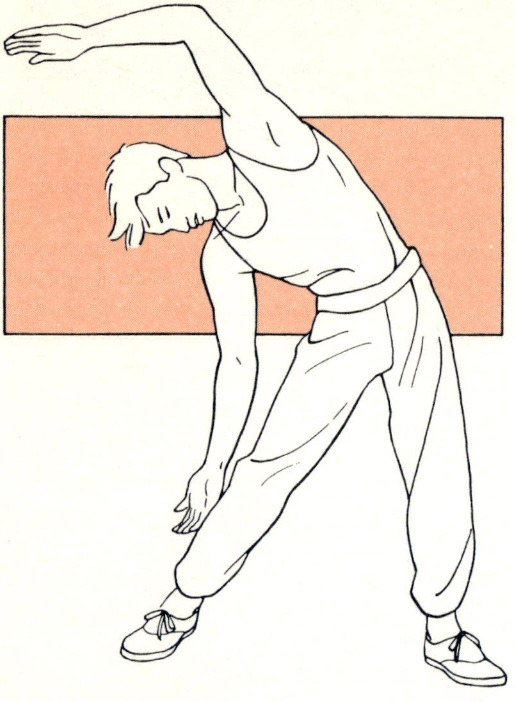

Abb. 65 Die dritte Übung von Pa Tuan Chin

Übung müssen Sie eine Hand über den Kopf heben und die andere senken (Abb. 65). Atmen Sie parallel zum Heben und Senken der beiden Arme drei- bis fünfmal tief ein und aus. Wiederholen Sie die gesamte Sequenz dreimal.

5. Machen Sie mehrere Kniebeugen und anschließend einen Spaziergang im Freien.

Heilübungen bei Tuberkulose

Bis vor 40 Jahren bestand die Behandlung von Tuberkulose hauptsächlich darin, dem Patienten möglichst viel Ruhe zu verschaffen. Diese Form der Therapie hat zwar auch heute noch ihren Nutzen, trägt jedoch nicht dazu bei, die Vitalität des Kranken wiederherzustellen, seinen Gemütszustand zu verbessern und die Stoffwechselprozesse zu beschleunigen.

Seit wirksamere Medikamente zur Bekämpfung der Tuberkulose entwickelt wurden, verbindet man die medikamentöse Behandlung erfolgreich mit therapeutischen Übungen. In Krankenhäusern und Schulen Chinas hat sich bestätigt, daß Heilübungen eine positive Auswirkung auf Tuberkulosekranke haben. Viele junge Menschen, die einmal an Lungentuberkulose erkrankt waren, haben durch eine Kombination von medikamentöser Behandlung und Heilübungen Gesundheit und Vitalität wiedererlangt. Körpertemperatur und Körpergewicht normalisierten sich, und die Widerstandsfähigkeit gegen Erkältungen wurde verbessert.

Experimentelle Untersuchungen in China haben eindeutig erwiesen, daß Tuberkulosekranke sich bedenkenlos an Heilübungen heranwagen können. Durch regelmäßiges Üben können sie selbst entscheidend zur Wiederherstellung ihrer Gesundheit beitragen.

Therapeutische Übungen bei Tuberkulose verbessern die Herz- und Lungenfunktion sowie den Stoffwechsel, mindern das Risiko unzureichender Sauerstoffaufnahme, und stärken die körpereigenen Abwehrkräfte. In Verbindung mit einer adäquaten medikamentösen und diätetischen Therapie beschleunigen therapeutische Übungen den Gesundheitsprozeß erheblich.

Geeignete Übungen machen den Körper auch widerstandsfähiger gegen Viren und hemmen die Ausbreitung von Bakterienherden. Klinische Untersuchungen bestätigen, daß in einigen Fällen Symptome wie Fieber und nächtliches Schwitzen durch begrenztes Üben im Freien gelindert oder gar behoben werden konnten. Bei Unterbrechung der regelmäßigen Übungen im Freien traten die Symptome erneut auf; bei Wiederaufnahme des Trainings verschwanden sie prompt wieder.

Ärzte berichten, daß Patienten, die an den folgenden beiden Arten von Lungentuberkulose leiden, am meisten von Heilübungen profitieren:

1. Patienten, die sich von der akuten Phase der Tuberkulose erholt haben, können sich je nach ihrem körperlichen Gesamtzustand an Übungen mittleren oder höheren Intensitätsgrades wagen.
2. Im Anfangsstadium der Krankheit können Patienten, die nicht unter Symptomen leiden, an weniger anstrengenden Übungen teilnehmen, wenn anschließende Bluttests keine Zunahme der weißen Blutkörperchen und keinen Rückgang der Lymphozyten anzeigen.

Einige Tuberkulosepatienten sollten jedoch von Körperübungen absehen. Zu dieser Gruppe gehören:

1. Patienten, deren Lungentuberkulose sich noch in der akuten Phase befindet.
2. Patienten, die sich extrem schwach fühlen und die mehr als ein Viertel ihres Körpergewichts verloren haben.
3. Patienten, die Blut spucken, deren Lymphsystem betroffen ist oder die an tuberkulösen Infektionen der Nieren, der Därme oder des Bauchfells leiden.
4. Patienten, deren Körpertemperatur am Tag über 39 Grad Celsius steigt.

Übungen für Tuberkulosekranke

Zu den Heilübungen, die für Patienten mit Lungentuberkulose geeignet sind, gehören Gymnastik, *T'ai Chi Ch'uan, Ch'i Kung,* Gehen und einfache Sportarten. Je nach der Kondition des Patienten kann man Übungen geringer, mittlerer oder hoher Intensität wählen.

Gymnastik eignet sich am besten für den frühen Morgen. Patienten, die in der Lage sind, Übungen hoher und mittlerer Intensität auszuführen, können an *Kuang Po Tsao* (der Musikgymnastik*) teilnehmen, doch sollte die Gruppe der Mittelstarken nur die Hälfte der jeweils angegebenen Wiederholungen mitmachen. Schwachen Patienten wird empfohlen, nur an ein paar einfachen Übungen teilzunehmen.

Schwache und mittelschwache Patienten können die Kurzform von *T'ai Chi Ch'uan* üben. Patienten mit guter Kondition können *T'ai Chi* etwas intensiver praktizieren.

Eine Klinik in Peking setzte *T'ai Chi* mit guten Resultaten zur Tuberkulosebehandlung ein. Die Anfänger übten die kurze Form zweimal täglich jeweils 20 Minuten. Als die Patienten etwas geübter waren, gingen sie zur mittleren Intensitätsstufe über: Sie übten nun die gesamte Serie etwa 30 Minuten lang. Nach drei Monaten fühlten sie sich erheblich besser und entwickelten eine wesentlich bessere Kondition.

Die Gruppe der schwächsten Lungenkranken kann zehn bis 20 Minuten auf ebenem Gelände gehen. Anfangs sollten diese Pa-

* In China wird morgens im nationalen Rundfunkprogramm eine Morgengymnastik mit Musikbegleitung gesendet, die ungefähr einem 45minütigen westlichen Aerobicprogramm entspricht.

tienten das einmal täglich oder sogar nur an jedem zweiten Tag tun. Wenn sie durch das Training etwas kräftiger geworden sind, können sie zweimal täglich gehen.

Ch'i Kung ist ebenfalls gut für Tuberkulosekranke. Sowohl *Fang Sung Kung* (entspannende Atmung) als auch *Ch'iang Chuang Kung* (kräftigende Atmung) können hilfreich sein. Im allgemeinen ist dabei die Liegeposition zu bevorzugen. Die Gruppen der mittelstarken und stärksten Patienten kann auch im Sitzen üben. Einatmen und Ausatmen während dieser Übungen sollten möglichst natürlich sein – spontan und ungezwungen. Zwei Übungszeiten von je 20 Minuten täglich sind ideal.

Ch'i Kung regt nach Ansicht der traditionellen chinesischen Medizin *Yuan Ch'i* (die innere Energie) an und ermöglicht es dem Patienten, in seinem Körper eine Energiereserve aufzubauen. Daher ist *Ch'i Kung* eine wirksame Methode zur Behandlung von Tuberkulose, die in China in vielen Kliniken mit guten Erfolgen eingesetzt wird.

Die beste Sportart für Tuberkulosekranke ist Federball. Junge Patienten können auch die Grundbewegungen von Volleyball und Basketball üben, also Ballabgaben und Würfe; allerdings sollten sie nicht das ganze Spiel spielen. Sport kann einmal täglich zehn bis 20 Minuten getrieben werden. Fußball ist für Tuberkulosekranke zu anstrengend. Tischtennis ist gut, wenn es in geschlossenen, aber gut gelüfteten Räumen gespielt wird.

Da Schwimmen das Atmungssystem stark belastet und weil Tuberkulosekranke besonders anfällig für Erkältungen sind, sollte diese Sportart noch mindestens ein Jahr nach der Genesung gemieden werden. Patienten, die im aktiven Stadium der Tuberkulose behandelt werden, können, wenn sie körperlich fit sind, im Stadium der Rekonvaleszenz an warmen Tagen jeweils zehn bis 20 Minuten schwimmen. Chinesische Ärzte empfehlen Tuberkulosekranken, sich nicht zu lange der Sonne auszusetzen, da dies die Krankheit reaktivieren könne.

Einige wichtige Punkte, die man beachten sollte

Bei gutem Wetter ist es für Tuberkulosekranke besser, im Freien und in frischer Luft zu üben – natürlich nicht gerade in Gegenden mit verschmutzter Luft. Frische Luft ist auch beim Üben in geschlossenen Räumen unbedingt erforderlich.

Zu meiden sind Übungen, die viel Energie erfordern, sowie etwa mehr als vier Kilometer gehen, mehr als 800 Meter schwimmen oder weiter als 15 Kilometer Fahrrad fahren.

Beginnen Sie erst mit tiefen Atemübungen, wenn die Krankheit unter Kontrolle ist. Vorher kann tiefes Atmen Husten und Brustschmerzen auslösen. Im Narbenstadium der Krankheit können einige Arten von tiefen Atemübungen nützlich sein. Dabei sollte die Atmung so natürlich und entspannt wie möglich sein. Halten Sie den Atem nicht zu lange fest, und spannen Sie die Muskeln nicht an. Anstrengende Übungen, die zu Anhalten des Atems und zur Verspannung der Muskeln führen, wie Gewichtheben oder Übungen am Barren, sollten vermieden werden.

Übungen für Tuberkulosekranke dürfen nicht übermäßig anstrengend sein. Chinesische Ärzte empfehlen den Schwächsten unter diesen Patienten, nicht mehr als insgesamt 20 bis 30 Minuten täglich zu üben, wobei diese

Zeit meist in eine Morgen- und eine Abendübung unterteilt wird. Die Kranken mit einer mittleren Kondition können 30 bis 45 Minuten täglich üben, die kräftigsten bis zu einer vollen Stunde. Die Zeit, die beim Üben von *Ch'i Kung* aufgewandt wird, braucht bei dieser Gesamtübungszeit nicht mitgerechnet zu werden.

Wenn man nach dem Üben ein wenig müde ist, so ist das nur natürlich. Doch müßte der Patient sich nach einer kurzen Ruhephase erholt haben. Steigt nach dem Üben die Herzfrequenz auf einen Puls von über 110 Schlägen in der Minute an, tritt Herzklopfen, starkes Schwitzen oder Mattigkeit sogar noch nach zehnstündigem Schlaf auf, so waren die Übungen eindeutig zu anstrengend. Der Patient sollte sich dann ein paar Tage lang schonen, bevor er mit leichteren Übungen erneut beginnt.

5. Verbesserung der Verdauung durch Körperübungen

Sprichwörter und Überlieferungen aller Völker bezeugen, daß dem Verdauungstrakt überall auf der Welt große Bedeutung beigemessen wird. Doch die Chinesen achten das Verdauungssystem noch mehr als alle anderen Völker und behandeln es mit großem Respekt. Vor diesem Hintergrund wollen wir uns einige Methoden anschauen, die die Chinesen erfolgreich zur Heilung von Erkrankungen des Verdauungssystems entwickelt haben – angefangen bei so verbreiteten Leiden wie Verstopfung und Hämorrhoiden bis hin zu schweren Erkrankungen wie Magen- und Darmgeschwüren und Gallensteinen.

Wie man Verstopfung heilt

Veränderungen der Eß- und Defäkationsgewohnheiten werden häufig als Gründe für Verstopfung angesehen. Die häufigste Ursache für chronische Verstopfung ist jedoch eindeutig Bewegungsmangel. Daher sind die besten Methoden, Verstopfung zu verhindern oder zu beseitigen, häufiges Körpertraining, verstärktes Essen von Gemüse, Früchten und Getreide und die Gewöhnung an eine feste Zeit für den Stuhlgang.

Insbesondere therapeutische Übungen für Bauch und Taille sowie solche, die Springen

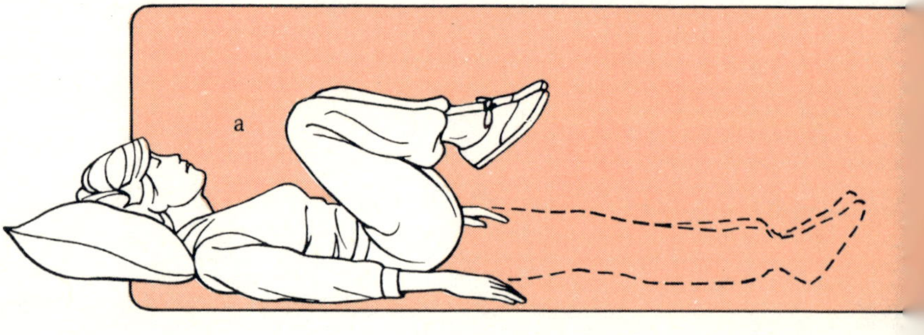

Abb. 66 Therapeutische Gymnastik für den Bauch

und tiefes Atmen erfordern, regen die Darmbewegung an und stärken die Bauchmuskulatur. Außerdem haben sie eine positive Auswirkung auf das Nervensystem. Schon allein letzteres hilft, Verstopfung zu vermeiden.

Chronische Verstopfung kann durch therapeutische Gymnastik, Übungstherapie, *Ch'i Kung*-Atemtechniken und Selbstmassage behandelt werden (siehe auch den auf Seite 50 beginnenden Abschnitt). Die folgenden gymnastischen Übungen sind besonders nützlich.

Therapeutische Gymnastik

Zur Anregung der Bauchregion sind folgende Übungen zu empfehlen:

1. Sie liegen mit ausgestreckten Beinen auf dem Rücken und ziehen die Knie bis zum Bauch hoch (Abb. 66a). Kehren Sie danach in die Ausgangsposition zurück. Wiederholen Sie die Übung zehnmal oder öfter.

2. Heben der Beine: Sie liegen mit ausgestreckten Beinen auf dem Rücken. Heben Sie beide Beine gleichzeitig, ohne die Knie zu beugen. Senken Sie sie dann allmählich wieder, wobei die Knie immer noch möglichst gerade bleiben sollten (Abb. 66b). Wiederholen Sie dies zehnmal oder öfter.

3. «Radfahren»: Sie liegen auf dem Rücken, heben die Beine in die Luft und tun so, als würden Sie in die Pedale eines Fahrrads treten (Abb. 66c). Die Bewegungen sind relativ schnell, rhythmisch und sanft. Führen Sie diese Übung mehrmals hintereinander jeweils 20 bis 30 Sekunden lang aus.

4. Aufrichten: Beginnen Sie wieder in der Rückenlage, und strecken Sie die Arme über den Kopf. Setzen Sie sich auf, und versuchen Sie, mit den Händen die Fußspitzen zu berühren. Wiederholen Sie dies achtmal (Abb. 67). (Wenn das zu schwer ist oder Rückenschmerzen verursacht, können Sie

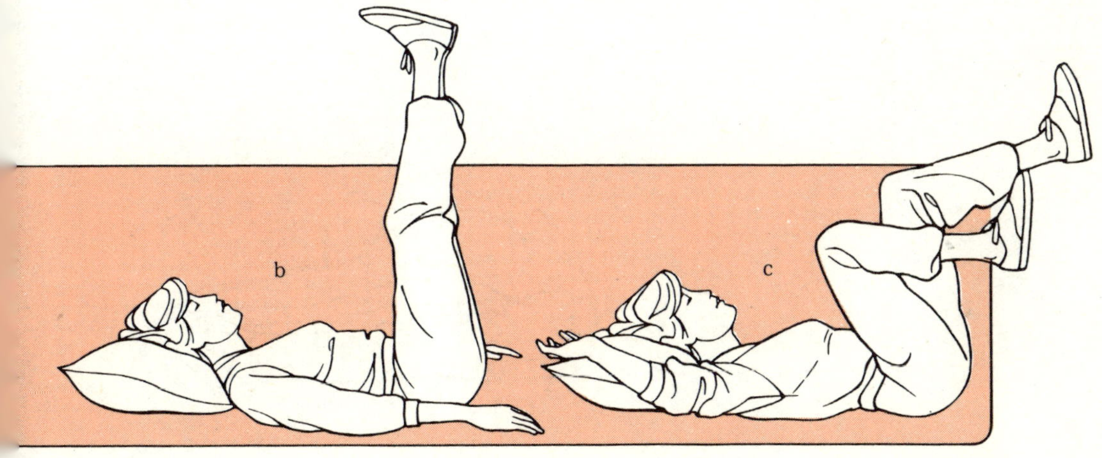

sich auch mit gebeugten Knien aufrichten, wobei die Arme an den Körperseiten bleiben.)

Übungstherapie

Die wirksamsten Übungen sind in diesem Fall Gehen, Laufen und Kanufahren. Die beste Zeit zum Gehen ist der frühe Morgen. Gehen Sie unmittelbar nach dem Aufstehen etwa 30 Minuten lang im Freien spazieren. Wenn Sie körperlich schwach sind, können Sie nach dem Frühstück einen gemächlichen 15minütigen Spaziergang unternehmen. Trinken Sie anschließend ein Glas Wasser, und versuchen Sie dann, sich zu entleeren. Auch während des Tages ist ein regelmäßiger Spaziergang von zwei bis drei Kilometern zu empfehlen.

Die Vibrationen, die durch Laufen und Springen erzeugt werden, wirken ebenfalls anregend auf den Darm und erleichtern dadurch den Stuhlgang. Menschen, die körperlich gesund sind, können laufen, Basketball spielen und ähnliches. Auch das Paddeln beim Kanufahren regt den Darm an. Regelmäßiges Kanufahren kann gegen Verstopfung vorbeugen oder sie beseitigen.

Wasserbäder

Je nach körperlicher Kondition können Sie Ihren Körper mit Wasser abreiben, sich abduschen oder einfach schwimmen. Verwenden Sie dabei wenn möglich kaltes Wasser, da dies wesentlich stärker auf den Darm wirkt. Sie können aber auch ein warmes Bad nehmen. Die beste Zeit für ein Bad in warmem Wasser ist die Zeit am Morgen nach dem Körpertraining.

Ch'i Kung

Bei Verdauungsbeschwerden wird *Nei Yang Kung* (die Innerlich Nährende Atmung) empfohlen. Praktizieren Sie diese Bauchatmungsübung etwa 30 Minuten lang im Liegen (siehe Seite 62). Wiederholen Sie dies zwei- bis dreimal täglich.

Ch'i Kung beugt gegen Verstopfung vor und kann sie beseitigen, weil die Gefühlslage des

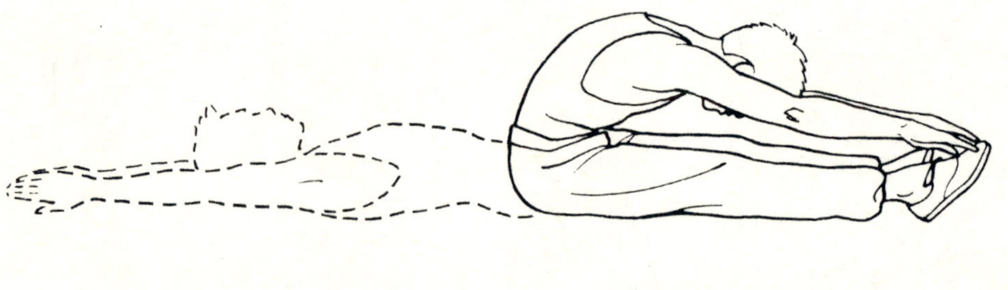

Abb. 67 Aufrichten aus der Rückenlage

Übenden durch diese Übungen beeinflußt wird. *Ch'i Kung* stellt auch das Gleichgewicht zwischen der Hemmung und Erregung des sympathischen Nervensystems wieder her, was die Voraussetzung für eine normale Darmfunktion ist. Außerdem bewegt sich bei der tiefen Bauchatmung das Zwerchfell auf und ab und massiert rhythmisch sowohl den Magen als auch die Därme. Bei Bauchatmung bewegt sich das Zwerchfell drei- bis viermal so stark wie sonst. Würde jemand Ihrem Bauch zuhören, während Sie *Ch'i Kung* üben, so könnte er deutliche Reaktionen vernehmen.

Massage

Sie liegen mit leicht angewinkelten Beinen flach auf dem Rücken. Die Knie werden durch ein Kissen abgestützt. Massieren Sie nun selbst die Bauchregion Ihres Körpers, indem Sie sie mit übereinanderliegenden Händen drücken und reiben. Beginnen Sie unten rechts, und bewegen Sie sich allmählich zu den Rippen hin. Massieren Sie in Kreisen zur linken Seite, überqueren Sie den Nabel, und reiben Sie, bis Ihre Hände den unteren linken Teil des Bauches erreicht haben. Reiben und drücken Sie langsam und tief in diesem Bereich, bevor Sie in die Ausgangsposition zurückkehren. Die gesamte Sequenz zählt als eine Kreisbewegung (Abb. 68). Wiederholen Sie die Sequenz 30- bis 40mal. Sie können auch nach der Uhr massieren, zum Beispiel zehn Minuten lang.

Nachdem Sie die Bauchmassage beendet haben, setzen Sie sich auf und beklopfen leicht die Region des Kreuzbeins (den harten Bereich über dem Gesäß). Dies ist besonders nach therapeutischer Gymnastik oder nach *Ch'i Kung* zu empfehlen.

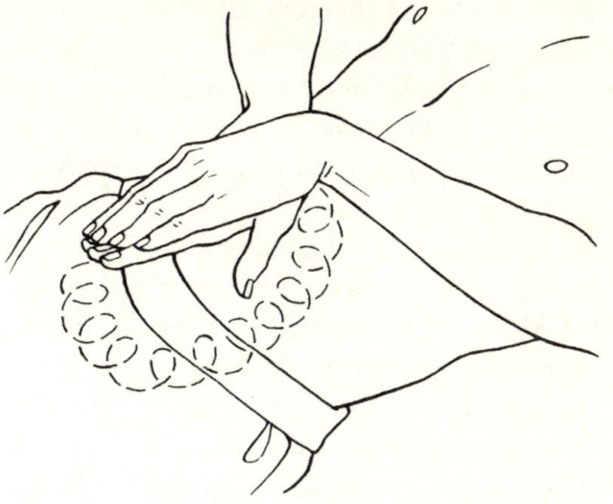

Abb. 68 Handbewegung für die Bauchmassage

Zur Unterstützung des Behandlungsprozesses sollten Sie, wenn Sie an Verstopfung leiden, sorgfältig auf Ihre Ernährung achten. Essen Sie viel grünes Gemüse und frisches Obst, und trinken Sie viel Wasser. Außerdem ist Vollkorngetreide zu empfehlen, auch Kleie, Linsen und Bohnen. Auch ein wenig Honig kann helfen.

Linderung von Verdauungsstörungen durch Massage

Wenn das Verdauungssystem gestört ist, treten Aufstoßen, Übelkeit, Erbrechen, Bauchschmerzen und Blähungen auf. Bauchmassage kann diese Symptome lindern.

Massage als Methode der Vorbeugung und Heilung hat in der chinesischen Medizin eine lange Tradition. Beispielsweise heißt es in einem alten Werk der chinesischen Medizin, daß man «Verdauungsstörungen lindern kann, indem man zunächst den Bauch mit beiden Händen massiert und dann hundert Schritte geht». Das gleiche Buch erwähnt, daß das «Massieren des Bauches nach einer Mahlzeit die Funktion der Milz fördert und gegen Verdauungsstörungen vorbeugend wirkt».

Untersuchungen haben gezeigt, daß Massieren der Bauchregion nicht nur die Aktivität des Magens und der Därme fördert, sondern auch die Blutzirkulation in der Bauchhöhle verbessert.*

Hier eine Massagetechnik zur Linderung von Verdauungsstörungen: Reiben Sie mit der Handfläche die linke Seite des Oberbauchs. Wenn dieser Bereich durch Gasbildung im Darm aufgebläht ist, so massieren Sie ihn mit vibrierenden Fingerbewegungen. Massieren Sie zur rechten Seite des Unterbauchs hin, und ziehen Sie Kreise um den Nabel. Massieren Sie von unten nach oben und von rechts nach links. Sie können beim Reiben ein wenig Druck ausüben. Fahren Sie ungefähr 20 Minuten mit dieser Massage fort. Sie können sich entweder selbst massieren oder sich massieren lassen.

Stärkung der Bauchmuskulatur

Viele Menschen mittleren Alters sowie viele junge Mütter haben eine schlaffe Bauchdecke. Ihr Bauch hängt vor und nach unten. Auch viele Menschen, deren Bauch noch nicht hängt, haben häufig schon eine schlaffe Bauchmuskulatur. Ihr Bauch ist gedehnt und vergrößert. Schwache und schlaffe Bauchmuskeln sind die Ursache. Manchmal wird das Problem durch starke Fetteinlagerungen in der Bauchdecke noch verstärkt.

Obgleich eine schlaffe Bauchdecke noch keine Krankheit ist, kann sie, wenn man nichts dagegen tut, zu anderen Beschwerden führen. So leiden Menschen mit schlaffer Bauchdecke häufig unter Verstopfung. Ihre Bauchmuskeln sind einfach zu schwach, um sich im erforderlichen Maße zusammenziehen zu können. Infolgedessen kann Ihre Bauchdecke nicht genügend Druck ausüben, um die Gedärme zu bewegen.

Durch Erschlaffen der Bauchmuskulatur kann sich auch das Schwerkraftzentrum verlagern. Um sich an den ausgeweiteten Bauch anzupassen, biegt sich die Lendenwirbelsäule nach vorn, was die Rückenmuskulatur unter Spannung setzt. Menschen mit erschlaffter Bauchdecke leiden häufiger an Hexenschuß als andere.

Schlaffe Bauchmuskeln rufen auch deshalb Verdauungsprobleme hervor, weil die starken Fettablagerungen in dieser Körperregion die Blutzirkulation hemmen und die Verdauungsfunktion behindern.

Um eine erschlaffte Bauchmuskulatur zu stärken, können Sie entweder durch Übungen speziell an den Bauchmuskeln arbeiten, oder Sie versuchen, die Kondition des gesamten Körpers zu verbessern. Übungen zur Stärkung des gesamten Körpers sind insbesondere Übergewichtigen zu empfehlen, weil durch solche Übungen mehr Energie verbraucht wird und so die Fettablagerungen reduziert werden.

Übungen zur Stärkung der Bauchmuskulatur

* Verdauungsstörungen können durch eine Vielzahl körperlicher Störungen verursacht werden. Bei schweren, dauerhaften Verdauungsstörungen sollten Sie unbedingt einen Arzt aufsuchen. Manchmal werden Herzbeschwerden fälschlich für Verdauungsstörungen gehalten. Wenn im Zusammenhang mit der Verdauungsstörung Benommenheit, Kurzatmigkeit, Schwächeanfälle und Schwitzen auftreten, so ist ein Arztbesuch unumgänglich.

gibt es in den verschiedensten Schwierigkeitsgraden. Wer körperlich schwach ist, sollte sich nur an einfache Übungen wagen. Die gymnastischen Übungen, die bei Verstopfung empfohlen werden (siehe Seite 132), eignen sich auch ausgezeichnet zur Stärkung der Bauchmuskulatur. Übungen mit Hanteln oder mit einem Sandsack sind hingegen für körperlich schwache Menschen nicht zu empfehlen.

Vorbeugung gegen Hämorrhoiden

Hämorrhoiden sind ein sehr verbreitetes Leiden. In China fand man im Rahmen einer großangelegten Untersuchung heraus, daß 60 Prozent der städtischen und 70 Prozent der ländlichen Bevölkerung an Hämorrhoiden leiden.

Warum haben so viele Menschen diese Beschwerden? Viele Faktoren werden für die starke Verbreitung der Hämorrhoiden verantwortlich gemacht.

Chronische Verstopfung, schlechte Ernährungsgewohnheiten und häufiger Genuß von stark gewürztem Essen, chronischer Durchfall oder Dysenterie, chronische Magen- und Darmerkrankungen, Altern und ein allgemein geschwächter Körper sowie erschlaffte Muskeln sind einige der wichtigsten Ursachen für Hämorrhoiden. Ein Anstieg des Pfortaderdrucks, Zirrhose und ein Anwachsen des Drucks im Bauch aufgrund von Schwangerschaft oder durch einen Tumor, Bluthochdruck, Arteriosklerose oder eine chronische Entzündung des Mastdarms können nach Ansicht chinesischer Ärzte ebenfalls zur Entstehung von Hämorrhoiden beitragen. Die Hauptursache ist jedoch wahrscheinlich ganz einfach, daß die Menschen auf zwei Füßen gehen anstatt auf allen vieren. Tiere, die auf vier Gliedmaßen gehen, bekommen keine Hämorrhoiden. Ihre Bekkenhöhle braucht nicht die Bauchorgane zu unterstützen.

Um dieses verbreitete Phänomen besser zu verstehen, müssen wir einen Blick auf unseren Blutkreislauf werfen. Das venöse Blut kehrt durch Muskelkontraktion ins Herz zurück, unterstützt durch Ventile, die sich in den Venen befinden und dafür sorgen, daß das Blut in den Venen nur in Richtung Herz fließen kann, niemals vom Herzen weg. Die Ventile, die sich unterhalb des Herzens befinden, sorgen dafür, daß das Blut nicht in die falsche Richtung fließt. Unglücklicherweise gibt es die Ventile aber nicht in den Venen des Mastdarms: entsprechend unserer evolutionären Entwicklungsstufe müßte sich unser Mastdarm auf der gleichen horizontalen Ebene befinden wie unser Herz – daher fehlen die Ventile. Folglich kann sich das Blut in diesen Gefäßen stauen, und Druck, der durch die Wirkung der Schwerkraft, durch Anspannung oder durch andere Faktoren verursacht wird, kann dazu führen, daß die Venen des Mastdarms sich ausdehnen und zu Hämorrhoiden werden.

Doch bei Hämorrhoiden ist Abhilfe möglich. Die folgenden neun Übungen wirken heilend auf Hämorrhoiden. Menschen mit Analfissuren oder Anusvorfall in Verbindung mit akuten Entzündungen sind die Übungen allerdings nicht zu empfehlen. Akute Entzündungen müssen zunächst medikamentös behandelt werden, bevor man mit Körperübungen beginnen kann. Sie können damit rechnen, daß sich innerhalb von drei Monaten Resultate einstellen, wenn Sie ein- bis dreimal täglich üben. Wenn Sie nicht genügend Zeit haben, um die ganze Sequenz zu üben, können Sie sich auch auf die Übungen 1, 5 und 6 beschränken. Nachdem der Zustand sich gebessert hat, können Sie die Übungen zur Kontraktion des Anus hinzunehmen, um die Genesung zu beschleunigen. Beständigkeit und allmähliche Intensitätssteigerung sind erforderlich, um maximale Wirkung zu erzielen.

1. Sie liegen entspannt auf dem Rücken und kreuzen die Beine. Drücken Sie die Innenseiten der Oberschenkel zusammen und spannen Sie gleichzeitig den Anus an – in China nennt man dies «den Anus heben». Wiederholen Sie die Übung zehn- bis 30mal. Später können Sie sie mit Atemübungen kombinieren: atmen Sie tief ein, während Sie den Anus heben, und atmen Sie aus, während Sie sich entspannen.

2. Sie liegen mit leicht angezogenen Beinen auf dem Rücken und legen die Hände unter den Kopf. Heben Sie das Becken wie auf Abbildung 69 dargestellt. Heben und kontrahieren Sie gleichzeitig den Anus. Senken Sie dann das Becken wieder und entspannen Sie den Anus. Nach einiger Zeit können Sie beim Einatmen den Anus kontrahieren und ihn beim Ausatmen wieder entspannen. Wiederholen Sie dies bis zu achtmal.

3. Die folgende Übung ist eine Selbstmassage. Legen Sie Ihre Hand so, daß *Ch'i Hai,* der «See des *Ch'i*» oder der Energie, der sich direkt unterhalb des Nabels befindet, im Zentrum liegt, und massieren Sie die Bauchmuskeln. Kreisen Sie zunächst 20- bis 30mal im Uhrzeigersinn und anschließend in umgekehrter Richtung.

4. Sie liegen auf dem Rücken und lassen die Arme neben dem Körper ruhen. Entspannen Sie sich, und heben Sie dann die gestreckten Arme über den Kopf und zurück und atmen Sie tief ein. Während Sie die Arme wieder an die Seiten des Körpers bringen, atmen Sie aus. Wiederholen Sie dies fünf- bis sechsmal.

5. Sie sitzen mit gekreuzten Beinen auf dem Boden. Entspannen Sie den ganzen Körper. Dann stehen Sie, immer noch mit gekreuzten Beinen, auf und halten die Beine fest gegeneinander gepreßt, während Sie den Anus kontrahieren. Die Beine bleiben weiterhin über Kreuz, Sie setzen sich wieder hin und

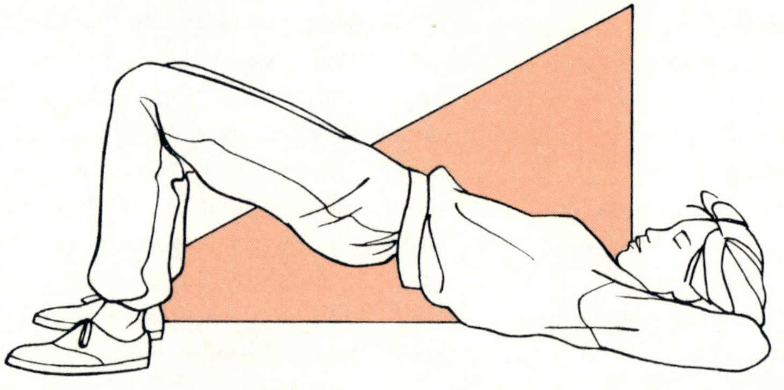

Abb. 69 Übung im Liegen zur Heilung von Hämorrhoiden

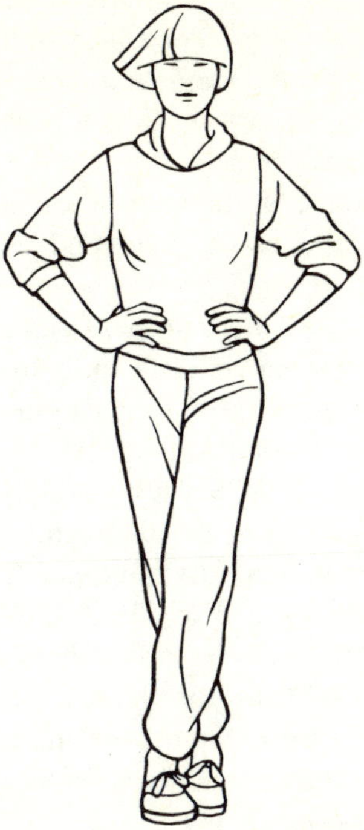

Abb. 70 Übung im Stehen gegen Hämorrhoiden

entspannen sich völlig. Wiederholen Sie dies zehn- bis 30mal.

6. Sie stehen mit gekreuzten Beinen, drükken die Beine fest gegeneinander und kontrahieren gleichzeitig den Anus. Entspannen Sie den Körper dann mit weiterhin gekreuzten Beinen so gut wie möglich (Abb. 70). Wiederholen Sie das Anspannen und Entspannen 20- bis 50mal, je nach Kondition.

7. Sie stehen mit gekreuzten Beinen, atmen ein, drücken die Beine gegeneinander und spannen den Anus an. Nachdem Sie vollständig eingeatmet haben, atmen Sie wieder aus und klopfen gleichzeitig mit lockeren Fäusten leicht gegen den Bauch. Wiederholen Sie das Anspannen und Klopfen 20- bis 40mal. Die Intensität des «Klopfens» sollte allmählich und vorsichtig gesteigert werden. Wenn Sie ein unangenehmes Gefühl im Bauch verspüren, klopfen Sie weniger stark. Diese Übung ist nicht für Schwangere und Frauen während der Menstruation geeignet.

8. Die Füße stehen schulterbreit. Sie ballen locker die Fäuste und heben sie an den Seiten des Brustkorbes entlang bis auf Höhe der Brustwarzen, während Sie einatmen. Halten Sie die Ellbogen zurück, die Brust offen und den Kopf aufrecht. Beugen Sie sich beim Ausatmen anmutig und tief vor, wobei Sie die Hände nach hinten strecken und die Handflächen öffnen (Abb. 71). Wiederholen Sie dies fünf- bis sechsmal.

9. Die Füße stehen dicht beieinander. Sie strecken die Arme über den Kopf und stellen sich auf die Zehenspitzen, während Sie tief einatmen. Kehren Sie beim Ausatmen in die ursprüngliche Position zurück. Wiederholen Sie dies fünf- bis sechsmal.

Übungen zur Vorbeugung gegen Mastdarmvorfall

Mastdarmvorfall entsteht, wenn sich die Schleimhäute des Mastdarms nach unten verlagern. Die inneren Schleimhäute lösen sich dann von der Darmwand und treten aus dem Anus heraus.

Mastdarmvorfall kann durch eine Vielzahl von Faktoren verursacht werden. Bei jungen Patienten kommt es vor, daß sich die Bänder und Muskeln, die den Beckenboden bilden, nicht genügend entwickelt haben, um dem Mastdarm die notwendige Unterstützung ge-

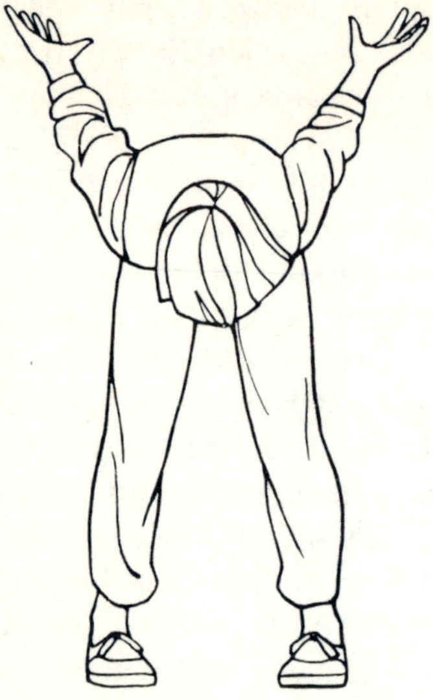

Abb. 71 Vorbeugen mit zurückgestreckten Armen

ben zu können. Ein allgemein schlechter Gesundheitszustand, falsche Ernährung oder wiederholter Durchfall können ebenfalls zu Mastdarmvorfall führen.

Bei älteren Patienten kann Mastdarmvorfall durch einen schlechten Allgemeinzustand in Verbindung mit schlaffen Muskeln und Bändern sowie durch die Wirkung der Schwerkraft auf Magen und Därme verursacht werden. Chronischer Husten oder anderweitig bedingter Druck auf den Bauch können ebenfalls zu Mastdarmvorfall führen. Auch Hämorrhoiden, ein schlaffer Schließmuskel oder Rektalfissuren können die Ursachen sein.

Die traditionelle chinesische Medizin macht eine Reihe von Ursachen für Mastdarmvorfall verantwortlich. Nach Ansicht chinesischer Ärzte sind die wichtigsten Ursachen Schwächungen der inneren Energie und des Blutes. Bei älteren Menschen kann eine allmähliche Abnahme der Blutmenge und der Energie in Verbindung mit einer längeren Krankheit zu ernsten Mangelerscheinungen führen. Wenn wenig Energie und eine geringe Blutmenge vorhanden sind, nimmt der Körper nicht mehr genügend Nährstoffe auf.

Die chinesische Medizin sieht eine enge Verbindung zwischen dem gesundheitlichen Allgemeinzustand und dem Zustand von Perineum (Damm) und Anus. Der Allgemeinzustand kann durch bewußte Anstrengungen verbessert werden, um den Anus in gutem Zustand zu halten. Heilkundige alter Zeiten empfahlen das häufige Praktizieren einer Übung mit dem Namen «Schließen des Tores», die den Anus kontrahiert. Viele chinesische Kampfsportarten legen in ihren Trainingsprogrammen ebenfalls großen Wert auf das «Heben» des Anus.

Wie die Arm- und Beinmuskeln können auch die Muskeln des Beckenbodens durch Übungen gestärkt werden. Diese Übungen beugen wirksam gegen Anusvorfall vor. Doch sollten Patienten, die bereits an Anusvorfall leiden, möglichst im Liegen üben. Vor Beginn jeder Übung bringe der Patient vorstehende Teile des Rektums manuell in die ursprüngliche Position. Beim Üben ist größte Vorsicht geboten. Tritt eine akute Entzündung auf, so muß diese behandelt werden, bevor man erneut mit den Übungen beginnt.

Selbstmassage bei Magen- und Darmerkrankungen

Geschwüre, Magenreizungen, Magensenkung und chronische Verstopfung können durch Selbstmassage behandelt werden. Es folgen zwei Selbstmassagetechniken, die sich als wirksam erwiesen haben. Suchen Sie sich diejenige aus, die Ihnen am besten gefällt.

1. Kneten des Bauches: Morgens vor dem Aufstehen und abends, bevor Sie zu Bett gehen, kneten und reiben Sie mit einer Hand im Gegenuhrzeigersinn um den Nabel. Kreisen Sie 30- bis 100mal. Üben Sie beim Kneten leichten Druck aus, aber fügen Sie sich keinen Schmerz zu. Fahren Sie anschließend mit der anderen Hand im Uhrzeigersinn fort.
2. Punktmassage: Drücken Sie langsam, aber mit etwas Kraft mit den Fingerspitzen auf jede Stelle Ihres Bauches. Drücken Sie so tief wie möglich, aber so, daß keine Schmerzen auftreten. Verringern Sie den Druck langsam. Drücken Sie jede Stelle des Bauches drei- bis fünfmal. Am besten beginnen Sie am Oberbauch. Außerdem ist es gut, eine gewisse Systematik einzuhalten – beispielsweise können Sie sich allmählich spiralförmig nach innen bewegen.

Wenn man diese Druckmassage regelmäßig durchführt, so werden nicht nur Magen- und Darmerkrankungen gelindert, sondern außerdem wird auch der Allgemeinzustand verbessert und ein erholsamer Schlaf gefördert.

Nach einer schweren Mahlzeit ist diese Massage allerdings nicht zu empfehlen, ebensowenig bei akuten Entzündungen, bei Tumoren, Blutungen oder hohem Fieber.

Kneten oder drücken Sie so lange, wie Sie es als angenehm empfinden. Viele Patienten mit chronischen Magen- und Darmerkrankungen erzielen ausgezeichnete Resultate, indem sie den Bauch mehrere hundertmal kneten.

Heilung von Magen- und Darmgeschwüren

Ch'i Kung hat sich als äußerst wirksame Methode zur Behandlung von Magen- und Zwölffingerdarmgeschwüren erwiesen. In China haben zahlreiche Untersuchungen gezeigt, daß *Ch'i Kung,* über einen längeren Zeitraum geübt, bei vielen Patienten Schmerzen im oberen Teil des Bauches beseitigte. Röntgenaufnahmen, die im Anschluß an eine *Ch'i-Kung*-Therapie gemacht wurden, zeigten, daß die Geschwüre verschwunden waren. Die Verdauung normalisierte sich, der Appetit wurde besser, und die Patienten nahmen zu. Auch eine Besserung des gesundheitlichen Allgemeinzustandes war festzustellen.

Warum ist *Ch'i Kung* bei der Behandlung von Geschwüren so wirksam? Der Hauptgrund ist, daß die geistige Ruhe und der Gleichmut, die sich beim Üben von *Ch'i Kung* einstellen, einen hemmenden Einfluß auf die Aktivität des Cortex haben – also auf die aktiven Denkprozesse. Überreizung der Großhirnrinde, eines Teils des Gehirns, und die Entwicklung von Magen- und Darmgeschwüren stehen in einem engen Zusammenhang. Emotionale Zustände wie Angst, Nervosität oder extreme Reizbarkeit können ebenfalls zur Entstehung solcher Geschwüre beitragen. Die Entspannung und Ruhe, die *Ch'i Kung* schafft, sind wirksame Gegenmittel gegen Geschwüre.

Nei Yang Kung und *Fang Sung Kung* (beides innerlich nährende und beruhigende Methoden) wirken sich bei Patienten, die an Magen- und Darmgeschwüren leiden, positiv aus. Praktizieren Sie diese Übungen entweder im Liegen oder im Sitzen, wie auf Seite 59 angegeben. Üben Sie zwei- bis dreimal täglich jeweils 30 Minuten lang.

Außer *Ch'i Kung* können Patienten mit Geschwüren auch *T'ai Chi Ch'uan* sowie Bauchmassage praktizieren. Man achte auf ein gutes Gleichgewicht zwischen aktiven und entspannenden Übungen. Wenn der Zustand des Patienten ernst ist, sollte man mit dem Üben warten, bis eine Besserung oder Stabilisierung eingetreten ist. Anstrengende Übungen können Schmerzen verursachen oder sogar zu Blutungen oder Magendurchbruch führen. Seien Sie also vorsichtig.

Vergessen Sie nie die Verbindung zwischen emotionalen Problemen und Magen- und Darmgeschwüren. Optimismus beschleunigt die Genesung. Angst und Ungeduld können den gegenteiligen Effekt auf den Behandlungsverlauf haben.

Wie Körperübungen bei Diabetes helfen können

Ein chinesischer Diabetiker, der erfolgreich durch Heilübungen behandelt wurde, beschreibt seine Behandlung so: «Ich ging vor jeder Mahlzeit 1000 Schritte und nach jeder Mahlzeit 200. Ich versuchte, nicht zuviel zu essen, und schränkte meinen Zuckerkonsum ein. Ich hielt die Gehübungen vor und nach den Mahlzeiten genau ein. Nach sechs Monaten hatte ich eine Menge Gewicht verloren, und mein Diabetes hatte sich erheblich gebessert. Schließlich wurde ich wieder ganz gesund.»

Dieser Bericht eines Diabetikers über den Erfolg seiner Therapie mittels Heilübungen ist nichts Neues, denn schon Ch'ao Yün Fan, ein berühmter chinesischer Arzt der Sui-Dynastie, schrieb in seinem klassischen medizinischen Werk *Chu Ping Yuan Hou Lun* («Über die Ursachen der Krankheiten»), daß Patienten, die an Diabetes-ähnlichen Krankheiten leiden, «vor den Mahlzeiten 120 Schritte oder mehr gehen sollten, jedoch höchstens 1000 Schritte». Wang Shou, ein berühmter Arzt der T'ang-Dynastie, gab ähnlichen Rat. Er vertrat die Ansicht, man solle auch zur *Vorbeugung* gegen Diabetes üben.

Körperübungen, Diät, orale Antidiabetika und Insulintherapie sind heute die wichtigsten Methoden zur Behandlung von Diabetes.

Klinische Untersuchungen in China bestätigten, daß therapeutische Körperübungen sich eindeutig sehr positiv bei der Behandlung von Diabetes auswirken. Sie fördern den Abbau des Zuckers im Körper. Bei einer Gruppe von Diabetespatienten fiel die Zukkerkonzentration nach nur 30minütigem Training erheblich ab, und da der Blutzukkerspiegel fiel, wurden auch Symptome wie Zucker im Urin und häufiges Urinieren gelindert.

Das tägliche Urinvolumen, das bei Diabetikern meist abnorm groß ist, wurde in dieser Patientengruppe um bis zu einem Viertel verringert. Dieses und andere Experimente haben erwiesen, daß Heilübungen den Insulinverbrauch reduzieren sowie die Atemfähigkeit verbessern können. Auch Gelenkschmerzen, durch Diabetes verursachtes Jucken und Verstopfung werden gelindert.

Heilübungen sind am wirksamsten bei Patienten, die an einer relativ schwachen Form von Diabetes leiden. Häufig werden *Ch'i Kung, T'ai Chi Ch'uan* und langsames Gehen als Übungen empfohlen.

Von den *Ch'i-Kung*-Atemtechniken ist *Nei*

Yang Kung (siehe Seite 62) besonders geeignet. Man übe zweimal täglich etwa 30 Minuten lang im Liegen oder im Sitzen.
T'ai Chi Ch'uan sollte einmal am Tage geübt werden – entweder die Kurzform oder die Originalform, je nach Gesundheitszustand.
Ein ruhiger Spaziergang nach dem Essen regt den Stoffwechsel an. Durch Gehen in einer Geschwindigkeit von nur drei Kilometern pro Stunde kann man den Stoffwechsel um die Hälfte erhöhen.
Wenn Sie sich fit fühlen, können Sie sich auch an Wanderungen, Kanufahrten und ähnliches wagen. Solche mäßig anstrengenden Körperübungen, die im Freien praktiziert werden, sind für Diabetiker ebenfalls von großem Nutzen.
Wir raten Ihnen jedoch, unmittelbar nach dem Frühstück keine anstrengenderen Übungen als Spaziergänge zu unternehmen. Bei instabilem Diabetes sollten Sie Körperübungen ganz unterlassen, bis der Zustand durch Behandlung unter Kontrolle gebracht worden ist.
Vor jeder Art von Körperübungen müssen Diabetiker unbedingt ihren Arzt befragen, der dann Veränderungen des Blutzuckerspiegels kontrollieren wird. Mit steigender Trainingsbelastung sinkt häufig der Insulin- oder Medikamentenbedarf.

Vorbeugung gegen Gallenblasenerkrankungen

Eine Gallenblasenentzündung tritt manchmal allein auf, jedoch gewöhnlich in Verbindung mit Gallensteinen. Eine chronisch entzündete Gallenblase ist eine der häufigsten Formen von Erkrankungen des Verdauungssystems. Der Patient leidet dabei oft an einem Gefühl des Aufgedunsenseins, an Aufstoßen, Verstopfung und Schwierigkeiten beim Verdauen fetter Speisen. Nach einer schweren Mahlzeit verspürt man bei einer Gallenblasenerkrankung Beschwerden im Oberbauch. Schmerzen in der unteren Ecke des Schulterblattes und in der rechten Seite der Taille können ebenfalls auftreten, hauptsächlich bei Übungen im Stehen, wenn man sich vorbeugt oder wenn man sich nach dem Sitzen erhebt.
Wenn der Gallengang versperrt ist, entsteht eine akute Entzündung der Gallenblase, was starke Schmerzen und Gelbsucht verursacht. Nach Ansicht chinesischer Ärzte kann dies in der Folge auch zu Herzkrankheiten führen.
Entzündungen der Gallenblase und Gallensteine werden durch träge Gallengänge verursacht. Eine Schwellung der Galle kann auf eine Infektion hindeuten, auf Störungen der Gallengänge, auf eine chronisch entzündete Leber oder auf Stoffwechselstörungen. Eine Infektion kann durch Gallensteine verschlimmert werden.
Untersuchungen haben ergeben, daß man die Leber durch Körperübungen dazu anregen kann, mehr als das Doppelte an Gallenflüssigkeit abzugeben. Regelmäßiges und systematisches Training, insbesondere Atemübungen, stimulieren die Organe der Bauchhöhle und erleichtern die Sekretion von Gallenflüssigkeit. Eine Intensivierung der Sekretion kann ein effektives Mittel zur Verhinderung von Erkrankungen der Gallenblase sein. Besonders nützlich ist das, wenn sich ein Patient von einer chronischen Leberentzündung erholt.
Unter bestimmten Umständen sollte man jedoch auf solche Übungen verzichten. Im Falle wiederholter Entzündung der Gallenblase

in Verbindung mit anderen Komplikationen ist eine chirurgische Entfernung der Gallenblase manchmal die einzige Möglichkeit. Heilübungen sind nützlich zur Behandlung von Entzündungen der Gallenblase und von Gallensteinen, wenn die Erkrankung noch nicht zu weit fortgeschritten ist.

Je nach Körperzustand können Sie in Absprache mit Ihrem Arzt unter den folgenden Übungen wählen:

A. Gehen Sie täglich 30 Minuten lang in gemächlichem Tempo. Anfangs sollten Sie wirklich sehr langsam gehen. Wenn sich Ihr Zustand etwas gebessert hat, können Sie das Tempo allmählich ein wenig beschleunigen.

B. Atemübungen. Die Atemübungen, die in Kapitel 4 zur Behandlung von Silikosepatienten empfohlen wurden (siehe Seite 122), sind auch bei dieser Krankheit zu empfehlen.

C. *T'ai Chi Ch'uan* können Sie ein- bis dreimal täglich üben.

D. Die für Hepatitispatienten empfohlenen Übungen (siehe unten).

Übungen für Hepatitispatienten

Solange die Leber eines an chronischer Hepatitis (Leberentzündung) Leidenden normal funktioniert, kann er Heilübungen praktizieren. Dies kann helfen, den allgemeinen Gesundheitszustand und die körperliche Kondition zu verbessern. Doch sollten Patienten stets mit ihrem Arzt sprechen, bevor sie mit einem Übungsprogramm beginnen.

Heilübungen vermögen nach Meinung chinesischer Ärzte mit Hepatitis verbundene Probleme wie Fahrigkeit, Schlaflosigkeit und Depression zu lindern. Ein weiterer wichtiger Faktor bei der Heilung ist die Verbesserung der Blutzirkulation in der Bauchhöhle und die Anregung der Verdauung. Für Hepatitiskranke geeignete Heilübungen sind *Ch'i Kung,* Massage und *T'ai Chi Ch'uan.*

Üben Sie die *Nei-Yang-Kung*-Technik des *Ch'i Kung* (siehe Seite 62) entweder im Sitzen oder im Liegen. Wenn Sie im Liegen üben wollen, so legen Sie sich bei der Bauchatmung auf die rechte Körperseite. Üben Sie täglich zwei- bis dreimal jeweils 20 bis 30 Minuten.

Selbstmassage kann sehr zur Förderung der Blutzirkulation in der Leber und im Bereich der Leber beitragen. Reiben Sie in Rückenlage mit der rechten Handfläche vom unteren Bereich der rechten Brust bis zum rechten Oberbauch etwa 100- bis 200mal. Zählen Sie dabei jedes Auf und Ab als insgesamt eine Bewegung. Wenn Sie müde werden, so fahren Sie mit der anderen Hand fort. Massieren Sie auf diese Weise einmal am frühen Morgen und ein zweites Mal unmittelbar vor dem Zubettgehen.

Wenn Sie *T'ai Chi* üben wollen, so üben Sie die vereinfachte Form. Denken Sie daran, daß die Bewegungen beim *T'ai Chi* stets sehr langsam und sanft sein sollen. Üben Sie beim Ein- und Ausatmen die Bauchatmung, es sei denn, dies bereitet Ihnen Schmerzen.

An jedem zweiten Tag können Sie bis zu 20 Minuten langsam spazierengehen oder Tischtennis bzw. Federball spielen.

Sind für Patienten mit chronischer Hepatitis Übungen zur Stärkung der Bauchmuskulatur zu empfehlen? Diese Frage ist wichtig, weil einige Patienten nach dem Üben Beschwerden um die Leber verspüren.

Übungen, die die Bauchmuskulatur überanstrengen und dadurch Beschwerden im Bereich der Leber verursachen, wie Aufrichtübungen und «Fahrradfahren» in Rückenlage, sind für genesende Hepatitispatienten nicht geeignet. Sie sollten Übungen meiden, die den Bauch aktiv einbeziehen. Weniger anstrengende Übungen wie Streck- und Beugeübungen im Stehen dürfen sie praktizieren, wenn dies entspannt und mit natürlicher Atmung möglich ist.

Hepatitiskranke sollten Überanstrengung vermeiden. Da bei ihnen eine Tendenz zu einem zu niedrigen Blutzuckerspiegel besteht, ermüden sie oft schnell. Sie sollten deshalb die Gesamtzeit ihrer therapeutischen Übungen auf eine halbe Stunde begrenzen, wobei Spaziergänge und *Ch'i Kung* nicht mitgerechnet werden. Die halbstündige Übungszeit kann in zwei Phasen am Morgen und am Nachmittag aufgeteilt werden.

Denken Sie unbedingt daran, die Übungen langsam auszuführen und sie auch nur allmählich zu steigern. Üben Sie weder auf leeren Magen noch unmittelbar nach einer Mahlzeit.

Anmerkung des Herausgebers: Auch bei den folgenden Symptomen sollten Sie *keinesfalls* üben: Fieber jeglicher Stärke, Mattigkeit, Appetitlosigkeit, Übelkeit oder Schmerzen im Bereich der Leber.

Junge Menschen mit chronischer Hepatitis oder Symptomen nach Abklingen einer Hepatitis können an einem Gymnastikkurs teilnehmen, wenn sie die soeben gegebenen Richtlinien beachten. Bei einer Gruppe von Collegestudenten mit Hepatitis verbesserte sich der Gesundheitszustand nach sechsmonatigem Üben erheblich. Sie hatten mehr Appetit, mehr körperliche Kraft und fühlten sich auch psychisch besser. Bei den meisten, wenn nicht bei allen, verbesserte sich die Leberfunktion.

Nach der Genesung von Hepatitis können Sie üben wie vor Ausbruch der Krankheit, sobald die Leber wieder normal funktioniert und keine anderen Symptome mehr auftreten.

Generell sollte ein Mensch mit einer vergrößerten Leber anstrengende Übungen meiden, selbst wenn die Leber normal funktioniert. Weniger aufregende Übungen wie leichte Streckübungen und Gymnastik, Federball und *T'ai Chi Ch'uan* sind auch in diesem Fall erlaubt, doch behalte man stets den Körperzustand im Auge. Wenn Sie nach einem Monat genauesten Beobachtens keine ungewöhnlichen Reaktionen feststellen, hat sich die Leber wahrscheinlich normalisiert. Sprechen Sie aber unbedingt mit Ihrem Arzt darüber. Vorsichtshalber sollten Sie weiterhin Ihren Gesundheitszustand genau beobachten. Wenn Sie sich schon nach einem leichten Übungspensum nicht wohl fühlen und ermüden, so sollten Sie für eine Weile ganz mit dem Üben aufhören und sich genauer untersuchen lassen.

Diagnose und Behandlung von akuten Bauchschmerzen

Oft ist es schwierig, die genaue Ursache von Bauchschmerzen festzustellen. Häufig werden sie durch funktionelle Störungen der Organe in der Bauchhöhle verursacht. Sie können auch durch organische Erkrankungen im Bauch oder anderswo ausgelöst werden.

Plötzliche krampfartige Bauchschmerzen werden oft durch Krämpfe im Magen oder im Darm ausgelöst. Permanente Bauchschmerzen deuten auf eine Entzündung hin. Stechende Bauchschmerzen sind entweder auf gelegentlich auftretende Krämpfe oder auf Entzündungen zurückzuführen. Wenn

Krämpfe die Ursache sind, kann man die Schmerzen häufig durch Reiben und Drükken der betreffenden Stelle lindern.

Bleibt der Schmerz auf einen bestimmten Bereich begrenzt, so ist eine Entzündung wahrscheinlich. Treten unwillkürliche Muskelkontraktionen auf, so kann eine Entzündung des Bauchfells vorliegen – jener Gewebeschicht, die die Bauchhöhle umgibt und die Bauchorgane umhüllt. Dies ist eine lebensgefährliche Krankheit, die möglicherweise einen sofortigen chirurgischen Eingriff erfordert.

Die Schmerzen genau zu lokalisieren, liefert wertvolle diagnostische Information. Gehen Sie von der Mitte oder vom oberen Teil des Bauches aus, so kann eine Magenerkrankung vorliegen. Ist es die rechte obere Seite, dann kann es eine Erkrankung der Leber oder der Gallenblase sein. Auch Angina pectoris (Herzschmerzen) und sogar Herzinfarkte können Schmerzen im Oberbauch verursachen. Periodisch wiederkehrende Schmerzen um den Nabel können von Bandwürmern herrühren – was in Entwicklungsländern wesentlich verbreiteter ist als in der westlichen Welt.

Häufig deuten Schmerzen in der unteren rechten Ecke des Bauches auf eine Blinddarmentzündung hin. Schmerzen in der unteren linken Ecke des Bauches können Dysenterie anzeigen, vor allem bei gleichzeitigem Durchfall sowie Blut und Eiter im Stuhl. Bei Frauen können Schmerzen im Unterbauch auch durch gynäkologische Probleme oder durch Menstruation entstehen.

Oft haben Bauchschmerzen kompliziertere Ursachen und sind schwierig zu diagnostizieren. Daher sollte eine sorgfältige medizinische Diagnose vorliegen, bevor man sich für eine Behandlung durch Massage oder durch Medikamente entscheidet.

Oft ist die beste Methode die Massage eines Akupunkturpunktes, der weit vom Bauch entfernt liegt. Massagebehandlungen haben im Gegensatz zu Medikamenten den Vorteil, daß praktisch keine Nebenwirkungen auftreten. Auch lassen sich krampfartige Magen- und Darmschmerzen durch Massage wesentlich schneller beheben als durch Medikamente. Ist der Schmerz durch Massage nicht zu beheben, so sollte der Patient sofort einen Arzt aufsuchen.

Hier die Beschreibung zweier Massagen zur Linderung von Verdauungsstörungen:

1. Lassen Sie von jemandem die Akupunkturpunkte des Blasenmeridians massieren (er verläuft zu beiden Seiten der Wirbelsäule; Abb. 72). Dies geschieht durch eine Kombination von Drücken, Reiben, Anheben und Festhalten. Während Sie auf dem Bauch liegen, drückt der Masseur mit der Spitze und dem oberen Teil des Daumens auf die besagten Punkte. Rhythmisches Reiben in Kreisbewegung und Drücken auf die Punkte ist die beste Methode. Die Geschwindigkeit sollte bei 40 bis 60 Pulsen pro Minute liegen. Man verstärke den Druck nicht zu plötzlich.

Wenn der Schmerz nicht verschwindet, kann man die Akupunkturpunkte jeweils drei- bis fünfmal mit allen fünf Fingern anheben und festhalten. Der Druck ist ungefähr richtig, wenn der Patient eine Reizung spürt.

2. Man kann auch drei andere Akupunkturpunkte mit kreisenden Bewegungen zwicken und kneten: *Tsu San Li, Wei Chuan* und *Shun San* (Abb. 73 und 74). Drücken Sie jeden dieser Punkte in kurzen Intervallen mit der Spitze des Daumens. Steigern Sie den

Druck allmählich, und lassen Sie ihn nie abrupt beginnen. Fahren Sie so lange mit der Massage fort, bis sich der Punkt gereizt und taub anfühlt.

Wenn Ihnen größerer Druck angebracht erscheint, so massieren Sie mit einer schnellen und vibrierenden Bewegung. Starkes und tiefes Drücken und Kneten des Punktes *Tsu San Li* ist eine sehr wirksame Methode zur Beseitigung von Schmerzen. Wenn Sie sich für die Massage des Punktes *Tsu San Li* entscheiden und wenn ein anderer diese Massage bei Ihnen ausführt, so legen Sie sich dabei auf den Rücken. Bei Massage der Punkte *Wei Chuan* und *Shun San* ist die Bauchlage besser. Sie können diese drei Akupunkturpunkte unter Verwendung der beschriebenen Techniken auch selbst massieren.

Massage des Punktes *Ha Ku* vermag Bauchschmerzen ebenfalls zu lindern. Dieser Punkt befindet sich am ersten Gelenk unterhalb der Spitze des Zeigefingers. Desgleichen kann man den Punkt massieren, der sich 7,5 cm unterhalb des Nabels befindet. Selbstmassage ist jedoch generell nicht so wirksam wie Fremdmassage.

Wenn während des Körpertrainings Bauchschmerzen auftreten, so verringern Sie sofort die Intensität Ihrer Übungen. Atmen Sie einige Male tief und drücken Sie auf die schmerzende Stelle. Danach läßt der Schmerz gewöhnlich nach oder hört ganz auf. Andernfalls können Sie ihn oft einfach durch Beenden des Trainings loswerden. Hält er danach noch an, so versuchen Sie eine der Akupressurtechniken, die bei anderen Arten von Bauchschmerzen empfohlen wurden. Suchen Sie aber bei starken oder andauernden Schmerzen unbedingt einen Arzt auf.

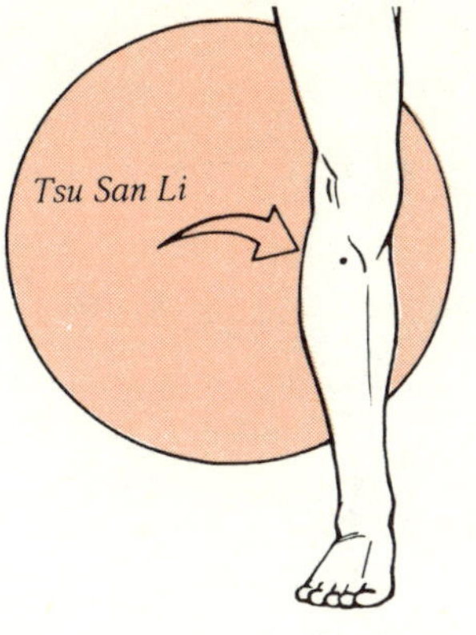

Abb. 73 Der Punkt Tsu San Li

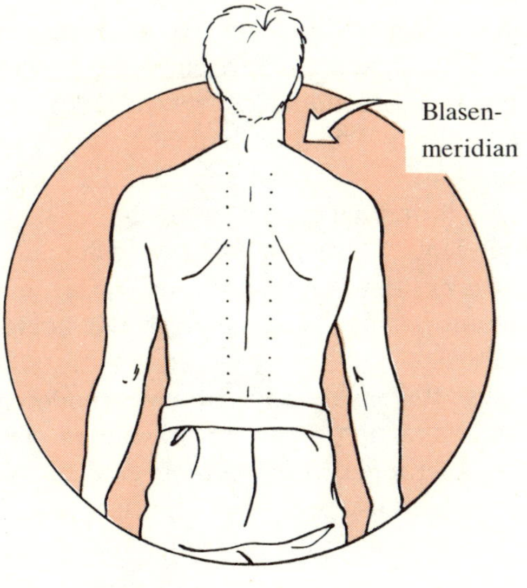

Abb. 72 Der Blasenmeridian

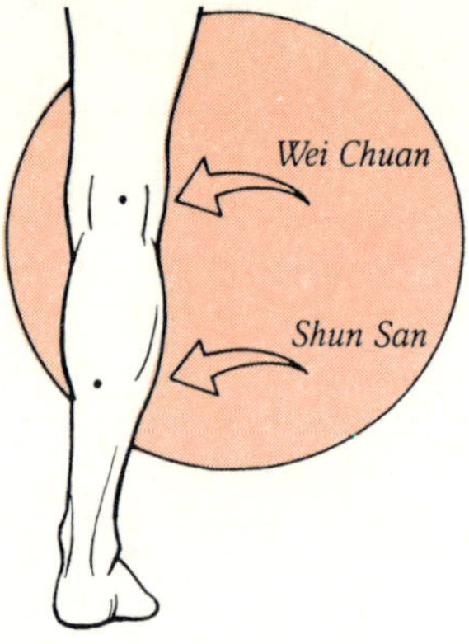

Abb. 74 Die Punkte Wei Chuan *und* Shun San

Heilübungen bei Entzündungen des Dünn- und Dickdarms

Chronische Enteritis, eine Entzündung des Dünndarms, kann isoliert auftreten, wird jedoch häufig von einer chronischen Entzündung des Dickdarms oder des Magens begleitet.

Das offensichtlichste Symptom für Enteritis (Darmkatarrh) ist anhaltender Durchfall, der sich meist am frühen Morgen oder nach dem Essen bemerkbar macht. Der Betroffene fühlt einen leichten Schmerz um den Nabel und nimmt ein Gluckern in den Därmen wahr.

Wenn die Enteritis von Kolitis, einer Dickdarmentzündung, begleitet wird, kann es zu Verstopfung, Durchfall, Schmerzen im Dickdarm, Abgehen von Eiter, Schleim, Blut und unverdautem Essen im Stuhl kommen. Chronische Enteritis und Kolitis treten in sehr unterschiedlichen Stärkegraden auf. Wenn diese Krankheiten nicht behandelt werden, können sie bis zu 30 Jahre oder länger bestehen bleiben, was einen allmählichen Verfall des gesamten Körpers bewirkt.

Infolge der Beeinträchtigung der Verdauungsfunktion vermag der Körper nicht genügend Proteine, Vitamine sowie andere Nährstoffe aufzunehmen. Dies kann das gesamte Nervensystem sowie auch den Stoffwechsel der Nährstoffe in Mitleidenschaft ziehen, was wiederum die Krankheit weiter verschlimmert.

Heilübungen helfen dem Körper in diesem Fall, Nährstoffe zu absorbieren. Außerdem stärken sie die Organe und regulieren die Funktionen des Nervensystems. Dies alles verbessert die Widerstandsfähigkeit des Körpers. Um gute Resultate zu erzielen, sollte man therapeutische Übungen mit medikamentöser Behandlung verbinden. Generell sind Übungen nur dann zu empfehlen, wenn die Krankheit noch nicht zu weit fortgeschritten ist.

Um von chronischer Enteritis und Kolitis zu genesen, müssen Sie Vertrauen in die Wirksamkeit der Heilübungen setzen und regelmäßig üben. Üben Sie anfangs *Fang Sung Kung* im Liegen (siehe Seite 59) am besten zwei- bis dreimal täglich jeweils 20 bis 30 Minuten lang. Massieren Sie anschließend den Bauch mit der Handfläche, und reiben und drücken Sie den Magenbereich mit beiden Daumen.

In der Rekonvaleszenz ist unter anderem auch *T'ai Chi Ch'uan* zu empfehlen. Die beste therapeutische Wirkung erzielen Sie durch zwei- bis dreimaliges tägliches, jeweils mindestens 20minütiges Üben.

Ch'i Kung und Magensenkung

Wenn die Symptome nicht besonders ausgeprägt sind, merkt der Betroffene oft nicht einmal, daß er an einer Magensenkung* leidet. Ist die Krankheit schon weiter fortgeschritten und hat sich der Magen von seinem regulären Platz in die Bauchhöhle verlagert, so treten häufig Schwindelgefühle, Verdauungsstörungen, Verstopfung, Müdigkeit und Überdehnung des Magens auf. Dies sind Folgen der verlangsamten Bewegung der Speisen durch Magen und Därme sowie von Störungen des Verdauungsprozesses und allgemeiner Schwächung.

Magensenkungen wirken sich stark auf den Allgemeinzustand des Patienten aus. Wahrscheinlich wird der Betroffene mit der Zeit dünn und körperlich schwach. Die Bänder innerhalb der Bauchhöhle sind bei ihm gelockert; sie sind zu schwach, um den Magen an seinem Platz zu halten. Schlaffheit der Bauchmuskulatur führt ebenfalls dazu, daß der Magen sich senkt. Auch Ernährungsfehler und damit zusammenhängender Gewichtsverlust tragen zur Entstehung einer Magensenkung bei. Weiterhin können Veränderungen der Bauchhöhle nach der Geburt eines Kindes zur Entstehung des Leidens führen.

* Gastroptosis oder Magensenkung wird sowohl von den traditionellen als auch von den westlich orientierten chinesischen Ärzten als ernste Krankheit angesehen. Die westliche Medizin hingegen hält die Auffassung, die Verlagerung von Organen von ihren angestammten Plätzen sei eine Krankheit, für ebenso «wissenschaftlich» wie die Zukunftsvorhersage aus einer Kristallkugel. Die hier zur Behandlung von Magensenkungen angegebenen Übungen sind für jeden von Nutzen, der seine Gesundheit verbessern will.

Die Behandlung zielt bei Magensenkung darauf ab, die Vitalität des Patienten zu verbessern, die Bauchmuskulatur zu stärken und eine ausreichende Ernährung zu gewährleisten. *Ch'i Kung* und therapeutische Gymnastik können ebenfalls entscheidend zur Behebung einer Magensenkung beitragen.

Ch'i Kung als Therapie bei Magensenkungen hat in China großen Anklang gefunden, denn dadurch wird der Gesamtzustand des Körpers verbessert und der Appetit des Patienten angeregt. *Ch'i Kung* stärkt außerdem den Verdauungsprozeß und macht die glatten Muskeln im Magen und in den Därmen elastischer.

Chinesische Untersuchungen deuten darauf hin, daß sich bei *Ch'i-Kung*-Therapie der Magen nach einer Weile aufwärts bewegt – in unterschiedlichem Maße. Symptome wie Verdauungsstörungen, Bauchschmerzen, Blähbauch und Aufstoßen verschwinden ebenfalls.

Zur Behandlung von Magensenkungen kann man sowohl *Ch'iang Chuang Kung* (kräftigende Atmung) als auch *Nei Yang Kung* (nährende Atmung) praktizieren. Wichtig ist, die Übungen in Rückenlage auszuführen. In ernsteren Fällen kann man ein Kissen unter die Oberschenkel legen und die Beine anwinkeln. Hat sich der Zustand gebessert, so kann der Patient im Sitzen üben. Auch hier empfiehlt sich Bauchatmung. Atmen Sie bei den Übungen sanft und entspannt.

Das Schwergewicht bei der Behandlung von Magensenkungen mittels therapeutischer Gymnastik liegt auf der Stärkung der Bauchmuskulatur. Die schon zur Behandlung von Verstopfung empfohlene Gymnastik ist auch bei Magensenkungen zu empfehlen.

Fettleibigkeit

Es gibt zwei Arten von Fettleibigkeit: die exogene, die durch äußere Faktoren entsteht, und die endogene, die auf innere Faktoren zurückzuführen ist. Exogene Fettleibigkeit ist die Folge übermäßigen Essens in Verbindung mit Bewegungsmangel. Endogene Fettleibigkeit entsteht durch Funktionsstörungen der Hirnanhangdrüse, der Schilddrüse oder anderer Drüsen.

Endogene Fettleibigkeit ist sehr selten. Sie macht nur drei Prozent aller Fälle von Fettleibigkeit aus. Bei dieser Art von Übergewicht haben therapeutische Körperübungen nur eine sehr geringe Wirkung.

Bei der Behandlung der exogenen Fettleibigkeit hingegen, der verbreitetsten Form von Fettleibigkeit, sind Heilübungen meist sehr wirksam. Erwarten Sie aber nicht, daß Ihr Gewicht allein durch Körperübungen sinkt. Sie müssen außerdem eine strenge Diät einhalten.

Es gibt eindeutige Hinweise darauf, daß Fettleibige leichter als dünne Menschen Kohlehydrate zu Fett umwandeln und speichern können (anstatt sie in das schneller verbrennbare Glykogen, eine körpereigene Speicherform von Zucker, umzuwandeln). Da den Übergewichtigen weniger Glykogen zur Verbrennung zur Verfügung steht, fühlen sie sich schnell hungrig. Deshalb essen sie schon bald wieder zuviel. Außerdem verspüren sie immer weniger Lust, ihren Körper zu trainieren, weil dabei Atembeschwerden und andere Beschwerden auftreten. Wenn Sie also bei sich selbst ein stetiges Ansteigen des Körpergewichtes beobachten, so greifen Sie rechtzeitig ein, um das Gewicht wieder unter Kontrolle zu bringen.

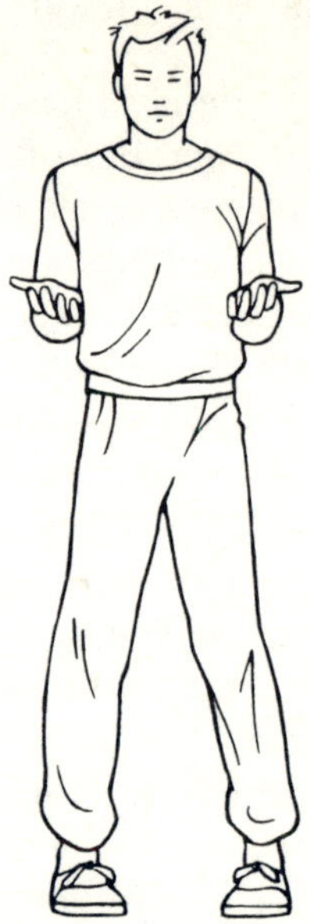

Abb. 75 Übung im Stehen zur Erlangung innerer Stärke

Ein sorgfältig zusammengestelltes und gewissenhaft ausgeführtes Übungsprogramm zur Behandlung von Übergewicht kann nicht nur das Fett verringern, sondern auch helfen, andere Beschwerden zu behandeln, die oft im Zusammenhang mit Fettleibigkeit auftreten, wie Verstopfung, Hämorrhoiden, Blähungen und Schwächen des Herzens und der Lungen.

Wegen der Komplexität des Problems Fettleibigkeit sollten Sie sich mit einem Arzt beraten, bevor Sie mit einem Körpertraining beginnen. Die folgenden Übungen wurden von chinesischen Ärzten zur Behandlung dieser Krankheit empfohlen. Man sollte sie am besten am frühen Morgen praktizieren.

Nei Chuang Kung (Übungen zur Erlangung innerer Stärke) Sequenz A

1. Die Füße stehen schulterbreit, die Zehen sind ganz leicht nach innen gedreht, und die Arme hängen an den Körperseiten herab. Heben Sie die leicht angewinkelten Arme ruhig hoch. Die Handflächen sind zunächst den Oberschenkeln zugewandt, drehen sich dann aber allmählich, so daß sie, auf Brusthöhe angekommen, nach oben weisen. Unterdessen atmen Sie tief ein (Abb. 75).

2. Beugen Sie sich so weit vor, wie Sie ohne Schmerzen können (Abb. 76). Dabei sind die beiden Handrücken einander zugewandt.

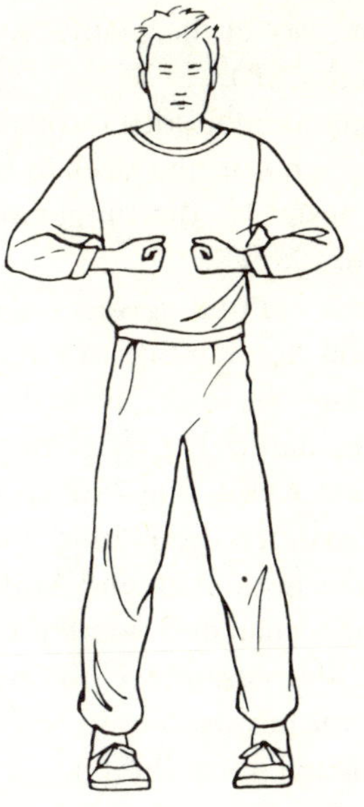

Abb. 77 Heben eines schweren Gewichtes zum Erlangen innerer Stärke

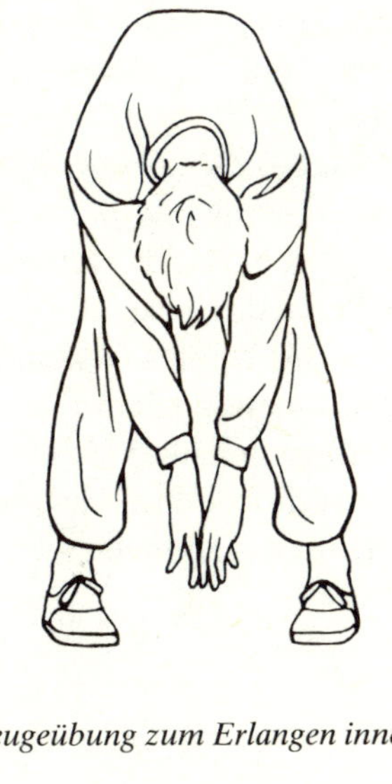

Abb. 76 Beugeübung zum Erlangen innerer Stärke

Stoßen Sie, wenn Sie sich hinabbeugen, den Laut «huh» hervor, und atmen Sie so tief wie möglich aus.

3. Ballen Sie beide Hände an den Körperseiten zu Fäusten. Heben Sie die Hände, als ob Sie ein schweres Objekt heben würden. Drehen Sie die Fäuste so, daß die Finger nach oben weisen, während Ihre Hände Brusthöhe erreichen, und atmen Sie tief ein (Abb. 77).

4. Sie stehen und bringen die Fäuste an die Körperseiten, wobei die Finger nach vorne weisen. Heben Sie die Arme gerade zur Seite und atmen Sie gleichzeitig aus (Abb. 78 a).

5. Sie halten die Arme, wie bei Übung 4 angegeben, und atmen ein. Während Sie ausatmen, drehen Sie die Rückseiten der Fäuste nach vorne, wobei die Daumen zum Boden weisen (Abb. 78b).

6. Sie stehen immer noch mit ausgestreckten Armen, atmen ein und drehen beim Ausatmen die Fäuste, bis die Finger sich oben befinden (Abb. 78c).

7. Sie atmen ein und bewegen die Arme aus der Position des Übungsschritts 6 nach unten. Drücken Sie die Fäuste kräftig gegen den Bauch, damit Sie möglichst tief ausatmen, wie auf Abbildung 78d dargestellt.

8. Sie entspannen die Hände und lassen die Arme locker herabhängen. Atmen Sie dreimal ein und aus, und wiederholen Sie anschließend die gesamte Übungssequenz. Je nachdem, wie gesund Sie sind, können Sie sie zehn- bis 30mal wiederholen.

Nei Chuang Kung (Übungen zur Erlangung innerer Stärke) Sequenz B

1. Stellen Sie die Füße so, als wollten Sie einen langen Schritt tun, wobei der linke Fuß vorsteht und das Knie leicht gebeugt ist. Die Entfernung zwischen der Ferse des vorstehenden Fußes und den Zehen des zurückstehenden Fußes sollte ungefähr 60 cm betragen, der Abstand zwischen den Fußgelenken nicht mehr als 45 cm. Die Zehen des vorderen Fußes weisen nach vorne, die des hinteren leicht nach außen. Halten Sie die beiden Füße während der Übung an ihrem Platz, und versuchen Sie Ihr Körpergewicht gleichmäßig auf sie zu verteilen.

2. Nun wenden Sie den Körper leicht nach rechts. Ihre Augen folgen der Bewegung. Heben Sie die Hände vor die Brust, so daß die Handrücken einander zugewandt sind und die Finger wie auf Abbildung 79a nach oben weisen.

3. Lassen Sie die Arme anmutig abwärts gleiten. Strecken Sie dann die linke Hand vor, während sich der rechte Arm nach hinten bewegt wie auf Abbildung 79b.

4. Drehen Sie den Körper langsam nach links. Die Augen bleiben waagerecht und folgen der Drehung. So erreichen Sie eine Position, die diejenige des 2. Übungsschritts umkehrt. Wiederholen Sie die Bewegungen wie in Ziffer 3 mit dem Unterschied, daß nun Ihr rechtes Bein und Ihr rechter Arm vorne sind. Wiederholen Sie die gesamte Übung zuerst rechts, dann links. Sie können dies abwechselnd je 100mal tun.

Nei Chuang Kung (Übungen zur Erlangung innerer Stärke) Sequenz C

1. Die Füße stehen schulterbreit und parallel. Atmen Sie ein oder zwei Minuten tief durch die Nase.

2. Machen Sie tiefe Kniebeugen. Atmen Sie in der Hocke tief aus und pressen Sie beide Hände gegen den Bauch. Atmen Sie ein, wenn Sie sich wieder erheben. Wiederholen Sie dies zehn- bis 20mal. Gehen Sie danach zehn bis 20 Minuten spazieren.

Wenn Fettleibige bei guter Gesundheit sind, können sie auch laufen, schwimmen, kalte Bäder nehmen, Sonnenbaden und Ball spielen.

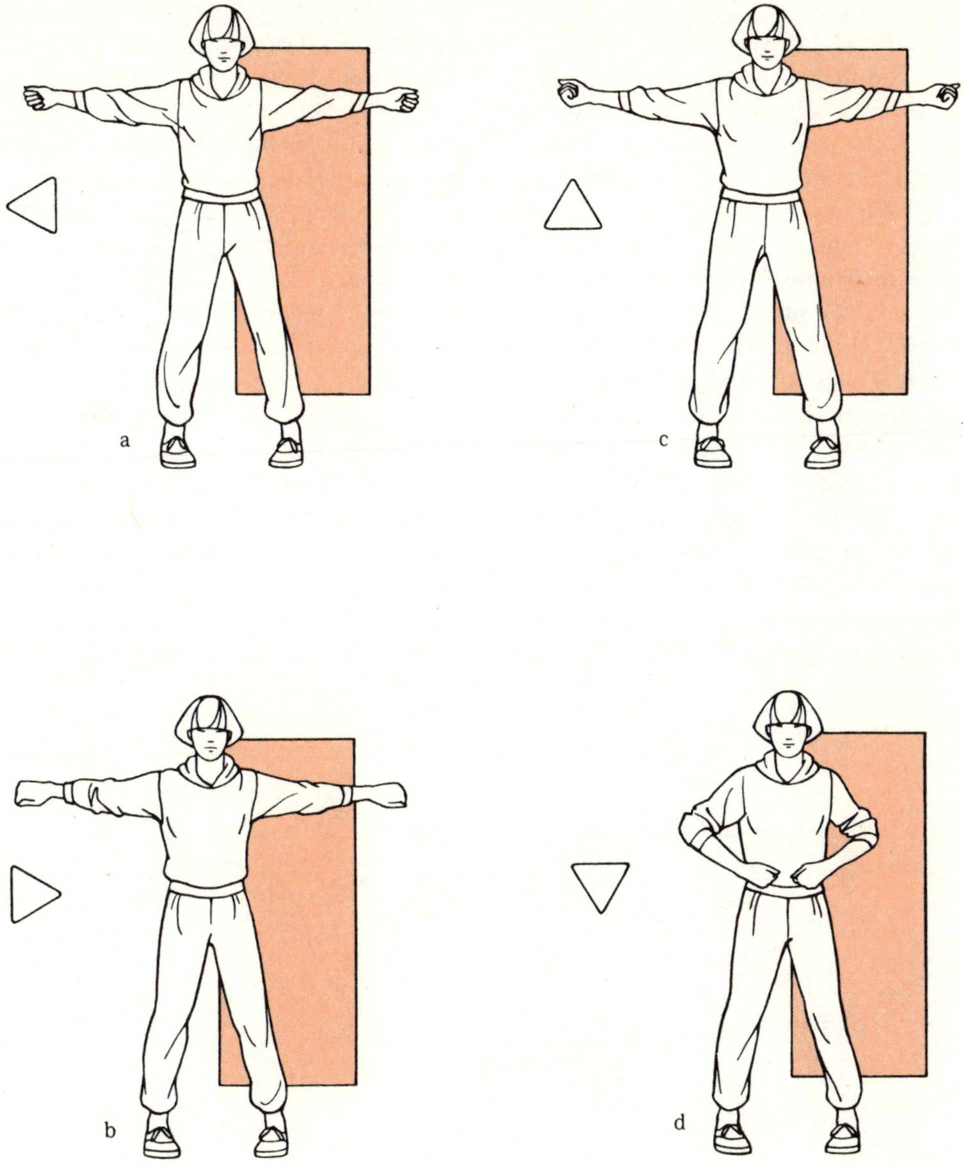

Abb. 78 Übungssequenz zur Erlangung innerer Stärke

Kann man Fett durch Bauchmassage reduzieren?

Lange Zeit war die Ansicht sehr verbreitet, daß man Fett in der Bauchregion durch Massieren dieses Körperbereichs reduzieren könnte. Das ist jedoch ganz einfach falsch.

Um dies zu verstehen, muß man wissen, wie Fett sich am Bauch ablagert. Gewöhnlich beträgt der Gesamtanteil an Fett beim Durchschnittsmenschen ungefähr zehn Prozent seines Gewichts. Wenn ein körperlich inaktiver Mensch zuviel ißt, nimmt der Körper mehr Nährstoffe auf als notwendig. Wegen des Bewegungsmangels kann er die überzähligen Kalorien nicht verbrauchen. Überflüssige Mengen an Zucker und Eiweiß werden vom Körper in Fett umgewandelt. Die Bauchdekke ist der Hauptablagerungsplatz für überflüssiges Fett. Die Folge der Fettablagerung ist Übergewicht.

Untersuchungen haben ergeben, daß ein Mensch, der viel sitzt, pro Tag 15 g Fett ansetzt. Wenn dieser Trend fortgeschrieben wird, ist das im Monat fast ein Pfund; in zwölf Monaten sind es etwa 5,5 kg.

Die beste Methode, Fettansammlung im Körper zu verhindern, ist, Nahrungsaufnahme und körperliche Aktivität einander anzupassen. Exzessive Eßgewohnheiten bei gleichzeitigem Bewegungsmangel sollte man unter allen Umständen vermeiden.

Wenn sich im Bauch oder in anderen Körperbereichen schon Fettüberschüsse gebildet haben, so ist Körpertraining die sinnvollste Methode, sie zu beseitigen. Das abgelagerte Fett kann als verwertbare Energie wieder abgebaut werden.

Wenn Sie durch Körpertraining Gewicht verlieren wollen, müssen Sie nicht nur aktiver werden, sondern auch die Nahrungsaufnahme reduzieren. Zu empfehlen sind Gehen, Laufen, Ballspiele, Schwimmen oder Wandern. Natürlich müssen Sie von diesen Arten

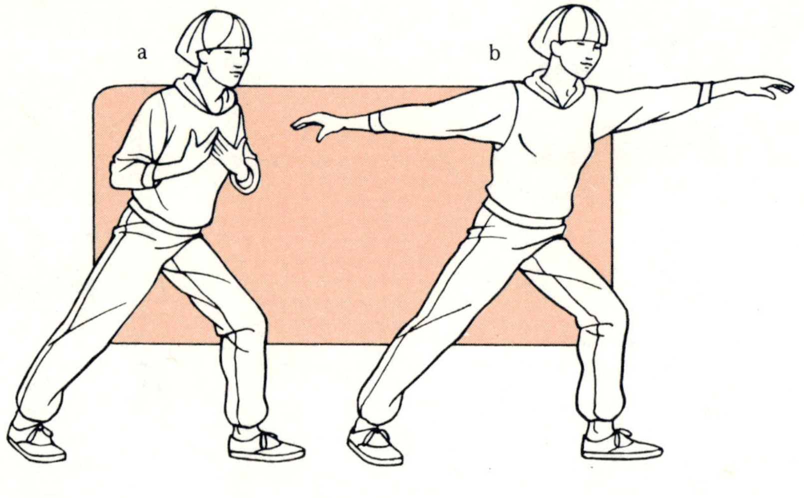

Abb. 79 Entwickeln Sie Kraft, Anmut und Gleichgewicht

von Körpertraining absehen, wenn Sie zusätzlich unter anderen Beschwerden leiden. Für Fettleibige mit Koronarerkrankungen oder Bluthochdruck ist intensives Körpertraining eher schädlich. Diese Kranken müssen ihr Gewicht hauptsächlich mit Hilfe von Diät zu reduzieren versuchen. Sie können höchstenfalls unter ärztlicher Aufsicht ein sehr vorsichtiges Übungsprogramm absolvieren.

6. Heilung von Erkrankungen des Nervensystems

Krankheiten des Nervensystems erzeugen mehr Symptome und Probleme als die jedes anderen Körpersystems. Apathisches Desinteresse am Leben, Appetitmangel, Schlaflosigkeit und Arbeitsunfähigkeit charakterisieren das Krankheitsbild des Depressiven. Solche Störungen des Nervensystems haben schwerwiegende und unangenehme Auswirkungen auf das Leben. Doch ganz gleich, ob es sich um leichte Beschwerden wie gelegentliche Schlaflosigkeit, um Seekrankheit (Kinetose), um ernstere Schäden infolge von Kinderlähmung oder um Schäden der Wirbelsäule handelt, für all diese Fälle liefert das vorliegende Kapitel hilfreiche Übungen.

Depression

Sollte man Depression mit Ruhe oder durch Übungen behandeln? Wenn die Depression durch Erschöpfung verursacht ist, sind Ruhe und Schlaf der Schlüssel zur Revitalisierung der Nervenzellen jener Bereiche des menschlichen Gehirns, die das Denken steuern. Doch haben chinesische Ärzte immer wieder festgestellt, daß Ruhe allein nicht genügt. Ebenso wichtig ist es, das körperliche Befinden des Depressiven zu verbessern, da ihn dies auch in die Lage versetzt, mit seiner persönlichen Situation und mit seiner Arbeit besser zurechtzukommen.

Körperübungen können helfen, eine Depression zu heilen. Die Wirkung beruht nicht nur darauf, den Patienten körperlich zu stärken. Während des Körpertrainings senden die Muskeln und Gelenke einen konstanten Strom neuraler Impulse zum zentralen Nervensystem, die sich nach Ansicht einiger Mediziner regulierend auswirken. Muskeltraining ist demzufolge im Grunde auch ein Training des Nervensystems. Demnach wirkt sich körperliche Aktivität positiv auf das Nervensystem aus.

Außerdem lenkt das Training den Depressiven von der obsessiven Beschäftigung mit seinen Problemen ab. Dies trägt zur Verbesserung seines emotionalen Zustandes bei und lindert somit ebenfalls die Symptome.

Ruhe, Körpertraining und Erholung – alle diese Faktoren sind bei der Behandlung einer Depression zu berücksichtigen.

Wie effektiv Körpertraining zur Heilung beiträgt, hängt vom jeweiligen Fall ab, da jede Depression anders ist. Depressive, die aufgrund von psychischem Streß, von Überarbeitung oder körperlicher Inaktivität unter chronischer Müdigkeit leiden, haben den meisten Nutzen von Heilübungen. Patienten, die körperlich geschwächt oder geistig erschöpft sind, brauchen viel Ruhe. Für sie ist als Übung *Ch'i Kung* geeignet, insbesondere die entspannende Atemtechnik *Fang Sung Kung* (siehe Seite 59). Jedoch sollten sie *Ch'i Kung* nicht übermäßig lang üben.

Wenn Depression eine Folge anderer Krankheiten ist, muß die Behandlung bei diesen ansetzen.

Heilübungen bei Depression

Die besten Heilübungen zur Behandlung von Depression sind *T'ai Chi Ch'uan, Ch'i Kung,* Massage, ruhiges Gehen, Wandern und Reisen sowie Bäder in kaltem Wasser. Von den erwähnten Möglichkeiten scheint *T'ai Chi Ch'uan* die effektivste zu sein.

T'ai Chi Ch'uan

In den letzten Jahren haben die Chinesen *T'ai Chi* häufig und mit Erfolg zur Behandlung von Depressionen eingesetzt. Diese Übung erzielt deshalb besonders gute Resultate, weil sie geistige und emotionale Ruhe erfordert. Sie beansprucht die volle Aufmerksamkeit des Übenden, damit der Körper ausführen kann, was der Geist sich vorstellt. *T'ai Chi* wirkt auf das Nervensystem und läßt ein Gefühl der Ruhe und des Friedens entstehen. Nach längerer Übungszeit vermag *T'ai Chi* oft Probleme wie Zerstreutheit und Reizbarkeit zu heilen.

T'ai Chi zu erlernen ist ziemlich kompliziert und erfordert eine Menge Geduld, aber die Mühe lohnt sich. Die beste Methode zum Erlernen der *T'ai-Chi*-Form ist konsequentes, schrittweises Üben – von der einfachsten bis zur kompliziertesten, von der leichtesten bis zur schwierigsten Bewegung. Die folgenden Schlüsselwörter beschreiben die *T'ai-Chi*-Bewegungen: *ruhig, locker, langsam.*

Ch'i Kung

In der traditionellen chinesischen Medizin ist *Ch'i Kung* bekannt für seine Effektivität bei der Behandlung von Krankheiten, die sich durch Begriffe wie Leere, Müdigkeit, Mangel und Verletzung charakterisieren lassen. *Ch'i Kung* nährt *Yuen Ch'i* – die Vitalenergie – und baut innere Stärke auf. Dies ist eine gute Medizin gegen Depression. Viele Kliniken in China behandeln Depressionen erfolgreich mit *Ch'i Kung.*

Die Hauptwirkung von *Ch'i Kung* bei Depressionen ist die Erzeugung geistiger Ruhe. In diesem Zustand stellt die Gehirnrinde des Übenden ihre Aktivität ein – er hört also auf, aktiv zu denken, sich Sorgen zu machen und sich zu quälen. Die erschöpften Nervenzellen erhalten so die Möglichkeit, sich zu revitalisieren.

Depressive sollten die *Ch'iang-Chuang-Kung*-Technik im Sitzen üben (siehe Seite 60). Körperlich Schwache können im Liegen üben, Starke natürlich auch im Stehen. Immer ist das Ziel der Übung ein Zustand geistiger Ruhe. Sie sollten *Ch'i Kung* zwei- bis dreimal täglich jeweils 30 Minuten lang üben.

Massage

Massage kann auch als Selbstmassage sehr wirksam sein. Oft wird eine Depression von anderen Symptomen begleitet. Bei Kopfschmerzen können Sie den Kopf mit raschen Bewegungen reiben, die denen des Zähneputzens ähneln. Massieren Sie auch die Akupunkturpunkte um die Augen (siehe Seite 82). Bei Benommenheit behandeln Sie den gesamten Kopf durch leichte Schläge mit Zeige- und Mittelfinger, wobei Sie die Ohren mit den Handflächen bedecken. Den Akupunkturpunkt *Yung Ch'uan* (Sprudelnde Quelle) zu massieren, ist ein sehr wirksames Heilmittel gegen Schlaflosigkeit und gegen Herzklopfen infolge von Angstzuständen. Der Punkt befindet sich in der Mitte der beiden Fußsohlen.

Ruhiges Gehen, Wandern und Reisen
Ein gemütlicher Spaziergang von zwei bis drei Kilometern wirkt regulierend auf die Erregungs- und Hemmungsprozesse in der Gehirnrinde. Dies verringert Symptome wie Kopfschmerzen und pochende Schläfenschmerzen. Viele Patienten können bezeugen, daß sich infolge regelmäßigen Körpertrainings ihre Stimmung bessert. Körperlich starken Menschen helfen auch Wanderungen und Reisen, die Aufmerksamkeit von den Problemen abzulenken.

Wasserbäder
Ein Bad in kaltem Wasser ist Depressiven wegen seiner beruhigenden Wirkung auf das Nervensystem zu empfehlen. Die beste Zeit dafür ist der frühe Morgen. Reiben Sie den Körper zunächst mit warmem Wasser ab. Nach einigen Tagen können Sie es mit kaltem Wasser versuchen, wenn es Ihnen nicht zu unangenehm ist. Schließlich können Sie ein Bad oder eine Dusche in kaltem Wasser von einer halben bis zu einer Minute wagen. Im Sommer ist auch Schwimmen eine gute Form der Körperübung für Depressive.

Andere Übungen
Tischtennis, Basketball, Kanufahren und ähnliche Sportarten, die im Freien stattfinden, eignen sich für Depressive. Doch wenn das Behandlungsprogramm erfolgreich sein soll, muß der Depressive bedenken, daß die körperliche Aktivität nur eine, wenn auch eine wichtige Komponente ist. Gleichzeitig muß man die persönlichen Probleme zu lösen versuchen, die zur Neurose geführt haben. Auch ein Ausgleich zwischen Arbeit und Entspannung und eine optimistische Sicht des Lebens sind wichtig.
Wieviel ein Depressiver üben sollte, hängt von seiner körperlichen Kondition ab. Ist er körperlich schwach, so sollte er sich auf *Ch'i Kung* und Massage beschränken. Ist er hingegen körperlich fit, so kann er eine halbe bis eine Stunde täglich üben, wobei die Zeit für *Ch'i Kung* nicht mitgerechnet wird. Körperlich starke Menschen können jeweils ein bis zwei Stunden morgens und nachmittags üben. Bei übermäßigem Schwitzen, bei Überreizung oder Schlaflosigkeit muß die Übungszeit sofort reduziert werden.
Setzen Sie Vertrauen in die Heilübungen. Wenn Sie den festen Willen haben, können Sie die Depression besiegen.

Heilung von Schlaflosigkeit

Schlaflosigkeit kann viele Gründe haben. Die häufigsten sind Depression und zeitweilige emotionale Störungen. In diesen Fällen sind Schlaftabletten nur eine temporäre Lösung. Um die Ursachen zu behandeln, muß der Patient die überreizte Gehirnrinde beruhigen und ihre Aktivität hemmen. Dies läßt sich gut durch Heilübungen erreichen.
Die folgenden Übungen können einzeln oder als Übungssequenz praktiziert werden.
1. Gehen Sie vor dem Zubettgehen fünf bis zehn Minuten spazieren, oder üben Sie einmal die Form des *T'ai Chi Ch'uan*. Legen Sie sich schlafen, nachdem Sie sich beruhigt haben.

2. Massieren Sie sich selbst vor dem Schlafen im Sitzen oder in Rückenlage. Wenn die Raumtemperatur zu niedrig ist, so bedecken Sie den Körper mit einer Decke. Massieren Sie den ganzen Körper, als würden Sie sich bei einem Bad abwaschen – zunächst sanft mit beiden Händen das Gesicht, anschließend den linken Arm mit der rechten Hand und umgekehrt. Dann folgen die Brust und die Bauchregion. Die Handbewegungen sollten langsam und leicht sein. Massieren Sie schließlich den Akupunkturpunkt *Yung Ch'uan,* der sich in der Mitte der beiden Fußsohlen befindet. Fahren Sie mit der Massage fort, bis Sie sich ruhig und in einer friedvollen Stimmung fühlen. Gewöhnlich tritt dies nach zehnminütiger Selbstmassage ein. Dann sind Sie müde und schläfrig. Entspannen Sie den ganzen Körper, und legen Sie sich schlafen. Diese Massage hat eine beruhigende und hypnotische Wirkung.

3. Üben Sie unmittelbar vor dem Schlafengehen *Ch'i Kung* – entweder *Fang Sung Kung* oder *Ch'iang Chuang Kung* (siehe die Seiten 59 und 60). Sie können sich auch einfach auf die rechte Körperseite legen, die Muskeln entspannen und im Geist den Rhythmus Ihres Atems verfolgen, bis Sie einschlafen. Da diese Übung den Schlaf herbeiführen soll, ist es nicht wichtig, wieviel Zeit Sie damit verbringen. Meist fühlt man sich nach ungefähr zehn Minuten schläfrig.

Sie können die Übung auch mit einem warmen Fußbad von 20- bis 30minütiger Dauer verbinden. Wenn Sie kurz nach dem Einschlafen wieder aufwachen, so wiederholen Sie die Übung noch einmal.

Vorbeugung gegen Reise- oder Bewegungskrankheit (Kinetose)

Manche Menschen fühlen sich schwindelig und verspüren Übelkeit, wenn sie in einem Auto, einem Schiff oder einem Flugzeug reisen. Manchmal fangen sie sogar an zu schwitzen, werden bleich oder müssen sich übergeben. Diese Menschen leiden unter Kinetose. So werden alle Beschwerden bezeichnet, die durch unregelmäßige, wiederholte Bewegung des Körpers erzeugt werden. Es gibt Schätzungen, nach denen mehr als 80 Prozent der Menschen, die zum ersten Mal auf einem Schiff reisen, seekrank werden.

Der Grund dafür liegt tief im Inneren des menschlichen Ohrs verborgen. Das Ohr besteht aus einer äußeren Ohrmuschel, dem Mittelohr und dem Innenohr. Das Innenohr liegt im Schläfenbein. Im Innenohr befindet sich der Vestibularapparat, der die Rezeptoren für Körperhaltung und Bewegung enthält.

Wenn ein Mensch in einem Flugzeug oder Auto reist, so kann es passieren, daß diese Rezeptoren durch die Bewegungen des Fahrzeugs gerüttelt werden. Die Sinneszellen des Vestibularorgans müssen sich dann auf die neue Situation einstellen. Ein Mensch, dessen Vestibularapparat sich leicht anpaßt, wird nicht seekrank. Bei sensiblen Menschen ist das anders.

Weitere Faktoren wie übermäßiges Essen, Müdigkeit, Schlafmangel, emotionale Überreizung und Luftverschmutzung können ebenfalls zur Kinetose führen. Benzingeruch und Autoabgase verstärken häufig das Gefühl der Übelkeit.

Eine einfache Maßnahme gegen Kinetose ist, Dimenhydrinat, Meclozin oder Ingwerwurzel einzunehmen. Durch vorbeugende Übungen kann man die Einnahme von Medikamenten jedoch vermeiden. Befindet man sich häufig genug in der auslösenden Situation, so verschwinden die Symptome ohnehin von selbst. Viele Seeleute und Fahrer haben die Seekrankheit auf diese Weise überwunden. Es gibt jedoch auch andere Methoden, um Reise- oder Seekrankheit zu verhindern.

Kinetose bekämpft man am besten durch Übungen, die den Gleichgewichtssinn des Körpers stärken. Dazu gehören Rollschuhfahren, Schwingen an einem Seil, auf eine Strickleiter steigen, Übungen an einem Barren mit schräg stehenden Holmen und sogar simples Herumrollen auf einer Übungsmatte. Diese Übungen verbessern die Anpassungsfähigkeit des Körpers an unregelmäßige Bewegungen.

Die folgenden beiden Übungen aus *Pa Kua Ch'ang* («Die Handfläche der acht Diagramme»), die keine Hilfsmittel erfordern, haben sich als außerordentlich nützlich zur Vorbeugung gegen Kinetose erwiesen.

Handflächen nach oben gekehrt

Halten Sie die Hände so, daß die Handflächen sich in Schulternähe befinden, und beugen Sie leicht die Knie. Sie sollen nun nach folgendem Muster gehen: Beschreiben Sie zunächst einen großen Kreis, und gehen Sie dann spiralförmig nach innen, bis Sie schließlich um einen einzigen Punkt kreisen. Anschließend gehen Sie ein imaginäres Quadrat von 1,20 Meter Seitenlänge ab. Danach folgen Sie den ein Meter langen Seiten eines Dreiecks. Schließlich drehen Sie sich so lange im Kreis, bis Ihnen schwindelig wird, wobei die Handflächen nach oben weisen und die Knie leicht gebeugt sind. Wenn Sie sich etwas erholt haben, wiederholen Sie die Übungen in der entgegengesetzen Richtung.

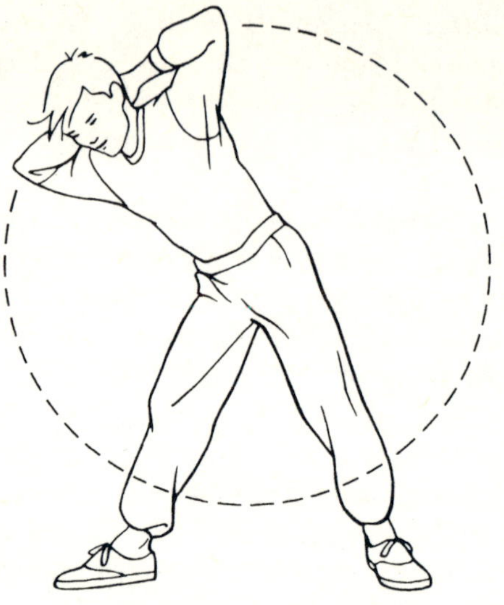

Abb. 80 Kreisen mit dem Oberkörper

Kreisen mit dem Oberkörper

Die Füße stehen etwas weiter als schulterbreit. Halten Sie den Hinterkopf mit beiden Händen und verschränkten Fingern. Drehen Sie dann den Oberkörper im Uhrzeigersinn aus der Taille in einem großen Kreis, bis Sie sich ein wenig schwindelig fühlen. Wiederholen Sie die Bewegung anschließend im Gegenuhrzeigersinn (Abb. 80).

Behandlung von Ischias durch Heilübungen

Es gibt viele Ursachen für Ischias, bei dem gewöhnlich ein stechender Schmerz im Gesäßmuskel auftritt, der in ein Bein und oft sogar bis in den Fuß ausstrahlt. Auch Schwäche und Taubheit des Beins sowie ein Bandscheibenvorfall, Osteoarthritis (Knochen- und Gelenkentzündung) der Wirbelsäule und ischiatische Neuritis (Entzündung des Ischiasnervs) können Ursachen dieses Leidens sein.

Die letztere Form des Ischias kann nach Ansicht chinesischer Ärzte durch eine Erkältung oder durch Aufnahme von Toxinen (Giften) aus der Umgebung entstehen sowie durch Entzündung von Geweben der umliegenden Körperregionen. Glücklicherweise läßt sich diese Art von Ischias gut mit Heilübungen behandeln. Doch sollten Sie keinesfalls während eines akuten Anfalls von ischiatischer Neuritis üben. Im chronischen Stadium hingegen sind Massagen und Gymnastik sehr zu empfehlen.

Für die Massagemethode, die bei chronischer ischiatischer Neuritis am erfolgversprechendsten ist, brauchen Sie ein einfaches Hilfsmittel. Polstern Sie eine Rolle oder einen Holzstab mit einigen Stoffschichten. Damit klopfen Sie bei der Taille beginnend den ganzen Körper ab. Vergessen Sie auch Hüften und Beine nicht. Bleiben Sie fünf bis zehn Minuten bei jeder Muskelgruppe. Wiederholen Sie dies drei- bis fünfmal täglich.

Nach dieser Massage kann der Patient im Anfangsstadium der Genesung folgende Übungen im Bett liegend ausführen:

1. Sie ruhen mit angewinkelten Beinen auf dem Bett und drücken die Knie zusammen. Versuchen Sie, die Knie mit den Händen voneinander zu entfernen, während Sie sie gleichzeitig mit der entgegengesetzten Muskelgruppe zusammenhalten. Tun Sie dies 30 Sekunden lang.

2. Sie liegen mit leicht angezogenen Beinen auf dem Rücken und strecken abwechselnd je ein Bein aus, wobei die Oberschenkel parallel bleiben. Halten Sie das Bein 30 Sekunden lang in die Höhe. Verfahren Sie ebenso mit dem anderen Bein.

3. Sie liegen auf der Seite und beugen sich leicht in den Hüften. Die schmerzende Seite befindet sich oben. Bewegen Sie das schmerzende Bein sanft etwa eine Minute lang zurück und vor.

4. Sie sitzen am Bettrand und stützen sich nach rückwärts mit den Händen ab. Strecken und beugen Sie abwechselnd die beiden Beine. Wiederholen Sie dies achtmal oder weniger oft, falls es zu unangenehm wird (Abb. 81).

Wenn sich Ihr Zustand gebessert hat, können Sie zu den folgenden Übungen übergehen:

5. Sie sitzen mit leicht angewinkelten Beinen auf einem Stuhl und legen die Hände auf die Beine. Beugen Sie sich aus der Taille vor und lassen Sie die Hände über die Beine bis zu den Füßen herabgleiten, wie auf Abbildung 82 dargestellt. Wiederholen Sie dies viermal.

6. Sie sitzen mit ausgestreckten Beinen auf dem Bett, lehnen sich vorsichtig vor und versuchen, die Zehen zu berühren. Wiederholen Sie die Übung mehrmals.

7. Sie stehen, halten sich an etwas Widerstandsfähigem fest und schwingen das schmerzende Bein leicht vor und zurück. Die Knie sollen dabei möglichst gestreckt bleiben. Fahren Sie fünf Minuten lang damit fort.

8. Sie stemmen die Hände in die Hüften und verlagern das Körpergewicht auf den rechten Fuß. Dann beugen Sie das rechte Bein und strecken den linken Fuß zur linken Seite wie auf Abbildung 83 dargestellt. Stellen Sie sich anschließend wieder aufrecht hin, und wiederholen Sie die Übung mit dem anderen Bein. Wiederholen Sie die Übung beidseitig achtmal.

9. Sie stehen und stemmen die Hände in die Hüften, beugen sich leicht aus der Hüfte vor und anschließend zurück. Wiederholen Sie dies achtmal. Beugen Sie sich allmählich immer weiter vor und zurück.

Wenn Ihr Ischias auf einem Bandscheibenvorfall beruht, so sollten Sie auf andere Übungen zurückgreifen. Übungszeit und -intensität müssen Sie jedoch stets Ihrer körperlichen Verfassung und Ihrem Gesundheitszustand anpassen.

Bei schwachen Formen von Ischias springt die verrutschte Gelenkscheibe manchmal nach einigen Tagen Bettruhe von selbst wieder an ihren Platz zurück. Um den Heilungsprozeß zu beschleunigen, können Sie sich von einem Krankengymnasten behandeln lassen. Versuchen Sie es auch mit der folgenden Übung: Sie stehen mit geschlossenen Beinen und halten eine Stange horizontal über den Kopf. Drehen Sie den Körper dann leicht von einer zur anderen Seite, wobei sich hauptsächlich Arme und Schultern bewegen. Der Rumpf bleibt aufrecht, während er sich von links nach rechts dreht. Wiederholen Sie diese Übung zwei- bis dreimal täglich.

Wenn sich Ihr Zustand nach zehn Tagen noch nicht zu Ihrer Zufriedenheit gebessert hat, so beenden Sie das Übungsprogramm und halten Sie nach anderen Behandlungsmöglichkeiten Ausschau.

Gehirnerschütterung

Kopfverletzungen führen manchmal zu Gehirnerschütterungen – einer Art Schockzustand des Kopfes. Nach Ruhe und Therapie erholen sich manche Patienten völlig. Andere leiden längere Zeit unter Folge-

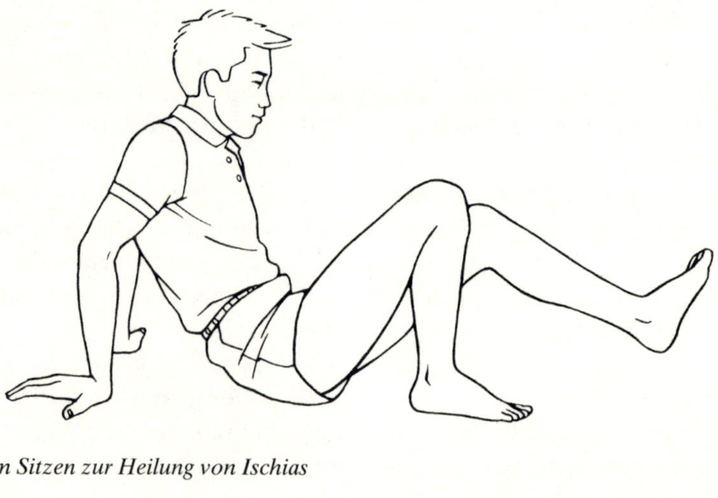

Abb. 81 Übung im Sitzen zur Heilung von Ischias

erscheinungen wie Schwindelgefühlen, Kopfschmerzen, Mattigkeit, Depression, Konzentrationsschwierigkeiten und Gliederschwäche.

Heilübungen können sehr zur Linderung dieser Symptome beitragen, insbesondere in Verbindung mit einer entsprechenden Medikation. Auch die Übungen für Menschen, die an Depressionen leiden, sind bei Gehirnerschütterungen und deren Folgeerscheinungen zu empfehlen, doch sollte die Anzahl der angegebenen Wiederholungen reduziert werden. *Ch'i Kung* kann ebenfalls helfen. Man konzentriere sich auf die entspannenden Atemübungen (siehe Seite 59). Spaziergänge in frischer Luft und gymnastische Übungen, insbesondere die zweite Sequenz von *Pa Tuan Chin* (siehe Seite 37) sind zu empfehlen.

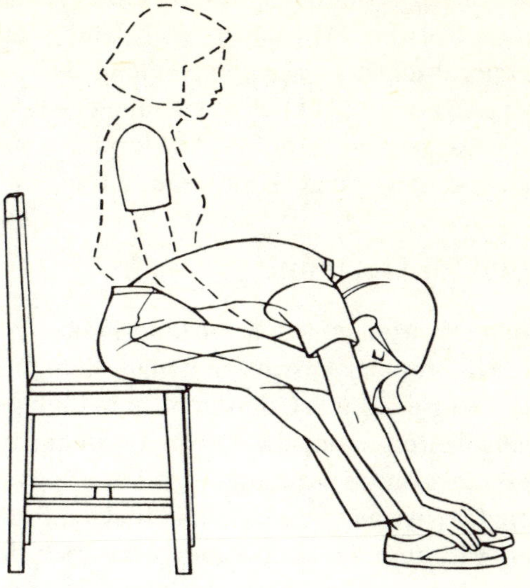

Abb. 82 Übung gegen Ischias

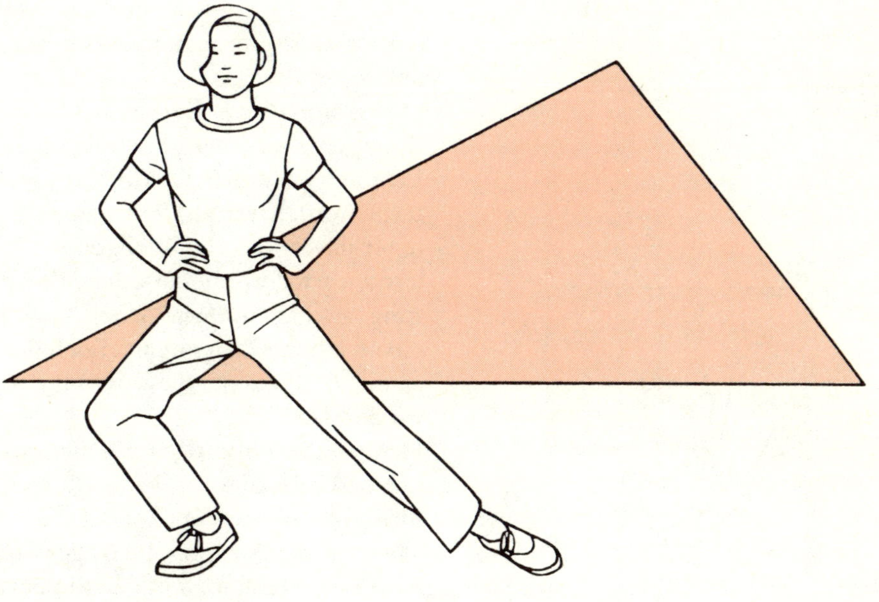

Abb. 83 Übung im Stehen gegen Ischias

Körperlich gesunde Patienten können Tischtennis spielen. Musik in Verbindung mit Körperübungen wirkt entspannend auf das Nervensystem. Und Selbstmassage des Kopfes – Reiben oder sanftes Abklopfen – vermag ebenfalls einige Symptome zu lindern.

Hilfe für Gelähmte

Früher waren einige nichtchinesische Wissenschaftler der Ansicht, daß man Menschen mit einseitigen Lähmungserscheinungen kaum helfen kann, die Bewegungsfähigkeit der betroffenen Muskeln wiederherzustellen. Das ist ganz einfach falsch. Heilübungen, Physiotherapie und andere Formen der Rehabilitation können Geschwindigkeit und Grad der Wiederherstellung erheblich beeinflussen, wenn man nur früh genug damit anfängt.

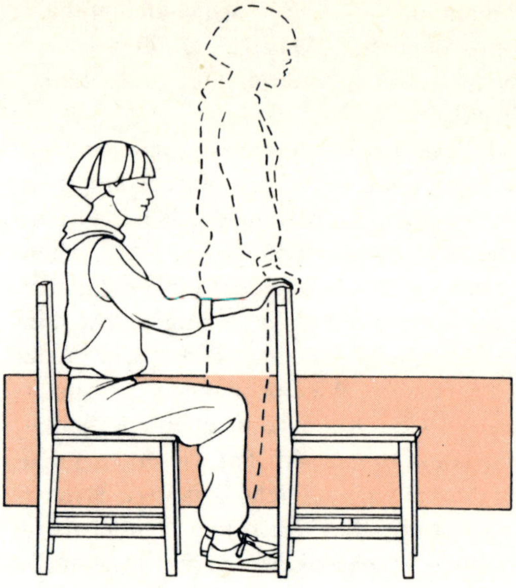

Abb. 85 Stehübung

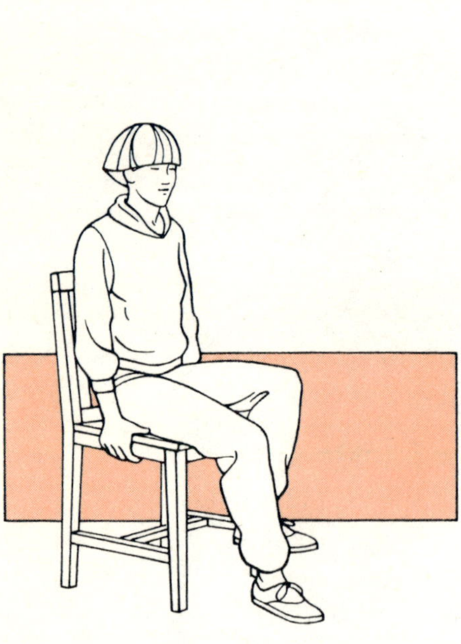

Abb. 84 Gehübung im Sitzen

Der Autor dieses Buches beobachtete zwei Gruppen von einseitig Gelähmten, deren Lähmungen durch Gehirnblutungen verursacht worden waren. 90 Prozent derjenigen unter ihnen, die Heilübungen praktizierten, lernten wieder, alleine oder mit Unterstützung zu gehen. Von denen, die nicht an einem Übungsprogramm teilnahmen, gelang es nur 62 Prozent, diese wichtige Fähigkeit wiederzuerlangen.

Hemiplegie, einseitige Lähmung, wird meist durch Verletzungen des motorischen Gehirnzentrums verursacht. Eine Blutung, Thrombose oder Embolie ist gewöhnlich der Auslöser. Wenn man in der Rekonvaleszenz mit Heilübungen beginnt und sie kontinuierlich fortsetzt, kann das die Genesung erheblich beschleunigen und verbessern.

Heilübungen für einseitig Gelähmte lassen sich in drei Stufen unterteilen: Auf der ersten arbeitet der Patient daran, die Fähigkeit des Sitzens und Aufstehens wiederzuerlangen. Massagen durch einen ausgebildeten Masseur können dabei nützlich sein, ebenso die Manipulation der betroffenen Gliedmaßen durch einen Krankengymnasten. Außerdem sollte der Patient die folgenden progressiv geordneten Übungen trainieren.

(*Anmerkung des Herausgebers:* Genesende Paralytiker sollten sich nur ein leichtes Übungspensum zumuten. Überlasten Sie keinesfalls das Herz-Kreislauf-System. Und üben Sie vorsichtig. Bei Steh- oder Gehübungen sollte immer jemand anwesend sein.)

1. Beugen und strecken Sie im Liegen Füße und Zehen und anschließend die Beine, diese zuerst in der Hüfte und später vom Knie ab.

2. Setzen Sie sich zunächst mit Unterstützung eines Helfers, später selbständig auf einen Stuhl, der neben dem Bett steht.

3. Heben Sie, wenn Sie auf dem Stuhl sitzen, abwechselnd beide Füße. Simulieren Sie auf diese Weise im Sitzen das Gehen, wie Abbildung 84 zeigt.

4. Erheben Sie sich aus dem Stuhl, indem Sie sich an der Lehne eines anderen Stuhls festhalten, der vor Ihnen steht, wie auf Abbildung 85 dargestellt.

5. Stehen Sie eine oder zwei Minuten lang aufrecht und halten Sie sich zur Unterstützung an einem Stuhl oder an einem Bettpfosten fest.

6. Stehen Sie in der Nähe einer Stütze, aber versuchen Sie, ein paar Minuten lang ohne Hilfe zu stehen.

7. Stehen Sie ohne jede Hilfe.

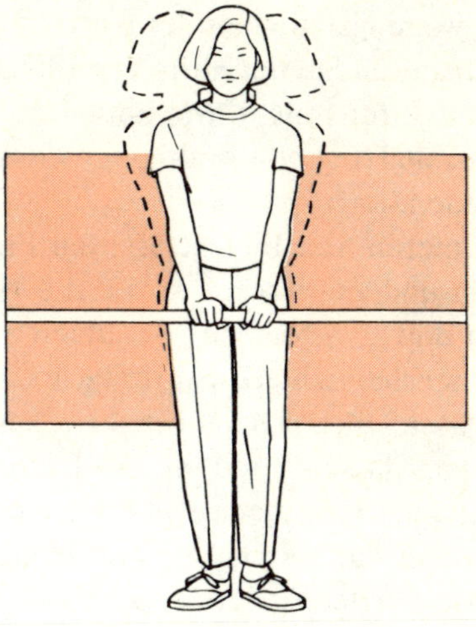

Abb. 86 Gewichtsverlagerung

Auf der zweiten Übungsstufe erlangt der Patient die Gehfähigkeit wieder und steigert die Mobilität des Oberkörpers, insbesondere die der Finger.

Die Phasen des Gehtrainings sind:

1. Halten Sie sich an einer Stütze fest und verlagern Sie das Körpergewicht von rechts nach links (Abb. 86).

2. Halten Sie sich an einer Stütze fest und gehen Sie gleichmäßig auf der Stelle (Abb. 87).

3. Gehen Sie mit Hilfe einer Stütze seitwärts (Abb. 88).

4. Gehen Sie unter Benutzung einer Gehhilfe mit Rädern.

5. Gehen Sie mit einem Stock.

6. Gehen Sie ohne jede Hilfe.

Es folgt eine Methode zur Wiederherstellung der Bewegungsfähigkeit der Hände:

1. Reduzieren Sie mit Hilfe von Massage die Steifheit Ihrer Finger. Manipulieren Sie die Finger mit Hilfe von krankengymnastischen Methoden.

2. Trainieren Sie, Ihre gelähmten Finger zu beugen und zu strecken sowie die Hand zu öffnen und zu schließen. Benutzen Sie dazu kleine mechanische Hilfsmittel wie ein Brett, mit dessen Hilfe sich die Finger voneinander entfernen lassen, und einen Fingerroller. Das kleine Holzstück rechts auf Abbildung 89 ist zur Unterstützung der Handwurzel beim Rollen der Finger gedacht.

3. Entwickeln Sie Ihre Feinmotorik, indem Sie versuchen, Knoten zu knüpfen, Knöpfe zu befestigen, zu schreiben und die Perlen einer mechanischen chinesischen Rechenmaschine (eines Abakus) zu bewegen.

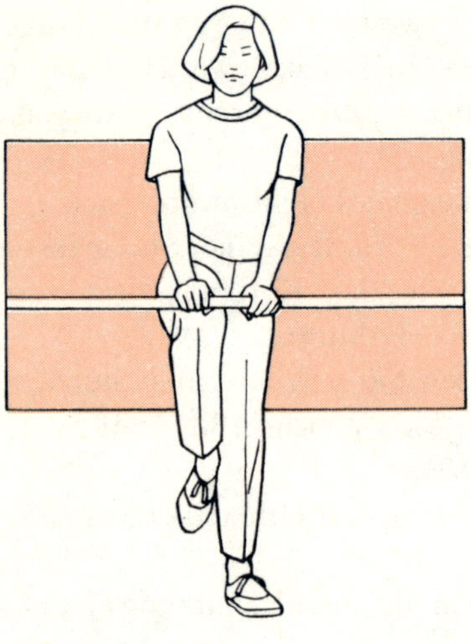

Abb. 87 Auf der Stelle gehen

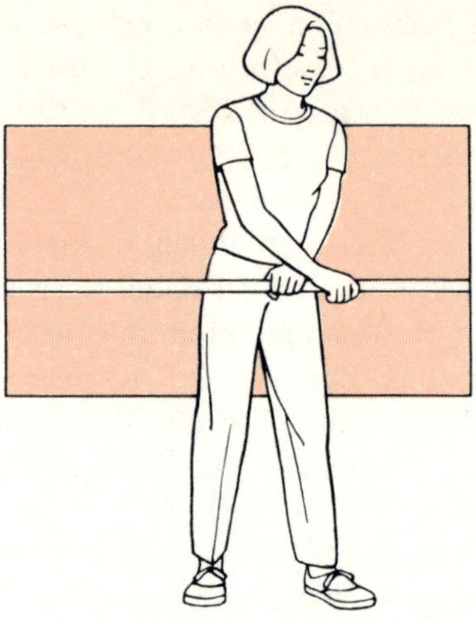

Abb. 88 Seitwärts gehen

Ziel der dritten Übungsstufe ist es, die wichtigsten im Alltag notwendigen Fertigkeiten wiederzuerlangen.

Sie können die Wiederherstellung der Gehfähigkeit beschleunigen, indem Sie die Füße beim Gehen hoch vom Boden aufheben, lange Schritte machen, Hindernisse überwinden, lange Spaziergänge unternehmen, Steigungen hinaufgehen und Treppen steigen.

Wenn die Bewegungsfähigkeit der Arme und Hände gute Fortschritte macht, können Sie mit Übungen beginnen, die größere Geschicklichkeit erfordern, wie mit einem Basketball zu dribbeln und ihn in den Korb zu werfen. Übungen, die die Mobilität der Hände verbessern, wie Stricken, sind ebenfalls sehr zu empfehlen.

Heilübungen für Querschnittgelähmte

Querschnittlähmung ist eine Lähmung der unteren Körperhälfte. Sie wird gewöhnlich durch eine Verletzung des Rückenmarks verursacht.

In China spielen Heilübungen bei der Behandlung von Querschnittlähmungen eine wichtige Rolle. Wir werden nun einige Methoden beschreiben, die dem Querschnittgelähmten helfen sollen, in der Rekonvaleszenz aufstehen zu lernen. Patienten, deren Rückenmark ernsthaft geschädigt worden ist und die daher chirurgisch behandelt werden müssen, dürfen diese Übungen nicht vor der Operation ausführen.

Es folgt die Beschreibung einer progressiven Übungsfolge, die Querschnittgelähmten helfen soll, die Fähigkeit des Stehens wiederzuerlangen. Der erste Schritt ist, sich teilweise vom Bett zu erheben, fast bis zur Sitzhaltung, wobei man sich auf die Arme stützt. Wenn Sie sich daran gewöhnt haben, setzen Sie sich im Bett auf und lehnen sich dabei gegen das Kopfbrett. Die Beine bleiben ausgestreckt. Setzen Sie sich als nächstes ohne jede Unterstützung im Bett auf, bis Sie schließlich auf der Bettkante sitzen können.

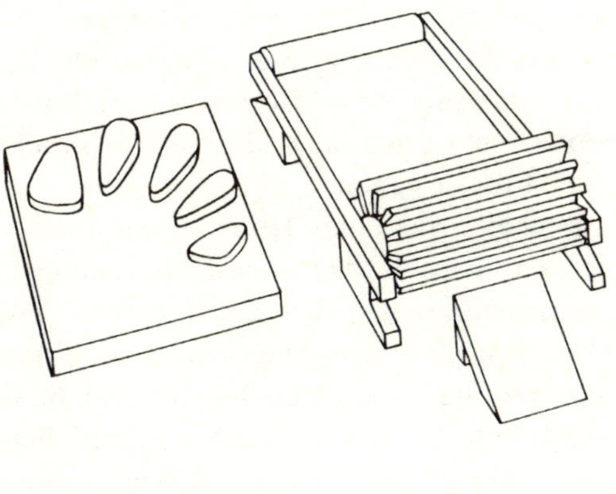

Abb. 89 Hilfsmittel zur Stärkung der Finger

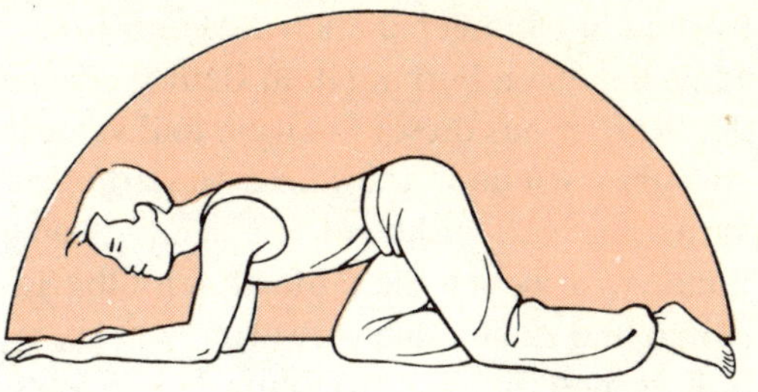

Abb. 90 Genesung von einer Lähmung

In den Anfangsstadien dieses Sitztrainings können gelegentlich Schwindelgefühle auftreten, weil sich die Blutzirkulation im Kopf noch nicht an die neue Situation gewöhnt hat. Sie können dies auf zwei Arten beheben. Das einfachste ist, daß Sie sich im Bett soviel wie möglich bewegen, indem Sie beispielsweise häufig die Lage verändern, wenn Sie nicht gerade trainieren. Es gibt jedoch auch ein mechanisches Hilfsmittel: Tragen Sie beim Üben einen engen Gürtel. Das verhindert ein plötzliches Absacken des Blutes von Oberkörper und Gehirn in die Beine und in die Bauchhöhle.

Wenn Sie gelernt haben, auf der Bettkante zu sitzen, können Sie anfangen, das Aufstehen zu trainieren. Zuvor müssen Sie jedoch

Lenden- und Schulterbereich stärken. Die folgenden Übungen dienen diesem Zweck:
1. Sie liegen im Bett auf dem Bauch, erheben den Körper aus dieser Position und kriechen vorwärts, wie auf Abbildung 90 dargestellt. Wenn Sie sich nicht auf die Knie erheben können, so heben Sie einfach den Oberkörper an und ziehen sich vorwärts.
2. Kriechen Sie wie in Übung 1, und versuchen Sie, die Hüftgelenke zu bewegen, so daß sich die Beine leicht vor- und zurückbewegen. Zur Unterstützung der Arme können Sie kurze Stützen benutzen.
Wenn Sie etwas kräftiger geworden sind, können Sie aufstehen, indem Sie sich vom Bett gleiten lassen (Abb. 91). Als nächstes lehnen Sie sich gegen ein schräg stehendes Brett, ein sogenanntes Stehbrett (Abb. 92). Wenn Sie sich dabei sicher fühlen, können Sie versuchen, mit Hilfe von Krücken in der Nähe einer Wand zu stehen, wobei ein Krankengymnast Ihre Knie festhält (Abb. 93). Dann können Sie versuchen, selbständig mit Hilfe von Krücken in der Nähe einer Wand zu stehen (Abb. 94). Danach können Sie das Stehen zwischen den Holmen eines Barrens üben (Abb. 95). Üben Sie auch weiterhin, nur mit Hilfe von Krücken zu stehen. Anschließend können Sie üben, nur mit Unterstützung eines Helfers zu stehen. Irgendwann werden Sie in der Lage sein, ohne jede Hilfe zu stehen.
Sobald Sie mit einer Hilfe stehen können, können Sie mit der folgenden Übungssequenz beginnen. Üben Sie zunächst, zwischen den parallelen Holmen eines Barrens zu gehen, oder benutzen Sie eine anpaßbare Gehhilfe (Abb. 96). Gehen Sie anschließend mit Krücken, wobei ein Therapeut Ihnen hilft, die Knie zu kontrollieren (Abb. 97).

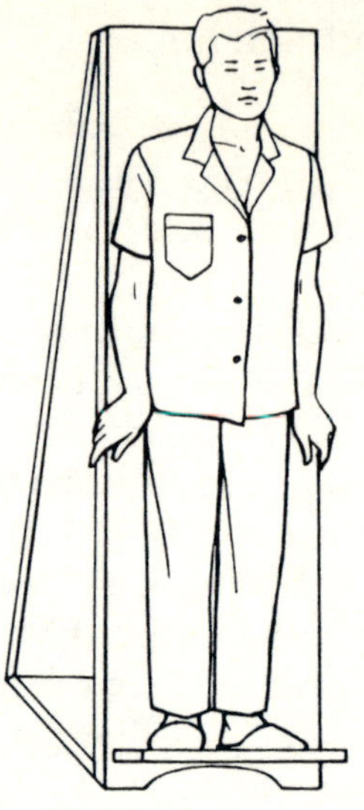

Abb. 92 Benutzen einer schrägen Stehhilfe (Stehbrett)

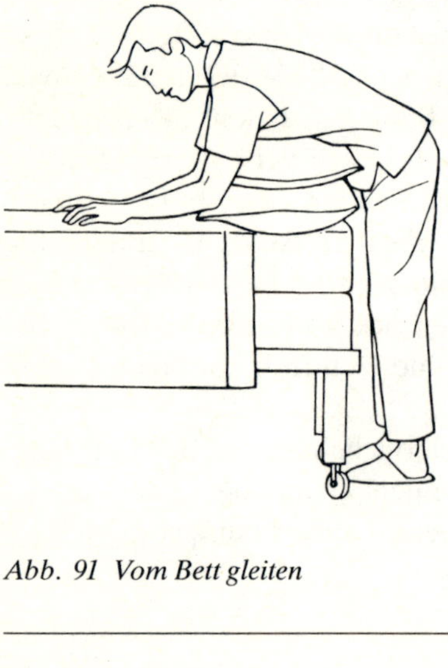

Abb. 91 Vom Bett gleiten

Dann gehen Sie ohne Helfer nur mit Hilfe von Krücken. Gehen Sie zunächst mit zwei Krücken, später mit einer, schließlich ganz ohne Krücken. Auch die dritte Stufe der therapeutischen Übungen für einseitig Gelähmte (Seite 164) kann von Querschnittgelähmten geübt werden. Doch denken Sie bei allen Übungen daran, daß es für Sie wichtig ist, die Knie zu schützen, und daß Sie im Taillenbereich eine Unterstützung brauchen, damit Sie nicht fallen. Sie können auch jemanden bitten, auf Ihre Knie aufzupassen. In China verwendet man mechanische Hilfen wie Koppelleinen, so daß der Krankengymnast dem Patienten helfen kann zu gehen, indem er von hinten abwechselnd an einer der beiden Leinen zieht.

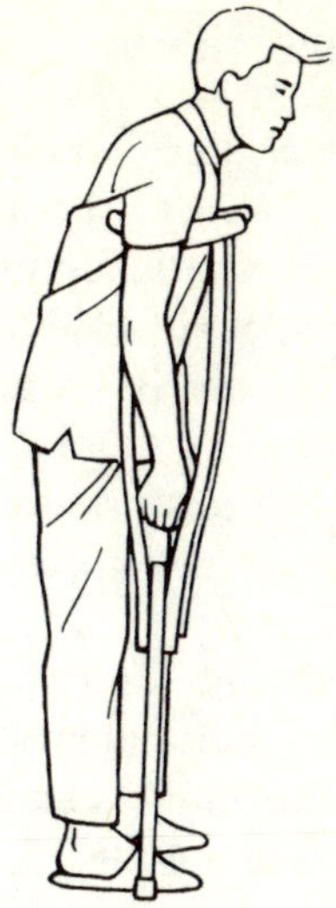

Abb. 94 Allein stehen mit Krücken

Einige Patienten werden immer mit Krücken oder mit anderen Arten von Unterstützung gehen müssen. Um ihnen das Gehen mit Krücken beizubringen, wurde die Vier-Punkt-Gehsequenz entwickelt. Sie lautet: Linker Fuß vor, rechte Krücke vor, rechter Fuß vor, linke Krücke vor. Diese Methode ist zwar langsam, aber sie funktioniert.

Eine andere Methode besteht darin, beide Krücken gleichzeitig zu bewegen und anschließend beide Füße und den Körper vorzuschwingen. Die Füße sollten immer hinter den Krücken bleiben.

Die Übungen sind auch für Patienten geeignet, deren Querschnittlähmung durch Entzündung des Rückenmarks entstanden ist, allerdings sollten sie erst in der Rekonvaleszenz damit beginnen.

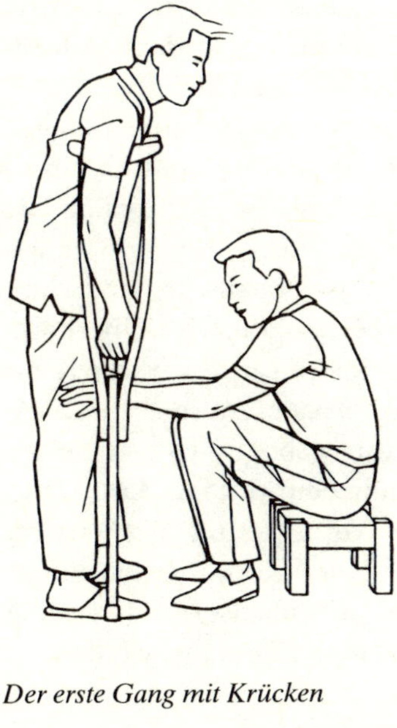

Abb. 93 Der erste Gang mit Krücken

Fitneßübungen für Querschnittgelähmte

Kann ein Patient, der an unheilbarer Querschnittlähmung leidet, an Körpertraining und sportlichen Wettkämpfen teilnehmen? Die Antwort lautet «ja». Heute ist es in China und anderswo auf der Welt nicht einmal mehr ungewöhnlich, daß Querschnittgelähmte an Tischtennisturnieren oder an anderen sportlichen Wettkämpfen teilnehmen.

Querschnittgelähmte sind zum Körpertraining in der Lage und sollten von dieser Möglichkeit auch unbedingt Gebrauch machen. Da sie die Bewegungsfähigkeit ihrer Beine eingebüßt haben, ist es für sie um so wichtiger, den Oberkörper zu trainieren. Geeignete Übungen können ihnen helfen, die Armmuskulatur, die Bauchmuskeln und die Muskeln des Lendenbereichs zu stärken. Dies fördert bei ihnen außerdem auch das Gefühl, sich selbst helfen zu können.

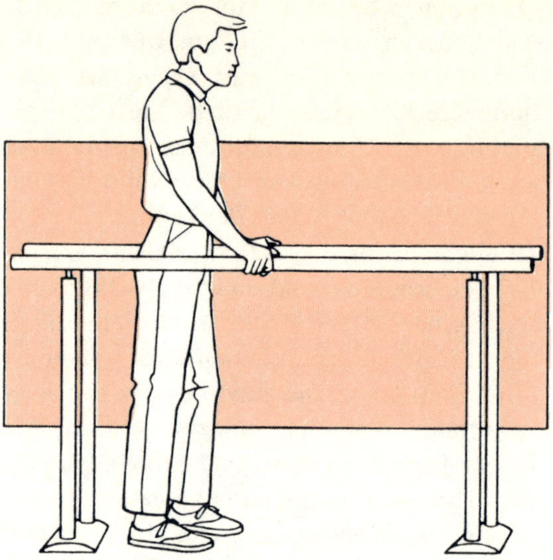

Abb. 96 Gehen zwischen parallelen Holmen

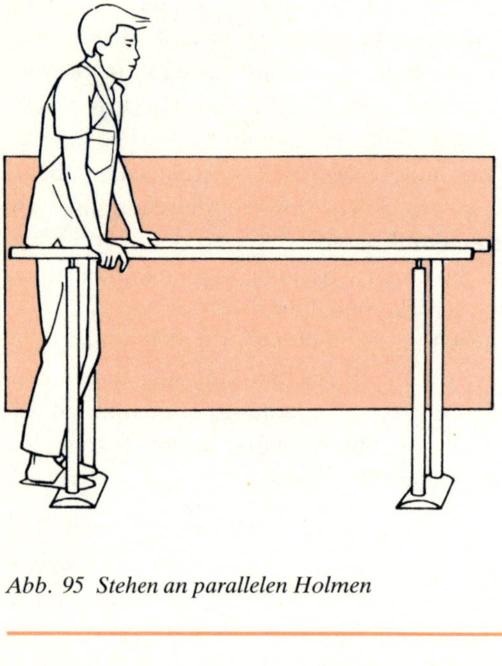

Abb. 95 Stehen an parallelen Holmen

Welche Arten von Übungen eignen sich für Rollstuhlfahrer? Am besten sind Tischtennis, Basketball, Bogenschießen, Ballwerfen und Hantelübungen. Diese Übungen, insbesondere das Bogenschießen, stärken nicht nur die Muskulatur des Oberkörpers, sondern korrigieren auch seitliche Krümmungen der Wirbelsäule. Wenn Ihre Wirbelsäule nach rechts gebogen ist, so ziehen Sie den Bogen mit dem rechten Arm. Diese Übungen zur Verbesserung des Gleichgewichtssinns und der Koordinationsfähigkeit können in Krankenhäusern, Genesungskliniken und zu Hause ausgeführt werden.

Übungen für epileptische Kinder

Während eines epileptischen Anfalls haben einige junge Patienten starke Zuckungen und verlieren das Bewußtsein. Erwachsene zögern manchmal, an Epilepsie leidenden Kindern die Teilnahme an Heilübungen zu gestatten, weil sie fürchten, dies könnte einen Anfall auslösen.

Tatsächlich ist es aber sogar empfehlenswert für epileptische Kinder, Heilübungen zu praktizieren, solange diese verantwortungsvoll auf die Krankheit abgestimmt sind. Epileptische Kinder brauchen saubere Luft und Sonnenlicht. Die Übungen sollten entspannen sowie langsam und einfach sein. Spaziergänge, Wanderungen, Streckübungen, Federball und Tischtennis sind geeignet.

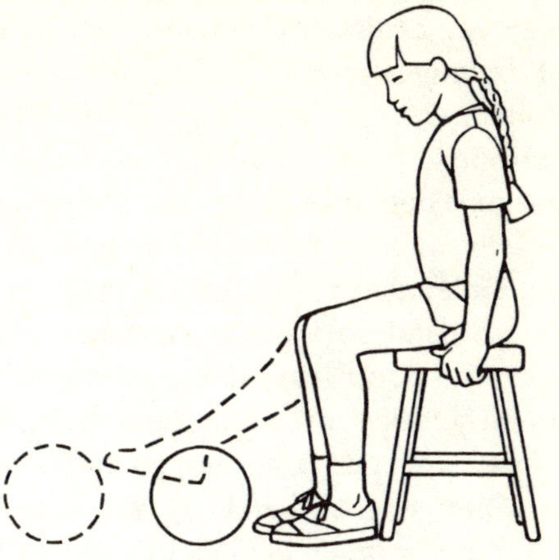

Abb. 98 Treten eines Balls zur Kräftigung der Beinmuskulatur

Um Anfälle zu verhindern, sollte man Übungen vermeiden, die das Nervensystem überreizen können: Fußball, Basketball und schnelles Laufen. Auch langwierige, ermüdende und anstrengende Übungen sind für epileptische Kinder ungeeignet. Sämtliche Übungen, die die Gefahr einer Kopfverletzung mit sich bringen, sollten gemieden werden. Nach Ansicht chinesischer Ärzte sollten epileptische Kinder auch nicht schwimmen, tauchen, Motorrad fahren, Fahrrad fahren, reiten oder mit mechanischen Hilfsmitteln Gymnastik treiben.

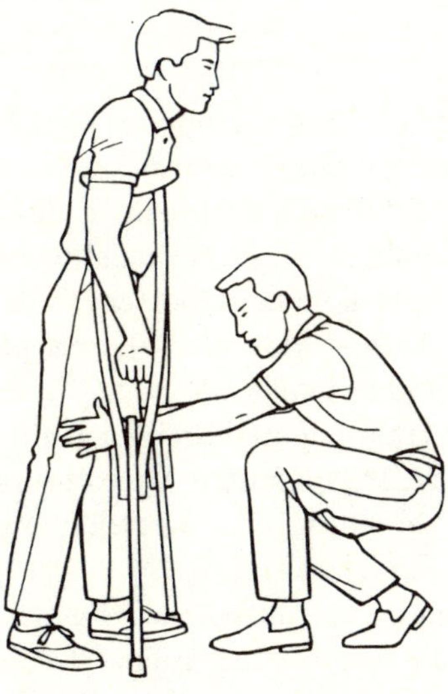

Abb. 97 Erste Gehübungen mit Krücken

Therapeutische Übungen bei Lähmungen

Während der chinesischen Kulturrevolution wandten chinesische Ärzte und Therapeuten die sogenannten neuen therapeutischen Techniken zur Behandlung von Lähmungserscheinungen infolge von Polio (Kinderlähmung) an. Dadurch erlangten viele Kinder die Bewegungsfähigkeit wieder. Diese neuen Techniken spielen bei vielen Heilübungen eine Rolle.

Aufgrund der Impfungen ist Polio heute zwar sehr selten, aber es gibt immer noch einzelne Fälle dieser Krankheit. Polio verursacht bei Kindern Lähmungserscheinungen. Der Grund dafür ist eine Degeneration der motorischen Nervenzellen (die die Impulse zur Auslösung der Bewegungen an die Muskeln weitergeben, A. d. Ü.), was zum Verlust der motorischen Fähigkeiten führt. Zum Glück ist diese Krankheit heute nur noch selten, aber wenn sie auftritt, hat sie immer noch verheerende Folgen.

Man kann die durch Kinderlähmung geschädigten Muskeln jedoch mittels Heilübungen und Massage behandeln. Wir werden uns hier auf die durch Polio am häufigsten beeinträchtigten Muskelgruppen beschränken. Dies sind die Quadricepsmuskeln der Oberschenkel, die tibialen Muskeln der Waden, die Wadenbein- oder Peronealmuskeln, die Iliopsoasmuskeln des Oberschenkels und die Hüftmuskeln – Musculus gluteus maximus, medius und minimus.

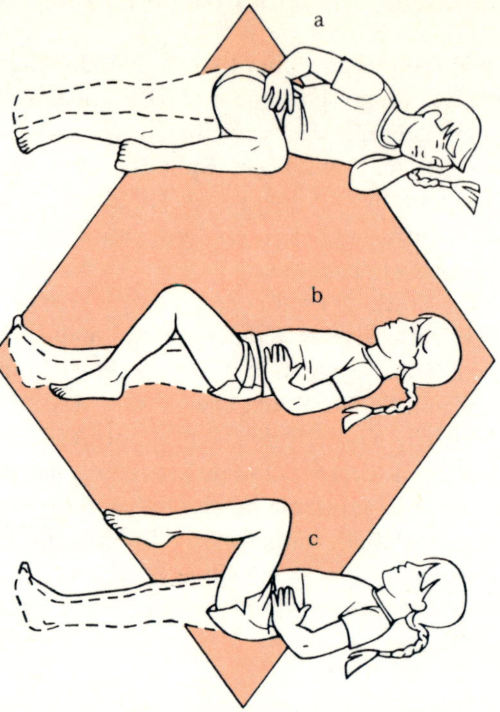

Abb. 100 Übungen zur Heilung der Beinmuskeln

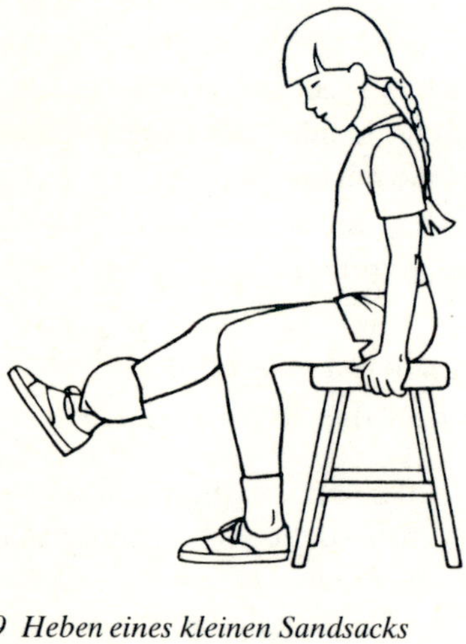

Abb. 99 Heben eines kleinen Sandsacks

Bei den Übungen und Massagen zur Revitalisierung der gelähmten Muskeln muß man sich auf die am stärksten geschädigten Muskeln konzentrieren.

Der Quadricepsmuskel des Oberschenkels streckt das Knie. Ein Patient, der an dieser Stelle gelähmt ist, hat nicht die Kraft, das Knie zu strecken und den Unterschenkel auszustrecken. Er kann daher weder aufstehen noch ohne Unterstützung gehen.

Stärkung der Oberschenkel

Die Quadricepsmuskeln kann man durch folgende Übungen stärken:

1. Setzen Sie sich auf eine glatte Unterlage, so daß die Beine ausgestreckt sind. Spannen Sie die Quadricepsmuskeln an; die Kniescheiben werden dadurch hochgezogen. Entspannen Sie sich anschließend und lassen Sie die Kniescheiben in ihre ursprüngliche Position zurückgleiten. Wiederholen Sie dies mehrmals.

2. Sie sitzen auf einem Stuhl, wobei das gelähmte Bein gebeugt ist. Versuchen Sie, den Fuß dieses Beins vom Boden hochzuheben. Benutzen Sie zur Unterstützung eine Hand.

3. Sie sitzen auf einem Stuhl und versuchen so intensiv wie möglich, das Bein ohne Hilfe anzuheben. Legen Sie einen Ball davor, und versuchen Sie dagegenzutreten (Abb. 98).

4. Sie sitzen auf einem Stuhl und heben den Fuß, der mit einem kleinen Gewicht belastet ist, zum Beispiel mit einem kleinen Sandsack (Abb. 99).

Hochziehen des Fußes

Diese Übungen sind zur Stärkung der vorderen Schienbeinmuskeln gedacht, die die Füße aufwärts ziehen:

1. Sie sitzen und ziehen den Fuß mit Hilfe Ihrer Hände in die Höhe.

2. Sie sitzen und versuchen mit aller Kraft, den Fuß ohne Hilfe hochzuziehen.

3. Stehen Sie mit Hilfe von Parallelholmen oder mit Hilfe eines anderen robusten Objekts auf. Heben Sie den vorderen Teil zunächst des einen Fußes und dann des anderen, jedoch nicht die Fersen.

4. Gehen Sie auf den Fersen.

Kontrolle über die Füße

Übungen, die die Wadenbein- oder Peronealmuskeln trainieren, entwickeln die Fähigkeit, den Fuß nach außen zu kippen. Im folgenden einige wirksame Übungen dieser Art:

1. Versuchen Sie im Sitzen, die Füße zu rollen, so daß sich die Außenkanten vom Boden heben, nicht aber die Innenkanten.

2. Es folgt eine isometrische Übung im Sitzen – eine Übung, bei der entgegengesetzte Muskelgruppen gegeneinander arbeiten. Sie drücken Knie, Knöchel und Füße zusammen und versuchen gleichzeitig, sie mit den Händen auseinanderzuziehen.

Andere Übungen für Oberschenkel und Hüften

Die folgenden Übungen stärken den Iliopsoasmuskel, der es ermöglicht, die Hüfte zu bewegen und das Bein zu heben:

1. Sie liegen auf der Seite und versuchen, den Oberschenkel hochzuschwingen (Abb. 100a).

2. Sie liegen auf dem Rücken, beugen das Bein im Knie und ziehen es hoch, ohne die Ferse vom Bett zu heben (Abb. 100b).

3. Sie liegen auf dem Rücken, versuchen das gebeugte Bein hochzuheben und ziehen es auf den Bauch (Abb. 100c).

4. Versuchen Sie, auf dem Rücken liegend das Bein zu heben, ohne das Knie zu beugen (Abb. 101).

Hüftmuskeln

Die Hüftmuskeln bewegen die Beine nach hinten und unterstützen das Becken beim Stehen. Wenn die Hüftmuskeln eines Menschen nicht stark genug sind, fehlt ihm beim Gehen die Stabilität. Die folgenden Übungen sind nützlich zur Stärkung der Hüftmuskulatur:

1. Sie liegen auf dem Rücken, kontrahieren die Hüftmuskeln und bringen die Oberschenkel zusammen. Dabei heben sich die Hüften leicht an.

2. Sie liegen auf dem Bauch und strecken und heben das Bein, ohne das Knie zu beugen (Abb. 102).

3. Bewegen Sie in Rückenlage das Bein zur Seite (Abb. 103).

Die Patienten sollten nicht nur an der Stärkung einzelner Muskeln, sondern auch an der Stärkung des gesamten Körpers arbeiten. Auch Übungen zur Stärkung der Arme, der Schultern und des Rückens dürfen nicht vergessen werden. Eine gute Übung zur Stärkung des ganzen Körpers ist, einfach auf dem Boden herumzukriechen.

Auch andere Übungen können einem gelähmten Kind helfen, das Aufstehen zu erlernen. Anfangs kniet das Kind, wobei sein Gesäß auf den Fersen ruht. Dann kann es allmählich dazu übergehen, auf den Knien zu stehen. Es kann auch Hockübungen machen und sich dabei am Bett festhalten, wie auf Abbildung 104 gezeigt.

Spielerische Übungen wie Fahren eines Dreirads sollten ebenfalls mit einbezogen werden.

Wenn das Kind stark genug ist, um Gehübungen zu machen, kann man ihm dabei helfen, indem man es unter den Armen festhält

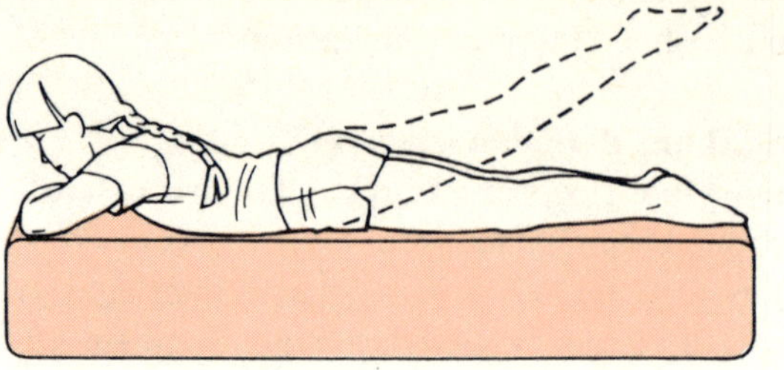

Abb. 102 Stärkung von Rücken und Beinen

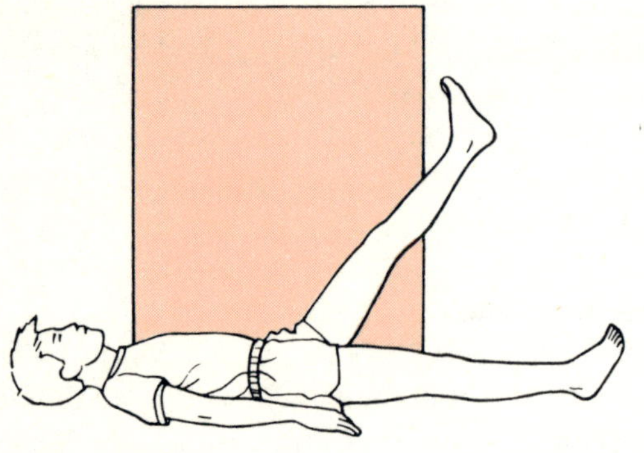

Abb. 101 Heben des Beins

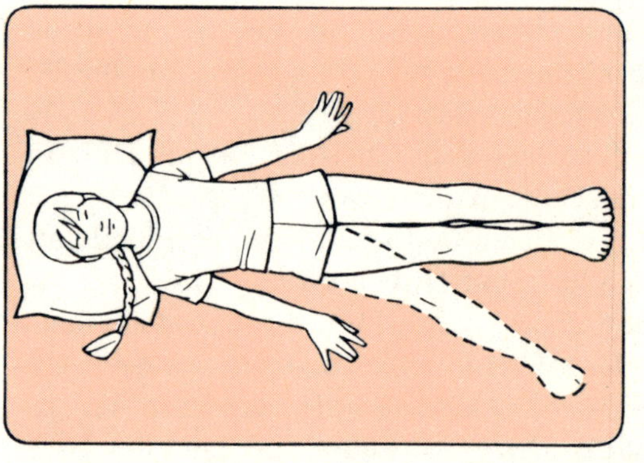

Abb. 103 Stärkung der Hüften

und es beim Gehen begleitet. Der nächste Schritt ist, das Kind ohne Hilfe auf ebenem Boden gehen zu lassen. Dann folgt Gehen über ein Hindernis (Abb. 105).
Durch Gehen im Kreis oder durch Auf- und Absteigen auf Treppen (Abb. 106) werden Kraft, Gleichgewicht und Koordinationsfähigkeit entwickelt.
Die Gehübungen sollten mit Übungen zur Stärkung der einzelnen Muskelgruppen kombiniert werden. Während fünf- bis zehnminütiger Gehübungen sollten häufig Pausen eingelegt werden. Ganz allmählich kann man die Übungszeit auf 20 und später auf 30 Minuten steigern.

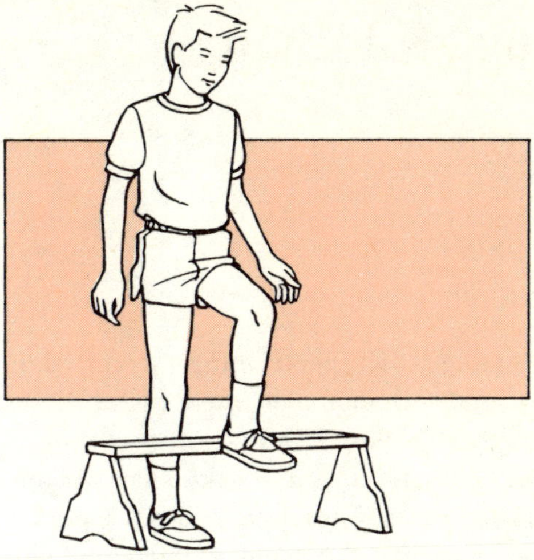

Abb. 105 Überschreiten eines Hindernisses

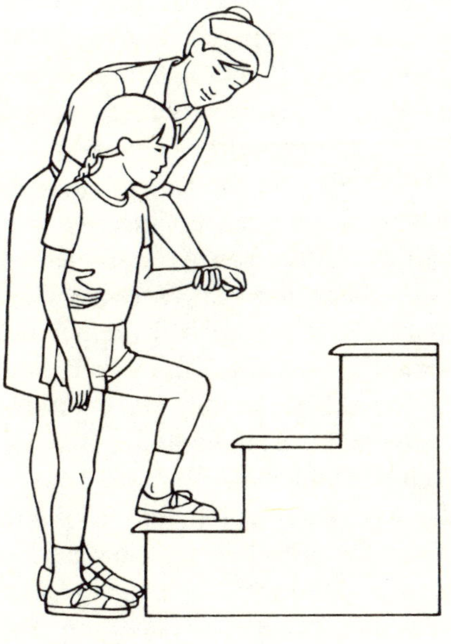

Abb. 104 Hockübung

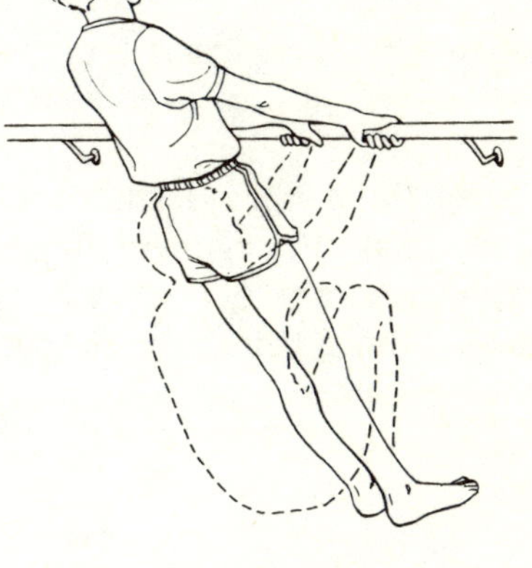

Abb. 106 Wiedererlernen des Treppensteigens

7. Entspannen und Tonisieren von Muskeln und Knochen

Regelmäßiges Körpertraining stärkt den Körper und verleiht ihm größere Flexibilität. So positiv sich diese Übungen auf erkrankte Organe auswirken, am direktesten wirken sie auf den Bewegungsapparat des Körpers – also auf Knochen, Muskeln, Bänder und auf die damit verbundenen Gewebe. Die Chinesen haben seit Jahrhunderten Übungen zur Kräftigung des Bewegungsapparates und zu seiner Heilung bei Verletzungen entwikkelt.

Diese Heilübungen wirken dem Altern entgegen. Nichts trägt mehr zum Gefühl des Alterns und Altseins bei als empfindliche, schwache, knackende und schmerzende Gelenke und Muskeln. Ein Mensch mit einem flexiblen, starken und lebendigen Körper hingegen fühlt sich in jedem Alter jung. Heilübungen können zu diesem Gefühl verhelfen.

Selbst wenn Ihr Körper durch jahrelangen Mißbrauch und Bewegungsmangel oder durch Krankheit stark gelitten hat, können Heilübungen Ihnen helfen. In diesem Kapitel erfahren Sie wie.

Vorbeugung und Linderung von Arthritis

Die Bewegungen von *T'ai Chi Ch'uan* beziehen jedes wichtige Gelenk des Körpers ein. Regelmäßiges *T'ai-Chi*-Training hält Knochen und Gelenke gesund. Diese klassische chinesische Körperübung ist daher eine der besten Methoden zur Vorbeugung gegen Arthritis. *T'ai Chi Ch'uan* wird im zweiten Kapitel dieses Buches ausführlich besprochen.

Selbst Menschen, die schon an Arthritis leiden, kann *T'ai Chi* häufig helfen. Wie sehr, hängt davon ab, wie weit die Krankheit fortgeschritten ist und welche Gelenke betroffen sind. Üben Sie nur dann *T'ai Chi,* wenn es ohne starke Schmerzen möglich ist.

Bei leichten Fällen von Arthritis leiden die Patienten meist nicht an extremen Schmerzen oder an Steifheit; deshalb können sie *T'ai Chi* bedenkenlos üben. *T'ai Chi* verbessert in diesem Krankheitsstadium den gesundheitlichen Allgemeinzustand und die Bewegungsfähigkeit der Gelenke. Wenn die Kniegelenke, die Kreuzbeinregion, das Iliosakralgelenk oder andere Gelenke entzündet sind, die bei den Übungen aktiviert werden, so kann das die Schmerzen verstärken. Patienten, die unter Gelenkschmerzen leiden, sollten eine Zeitlang unter intensiver ärztlicher

Aufsicht üben. Wenn keine Beschwerden auftreten, können sie beruhigt fortfahren und sicher sein, daß sich bald Erfolge einstellen werden.
Bei manchen Arthritikern treten Schmerzen auf, wenn sie mit Heilübungen beginnen, doch legt sich das meist nach einiger Zeit. Wenn Sie den Eindruck haben, daß sich Ihr Gesundheitszustand infolge der Übungen verschlechtert, so gehen Sie keinesfalls darüber hinweg, sondern unterbrechen Sie das Training für eine Zeit und konsultieren Sie Ihren Arzt.

Körperübungen bei rheumatoider Arthritis

Bei rheumatoider Arthritis sind die Gelenke oft angeschwollen und steif, und sie schmerzen. Im chronischen Zustand der Krankheit helfen Heilübungen, die Beweglichkeit der Gelenke zu verbessern. Heilübungen können auch verhindern, daß die Entzündung aktiviert wird. Sogar bei einer akuten Entzündung können Übungen sich positiv auswirken.

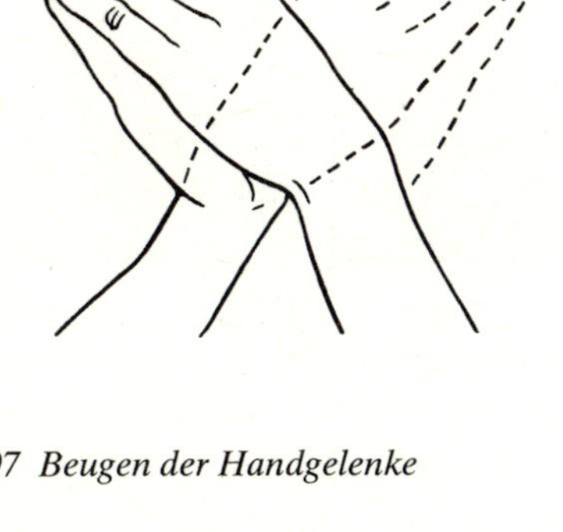

Abb. 107 Beugen der Handgelenke

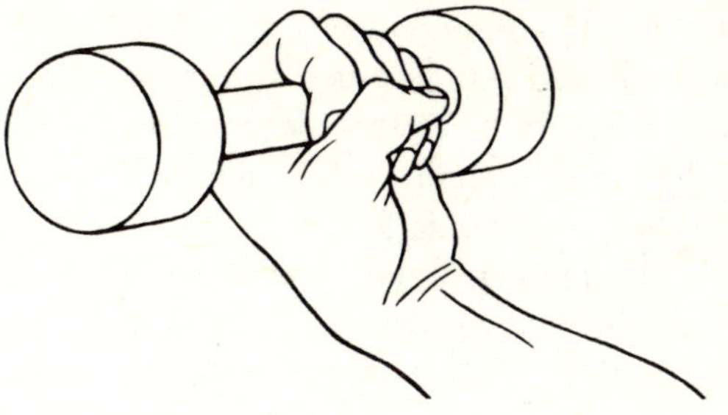

Abb. 108 Stärkung des Handgelenks mit Hilfe einer Hantel

Dazu muß man allerdings mit den betroffenen Gelenken mehrmals täglich üben. Übungsstäbe (ein alter Besenstiel genügt) leisten gute Dienste, wenn man die Flexibilität der Gliedmaßen verbessern will. (Die im folgenden beschriebenen ausgezeichneten Übungen erfordern meist keinerlei Hilfsmittel.)
Wenn andere Arten von Übungen erfolglos bleiben, können Massage und passives Üben den betroffenen Gelenken helfen. Kleinere Gelenke wie die Fingergelenke, die Handgelenke, die Ellbogen und Knöchel kann man zunächst in körperwarmem Wasser baden – also bei etwa 37 Grad Celsius. Ein solches Bad lindert Muskelschmerzen und -krämpfe und macht die Glieder beweglicher.
Nach einem etwa zehnminütigen warmen Bad können Sie einige der folgenden Übungen ausprobieren, die speziell für Gelenkbeschwerden gedacht sind. Wenn Sie Schwierigkeiten mit den Fingern haben, so halten Sie einen Stift oder einen Stock ganz fest. Strecken Sie anschließend Finger und Handfläche auf einem Tisch oder einer anderen glatten Fläche aus.
Um die Beweglichkeit der Handgelenke zu

verbessern, können Sie die Handflächen vor der Brust zusammenpressen. Drücken Sie abwechselnd mit je einer Hand die andere zurück (Abb. 107). Tun Sie dies in schneller Folge. Sie können ruhig ziemlich kräftig drücken. Auch eine leichte Hantel kann helfen, die Handgelenke zu kräftigen und ihre Beweglichkeit zu verbessern (Abb. 108).

Bei steifen Schultern formen Sie die Hände zu Fäusten und berühren die Schultern mit den Fingergelenken. Werfen Sie dann die Arme nach unten, und spreizen Sie die Finger. Die Arme befinden sich dann 15 cm von den Oberschenkeln entfernt (Abb. 109a).

Eine gute Übung zur Lockerung der Schultern ist folgende: Die Arme hängen natürlich herab. Strecken Sie die Hände seitlich aus, und führen Sie sie hinter dem Kopf zusammen (Abb. 109b).

Eine Variante dieser Übung hilft auch bei steifen und empfindlichen Schultern. Dazu erheben Sie die Arme seitlich bis auf Schulterhöhe, senken sie dann wieder und führen sie schließlich über den Kopf, so daß die Handflächen sich berühren (Abb. 109c).

Um die Bewegungsfähigkeit der Schultern nach vorne und nach hinten zu verbessern, verschränken Sie im Stehen die Finger hinter dem Kopf. Ziehen Sie die Ellbogen zurück, um die Schultern so weit wie möglich zu öffnen (Abb. 110).

Ziehen Sie als nächstes die Schultern nach vorne, als ob Sie sie vor dem Körper zusammenbringen wollten. Die Finger sind dabei verschränkt, und die Handrücken drücken gegen die Rückseite der Taille (Abb. 111).

Bei Problemen mit den Fußgelenken ist die beste Übung, einfach im Sitzen die Füße so weit wie möglich nach allen Seiten zu bewegen.

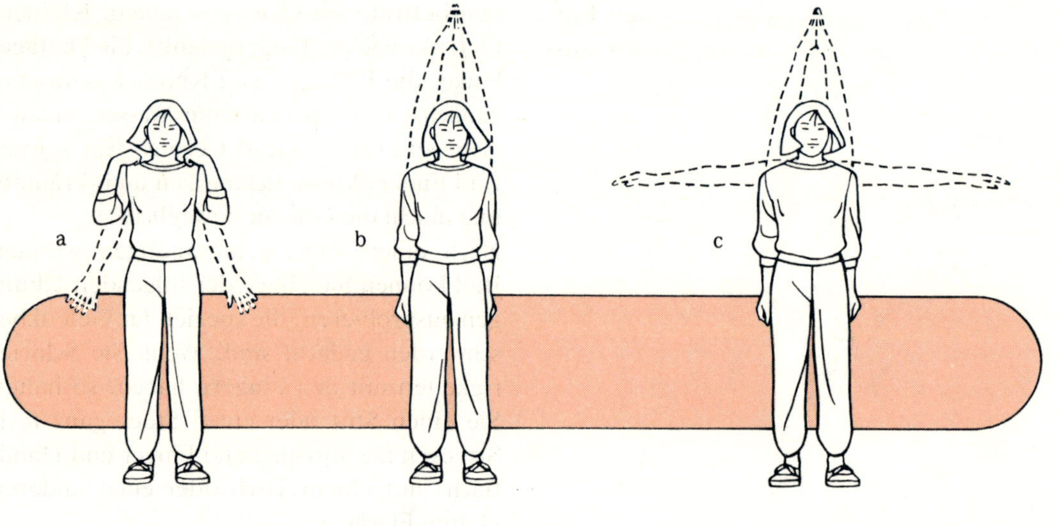

Abb. 109 Stärkung der Arme und Schultern

Um die Flexibilität der Hüften und Knie zu steigern, treten Sie aus der bekannten Ausgangsstellung einen großen Schritt vor und beugen das vordere Bein. Ziehen Sie die Ellbogen zurück, während Ihre Hände an den Hüften liegen, und stoßen Sie die Brust vor. Bleiben Sie in dieser Position, bis die Muskeln ermüden (Abb. 112). Führen Sie die Übung abwechselnd mit beiden Beinen aus.
Sie können auch tiefe Kniebeugen machen und sich dabei an der Lehne eines Stuhls festhalten. Die Fersen sollten möglichst auf dem Boden bleiben.
Schließlich können Sie ein Bein kräftig vor- und zurückschwingen (Abb. 113), während Sie sich an einer Stuhllehne oder an einem anderen standfesten Objekt festhalten. Wechseln Sie anschließend das Bein.
Jede dieser Übungen können Sie zehn- bis 20mal ausführen, am besten mindestens zweimal am Tag. Außerdem hilft kräftiges Massieren der betroffenen Gelenke und der umliegenden Muskeln. Eine solche Massage sollte 10 bis 20 Minuten dauern.

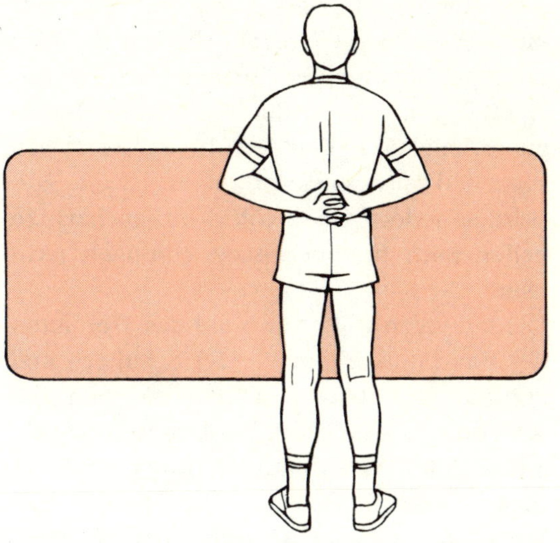

Abb. 111 Vorziehen der Schultern

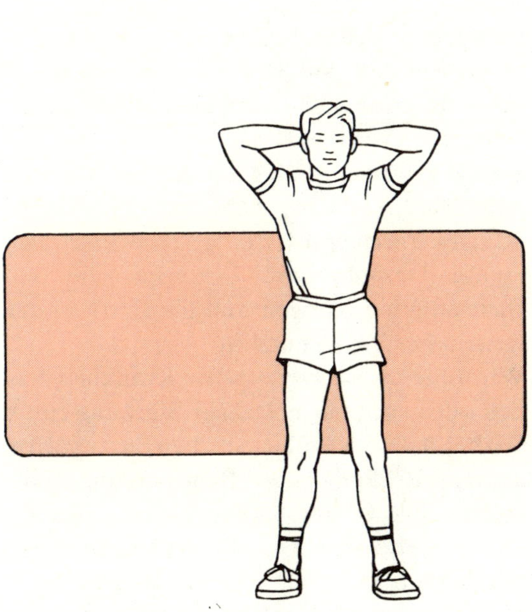

Abb. 110 Öffnen der Schultergelenke

Übungen bei Verschleißerscheinungen der Wirbelsäule

Wenn rheumatoide Arthritis dazu führt, daß Wirbel sich miteinander verbinden, so wird dies Spondylarthritis ankylopoetica oder Morbus Bechterew genannt. Die Wirbelsäule beugt sich dabei typischerweise im Brustbereich, wird jedoch im Mittelrücken flach. Dies führt zu Steifheit und schränkt die Bewegungsfähigkeit des Kranken ein.
Bei dieser Krankheit sind therapeutische Übungen dringend erforderlich, um zu ver-

hindern, daß die Wirbelsäule völlig steif wird. Durch Übungen kann man die noch nicht betroffenen Gelenke bewegungsfähig erhalten. Solange der Zustand noch nicht irreversibel ist, kann der Patient die Bewegungsfähigkeit in den betroffenen Bereichen sogar teilweise wiedererlangen. Ist die Wirbelsäule jedoch schon völlig verknöchert, so helfen auch therapeutische Übungen nicht mehr.

Die Übungen sollten sich auf das Trainieren der Bauchmuskeln sowie der Schultern und Hüften konzentrieren. Durch Stärkung dieser Muskeln lassen sich Funktionseinschränkungen der Wirbelsäule teilweise ausgleichen.

Wenn Sie an dieser Krankheit leiden, müssen Sie Übungen meiden, die die Wirbelsäule zwingen, sich zu beugen, zu strecken oder zu drehen. Wählen Sie vielmehr ausschließlich entspannende Übungen, die keine Schmerzen verursachen.

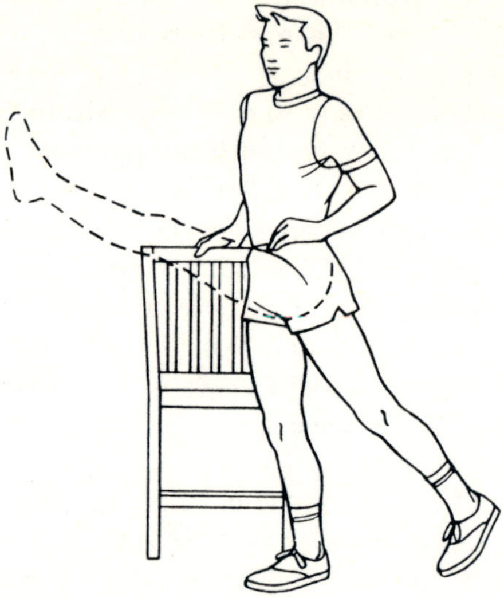

Abb. 113 Schwingen der Beine

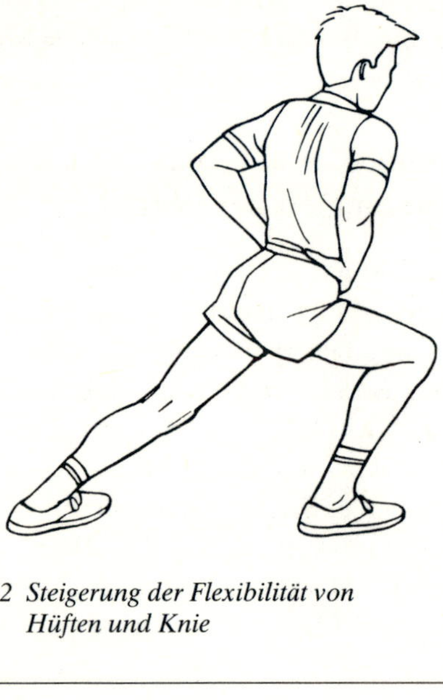

Abb. 112 Steigerung der Flexibilität von Hüften und Knie

Da die Bewegungsfähigkeit des Brustkorbes eingeschränkt wird, haben die Patienten höchstwahrscheinlich eine schwache Atmung. Deshalb sind Übungen, die zur Bauchatmung anregen und die Brustregion weiten, besonders nützlich.

Wenn Sie an Bechterewscher Krankheit leiden oder auch nur etwas zur Stärkung Ihrer Wirbelsäule tun wollen, so üben Sie zunächst auf dem Rücken liegend Bauchatmung. (Die vollständige Übungsanleitung hierzu finden Sie auf Seite 115) Anschließend können Sie mit den folgenden Übungen fortfahren:

1. Sie liegen auf dem Rücken und halten die Hände hinter dem Kopf. Winkeln Sie die

Beine leicht an und ziehen Sie sie zum Bauch hin. Heben Sie nun die Füße ruckartig an. Entspannen Sie sich anschließend und senken Sie die Füße wieder.

2. Strecken Sie sich auf dem Bett aus, die Arme über dem Kopf. Setzen Sie sich unter Nutzung des Schwungs der nach vorne schwingenden Arme auf.

3. Sie liegen auf dem Bauch, strecken die Arme seitlich aus und heben sie, als ob Sie fliegen würden.

4. Sie stehen, stemmen die Hände in die Hüften und beugen den Kopf zunächst vor und zurück und dann von einer zur anderen Seite.

5. Wieder stemmen Sie die Hände in die Hüften und lehnen diesmal den ganzen Körper zunächst leicht nach rechts, dann nach links.

Jede dieser Übungen kann zehnmal oder öfter wiederholt werden, insgesamt zweimal am Tag.

Heilen von Arthritis der Schulter

Viele Menschen über 40, insbesondere diejenigen mit chronischen Krankheiten, leiden unter schmerzenden und steifen Schultergelenken. Grund hierfür können nach Ansicht der chinesischen Medizin ein schlecht funktionierender Stoffwechsel und ein schlechter Allgemeinzustand sein.

Die Schultergelenke fühlen sich oft so an, als wären sie verklebt. Bei näherer Untersuchung entdeckt man häufig empfindliche Stellen. Röntgenaufnahmen zeigen gelegentlich auch, daß sowohl Sehnen als auch Schleimbeutel (die Polster, die Scheuern und Reiben verhindern sollen) dabei sind zu verkalken. Es handelt sich um Entzündungen im Gewebe um die Gelenke – um Schleimbeutelentzündung (Bursitits) bzw. Sehnenentzündung (Tendinitis).

Körperübungen können die arthritischen Erscheinungen in den Schultern lindern. Außerdem wirken sie auch vorbeugend gegen die Art von Bursitis, die durch Stoffwechselstörungen verursacht wird, oder verhindern, daß solche körperlichen Schwächen überhaupt auftreten.

Die Übungen zur Vorbeugung gegen Bursitis sind relativ einfach, müssen aber mindestens einmal am Tag, besser noch zweimal täglich geübt werden. Eine bekannte Übung zur Vorbeugung gegen diese unangenehme Krankheit besteht darin, die Schultern kreisen zu lassen. Die Arme hängen locker, und jeweils eine Schulter kreist seitlich zum Körper – 20 Kreise vorwärts und 20 Kreise rückwärts.

Legen Sie danach einen Handrücken gegen die Vorderseite der entsprechenden Schulter. Stoßen Sie die Hand vor, als ob Sie etwas wegstoßen wollten. Wiederholen Sie dies mit jedem Arm zehn- bis 20mal.

Verschränken Sie als nächstes die Finger, strecken Sie die Hände hoch über und hinter den Kopf. Tun Sie dies zehn- bis 20mal.

Zum Schluß schwingen Sie die Arme wie Pendel, den einen vor, den anderen zurück, kräftig und rhythmisch – zehn- bis 20mal.

Wie man «gefrorene» Schultern gelenkig macht

Fortgeschrittene Bursitis der Schulter kann eine so schwerwiegende Steifheit verursachen und die Mobilität so sehr einschränken, daß der Patient manchmal das Gefühl hat,

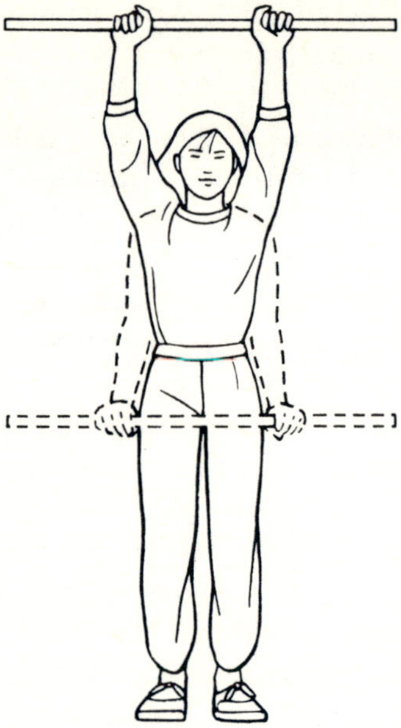

Abb. 114 Benutzung eines Übungsstabes

die Gelenke seien gefroren. Tatsächlich wird dieser Zustand gelegentlich «gefrorene Schulter» genannt. Bei nicht allzu schweren Fällen können Heilübungen beim «Entfrosten» der Gelenke helfen.

Ist die Bursitis durch eine äußere Verletzung entstanden, so ist physikalische Therapie in Verbindung mit Entspannungsübungen zu empfehlen. Wenn die Erkrankung auf chronischer Anspannung beruht – Entzündung eines Muskels infolge von Überlastung des Oberarms –, so können Massagen, physikalische Therapie und entsprechende Heilübungen helfen. Ist körperliche Schwäche die Ursache, so ist Körpertraining die erste und wichtigste therapeutische Maßnahme. Allerdings sollte man auch in diesem Fall den Einsatz von Physiotherapie und Massage erwägen.

Es folgt eine in China häufig verwendete Übung zur Behandlung schmerzender Schultergelenke. Sie können die Sequenz je nach Ihrer Kraft und Flexibilität teilweise oder ganz üben.

1. Sie stehen in entspannter Haltung und halten einen Übungsstab (oder einen einfachen Holzstock) mit beiden Händen vor dem Körper. Heben Sie die Arme kräftig zuerst gerade nach vorne und dann über den Kopf (Abb. 114). Wiederholen Sie dies zehn- bis 20mal.

2. Halten Sie einen Übungsstab mit beiden Händen gerade vor der Brust und drehen Sie sich nach beiden Seiten. Lassen Sie den Stab einen möglichst großen Kreis um den Körper beschreiben. Schwingen Sie besonders kräftig auf der schmerzenden Seite. Wiederholen Sie dies zehn- bis 20mal (Abb. 115).

3. Sie stehen bequem und halten den Übungsstab mit beiden Händen hinter dem Körper. Heben Sie die Arme kräftig – zehn- bis 20mal (Abb. 116).

4. Sie stehen, heben den Ellbogen des erkrankten Arms so hoch wie möglich und berühren die Rückseite des Nackens mit der Hand, ohne den Rücken zu beugen (Abb. 117). Wiederholen Sie dies mehrmals.

5. Sie stehen, greifen hinter die Taille und heben dann eine Hand entlang der Wirbelsäule so hoch wie möglich (Abb. 118). Tun sie dies mit beiden Händen abwechselnd und jeweils zehnmal.

6. Sie stehen und verschränken die Finger hinter dem Nacken. Bewegen Sie die Ellbogen so weit wie möglich zurück, als würden Sie versuchen, sie hinter dem Rücken zusammenzubringen. Wiederholen Sie dies mehrmals.

7. Sie stehen aufrecht, verschränken die Finger und legen die Hände mit den Handflächen nach außen auf den Kreuzbeinbereich, ohne den Körper zu beugen. Wiederholen Sie diese Übung mehrmals (Abb. 119).

8. Sie stehen unter einem Trainingsseilzug, halten die beiden Griffenden und ziehen abwechselnd an beiden Seiten des Seils (Abb. 120).

9. Sie stehen vor einer Mauer, einer Leiter oder einem Baum, legen die Hand des erkrankten Arms auf das Objekt und greifen allmählich nach immer höheren Sprossen (Abb. 121).

10. Wenn Sie ein Übungsrad zur Verfügung haben (siehe Seite 15), so drehen Sie es mit dem kranken Arm.

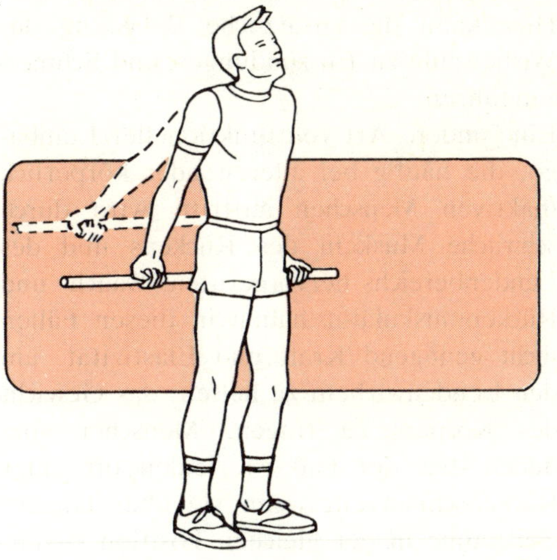

Abb. 116 Heben der Arme mit einem Übungsstab zur Heilung von Bursitis

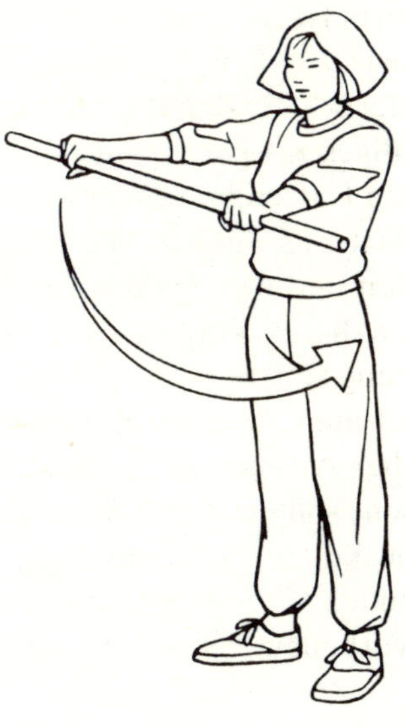

Abb. 115 Drehübungen mit einem Übungsstab

Übungen bei Schmerzen im Unterrücken

Hexenschuß oder Schmerzen im Lendenbereich sind nur ein Symptom, keine eigenständige Krankheit. Hexenschuß (Lumbago) kann sehr unterschiedliche Ursachen haben. Eine der verbreitetsten Arten dieses Leidens, statische Lumbago, entsteht hauptsächlich durch falsche Haltung oder durch schwache Rücken- und Lendenmuskulatur. Die Ursachen sind hier weder Arthritis noch Bandscheibenschäden oder Muskelzerrungen.

Funktionelle Lumbago kann durch therapeutische Übungen verhindert werden. Haltungsbedingte Lumbago entsteht durch eine zu starke Vorwärtskrümmung (Lordose) der

Wirbelsäule im Bereich der Lendenwirbel. Hier kann die zusätzliche Belastung der Wirbelsäule zu Entzündungen und Schmerzen führen.

Eine andere Art von funktioneller Lumbago, die häufig bei älteren oder körperlich inaktiven Menschen auftritt, wird durch schwache Muskeln des Rückens und des Lendenbereichs hervorgerufen. Bauch- und Rückenmuskulatur haben in diesen Fällen nicht genügend Kraft und Elastizität, um den Lendenwirbeln zu helfen, das Gewicht des Körpers zu tragen. Menschen, bei denen dies der Fall ist, leiden oft unter Rückenschmerzen, wenn sie über längere Zeiträume in der gleichen Position sitzen, stehen oder gehen. Auch das Tragen von Lasten oder das Beugen des Rückens fällt ihnen schwer. Weil ihre Muskeln zu schwach sind, müssen die Bänder und Gelenke ihrer Lendenwirbelsäule einen zu großen Teil der Gesamtlast des Körpers tragen. Dadurch entsteht der schmerzhafte Hexenschuß.

Regelmäßiges Körpertraining wirkt vorbeugend gegen Lumbago, weil es eine gute Haltung fördert und die Muskeln des Bauches, der Lenden und des Rückens stärkt. Starke Muskeln in diesen Körperbereichen und eine gute Haltung sind wichtig zur Unterstützung der Wirbelsäule. Menschen, die bei schwerer körperlicher Arbeit häufig den Rücken beugen müssen, sollten auch bei gutentwickelter Rückenmuskulatur präventiv üben.

Die folgenden Übungen haben sich als wertvoll zur Vorbeugung gegen Lumbago erwiesen.

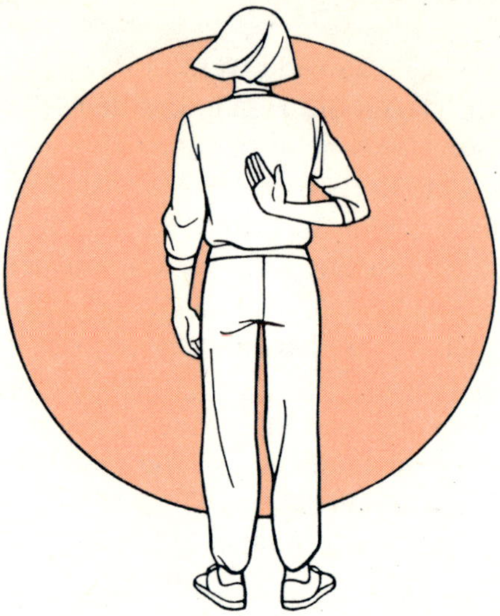

Abb. 118 Auf dem Rücken liegend nach oben greifen

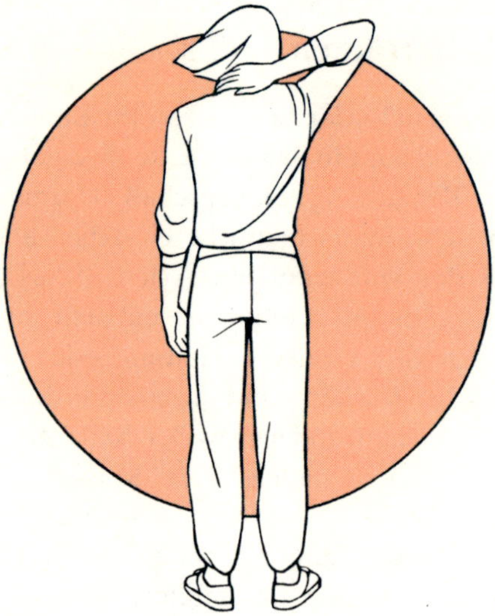

Abb. 117 Übung gegen Schultersteifheit

1. Heben Sie auf dem Rücken liegend die Beine bis zu einem Winkel von ca. 90 Grad an. Bewegen Sie die Beine leicht zur linken Seite, und senken Sie sie anschließend langsam. Heben Sie sie erneut, und bewegen Sie sie diesmal leicht nach rechts. Senken Sie sie anschließend wieder. Wiederholen Sie diese Übung mehrere Male.

2. Sie heben die Beine in Rückenlage um etwa 45 Grad und kreuzen sie scherenartig in der Luft, bis die Muskeln ermüden. Ruhen Sie sich eine Minute lang aus, und wiederholen Sie die Übung drei- bis viermal.

3. Sie liegen auf dem Rücken und stemmen die Hände in die Hüften. Richten Sie sich teilweise auf, wie auf Abbildung 122 dargestellt, und erheben Sie Kopf und Schultern vom Bett.

4. Sie liegen auf dem Bauch, die Arme leicht gekrümmt. Die Oberarme sind ausgestreckt und bilden die Verlängerung der Schultern, die Hände sollen sich über dem Kopf befinden. Heben Sie Oberkörper, Arme und Beine vom Bett und bleiben Sie eine Weile in dieser Haltung. Wiederholen Sie die Übung mehrmals (Abb. 123 a).

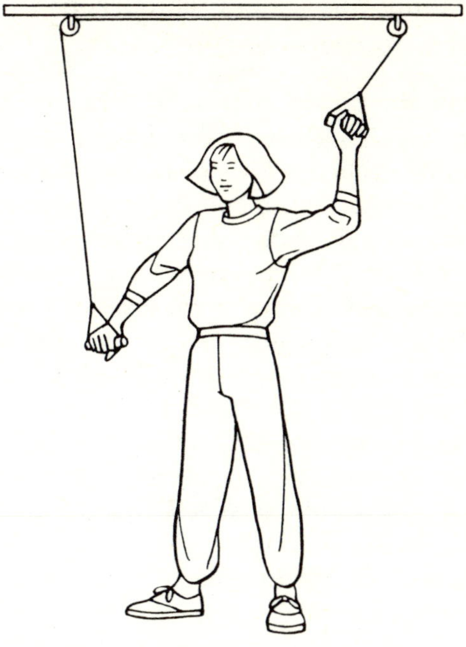

Abb. 120 Training mit einem Übungsseilzug

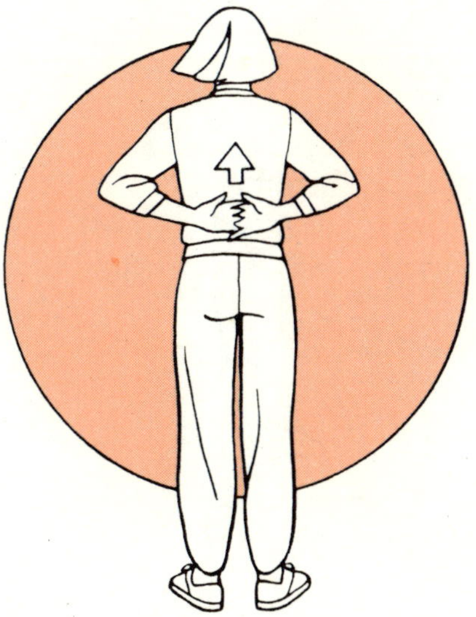

Abb. 119 Beide Arme hinter dem Rücken heben

5. Wieder liegen Sie auf dem Bauch. Verschränken Sie die Finger auf dem Rücken und legen Sie sie auf das Kreuzbein (Abb. 123 b).

6. Sie liegen auf dem Bauch und heben abwechselnd die beiden Beine an.

(*Anmerkung des Herausgebers:* Einige dieser Übungen, bei denen der Atem angehalten wird und Muskeln angespannt werden, sind für ältere Menschen, die unter Arterienverkalkung oder Bluthochdruck leiden, weniger geeignet.)

Heilung von Lendenschmerzen durch Körperübungen

Wenn die Lendenmuskeln gezerrt sind, ist gewöhnlich auch der Erector-spinae-Muskel betroffen, der die Wirbelsäule aufrichtet.
Muskelverletzungen können durch übermäßigen oder plötzlichen Zug entstehen. Wenn sie unbehandelt bleiben, können die damit verbundenen Blutungen und das Austreten anderer Flüssigkeiten zu Veränderungen des Bindegewebes führen. Das Bindegewebe schmerzt dann bei Muskelkontraktion. Blutungen und exzessiver Flüssigkeitsaustritt nach der Muskelzerrung üben ihrerseits häufig Druck auf die Nervenenden aus und verursachen Schmerzen.
Die beste Behandlung bei Muskelzerrungen

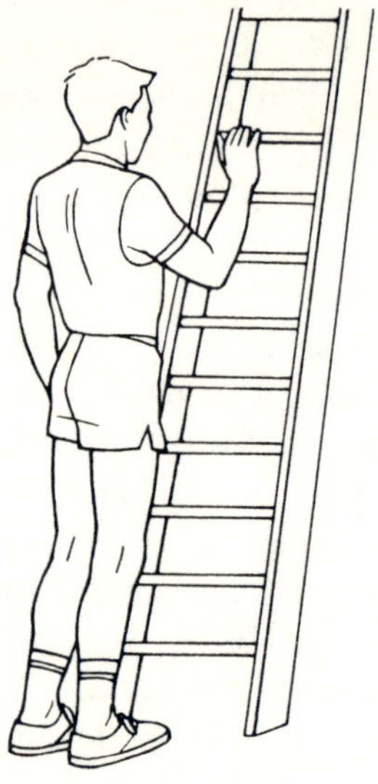

Abb. 121 Die Hände greifen nach den Sprossen einer Leiter

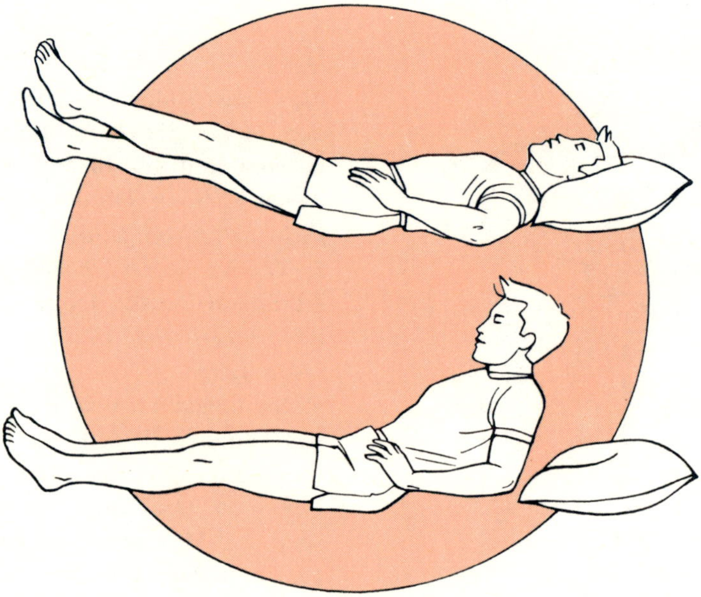

Abb. 122 Teilweises Aufrichten bei Lumbago

ist Massage. Wird sie unmittelbar nach einer Zerrung gegeben, so lindert sie die Schwellung und reduziert durch Verbesserung der Durchblutung den Bluterguß. Auch später kann Massage noch helfen, selbst wenn sich im Muskel schon ein hartes Narbengewebe gebildet hat. Die mechanische Einwirkung der Massage macht nicht nur das verhärtete Narbengewebe geschmeidiger, sondern beschleunigt auch dessen Abbau, da mehr Blut in den betreffenden Körperbereich fließt.

Massagen können entweder von einem Masseur oder eigenhändig durchgeführt werden. Hier die Beschreibung dreier bekannter Massagetechniken:

1. Reiben Sie im Sitzen die Narbe bzw. die schmerzende Stelle mit dem Gelenk des Zeigefingers. Drücken, klopfen und kneten Sie anschließend den gleichen Punkt mit dem Daumen. Massieren Sie jede schmerzende Stelle fünf bis zehn Minuten.

2. Reiben Sie im Sitzen die beiden Handflächen gegeneinander, um Wärme zu erzeugen. Drücken Sie die warmen Handflächen sehr kräftig auf die schmerzende Stelle. Reiben Sie den Bereich drei bis fünf Minuten lang mit schnellen Bewegungen.

3. Klopfen Sie im Sitzen drei bis fünf Minuten lang den Rücken ab, entweder mit den Handflächen oder mit lockeren Fäusten.

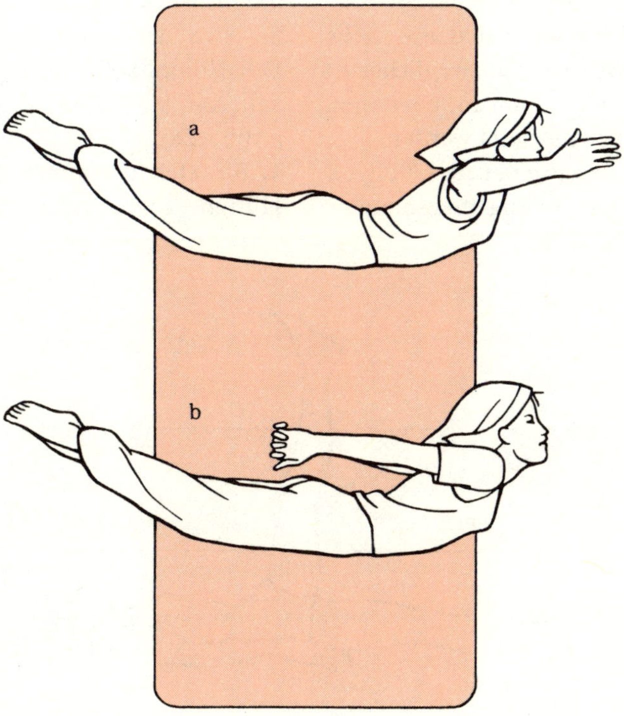

Abb. 123 Stärkung des Unterrückens

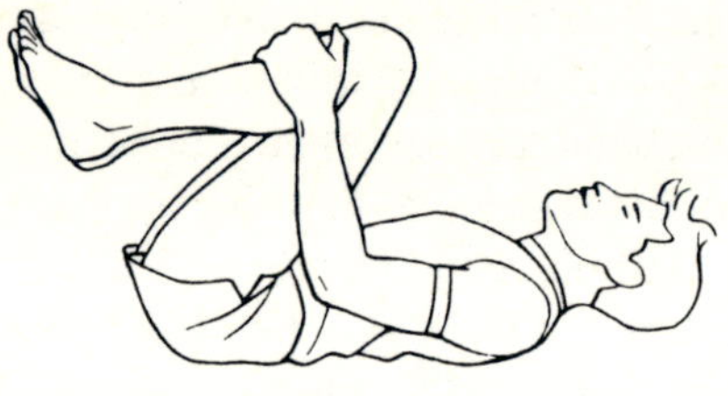

Abb. 124 Die Knie zur Brust ziehen

Die Zerrung eines Psoasmuskels (Lendenmuskels) kann die Bewegungsfähigkeit der Wirbelsäule beeinträchtigen. Schmerz, Anspannung und Krämpfe erschweren es dann, den Rücken zu bewegen.

Übungen zur Behandlung dieser Zerrungen konzentrieren sich hauptsächlich auf die Entspannung der Muskeln des Lendenbereichs sowie darauf, die Wirbelsäule beweglicher zu machen. Man vermeide Übungen, bei denen die Lendenmuskeln angespannt werden.

Die im folgenden beschriebenen Übungen haben sich bei der Behandlung angespannter Lendenmuskeln als erfolgreich erwiesen. Sie können die Sequenz teilweise oder ganz üben. Wiederholen Sie jede Übung zehnmal.

1. Sie ziehen in Rückenlage die angewinkelten Beine bis zum Bauch hoch. Halten Sie die Knie mit beiden Händen fest, so daß der Rücken gegen das Bett gedrückt wird. Die Lendenmuskeln und die Muskeln des Unterrückens bleiben dabei entspannt (Abb. 124).

2. Sie liegen auf dem Rücken, Ihre Arme zu beiden Seiten des Rumpfes. Heben Sie jeweils ein Bein (Abb. 125). Ihre Bewegungen sollten schnell, aber locker sein und keine Schmerzen verursachen.

3. Sie liegen auf dem Rücken und setzen sich möglichst gerade auf. Wenn nötig, können Sie sich dabei mit den Armen abstützen. Der Rumpf sollte wenn möglich einen Winkel von 90 Grad zu den Beinen bilden (Abb. 126).

4. Sie stehen, stemmen die Hände in die Hüften, drehen den Körper schnell nach

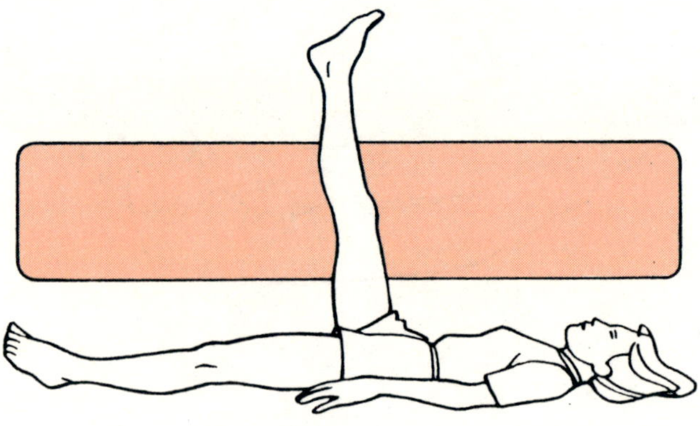

Abb. 125 Heben des Beins

links und anschließend nach rechts. Schleudern Sie beim Drehen den Arm an der Seite, zu der Sie sich bewegen, und zwar gleichzeitig nach außen und in die Höhe. Ihr Blick folgt der ausgestreckten Handfläche (Abb. 127). Lassen Sie die Hand kreisen und zur Hüfte zurückkehren, während Sie sich in die andere Richtung wenden und den entsprechenden Arm ausstrecken.

5. Machen Sie einen langsamen Ausfallschritt, wobei das vordere Bein gebeugt und das hintere Bein gestreckt sein soll. Bleiben Sie eine Weile in dieser Position, und verfahren Sie anschließend mit dem anderen Bein ebenso.

6. Die Füße stehen schulterbreit. Sie falten die Hände und beugen sich vor, als würden Sie Holz spalten. Schwingen Sie die Arme so weit wie möglich zwischen den Beinen hindurch (Abb. 128), mit leichten und lockeren Bewegungen, die keine Schmerzen verursachen sollten.

7. Die Füße stehen schulterbreit. Legen Sie die Hände in die Kreuzbeinregion und fühlen Sie die Bewegung in diesem Bereich, während Sie sich zunächst nach links, dann nach rechts drehen.

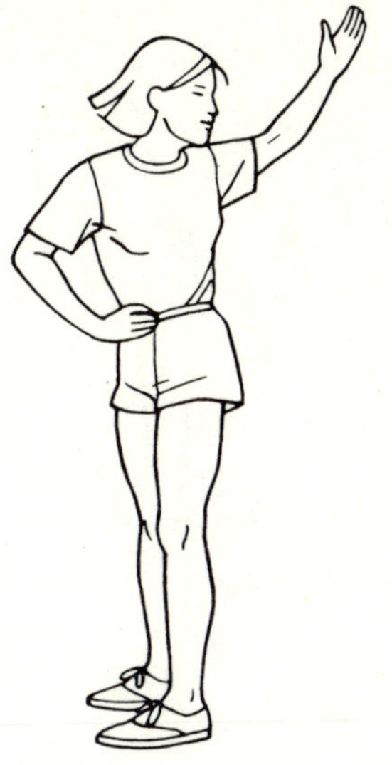

Abb. 127 Drehen des Oberkörpers und Hochwerfen der Hände

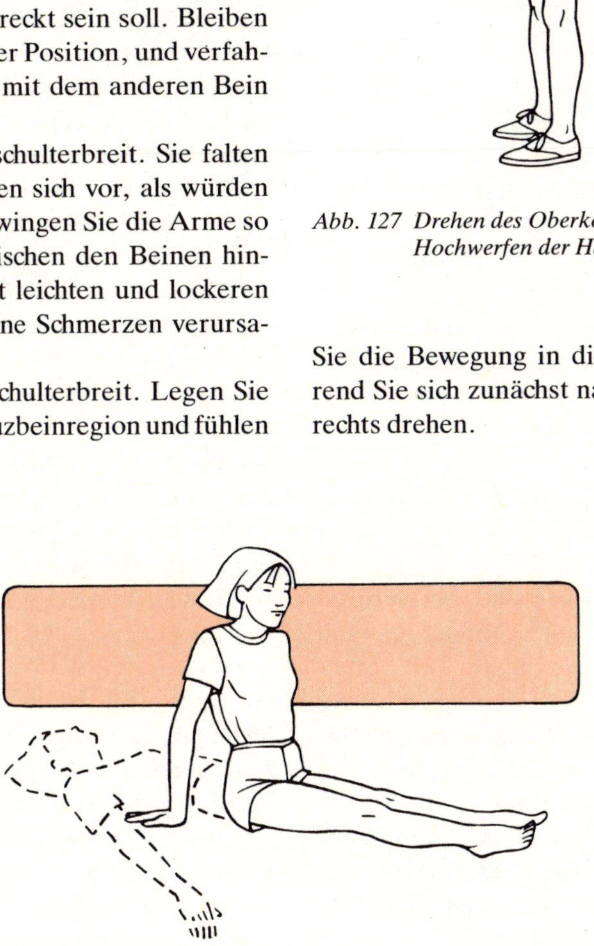

Abb. 126 Stärkung der Bauchmuskeln

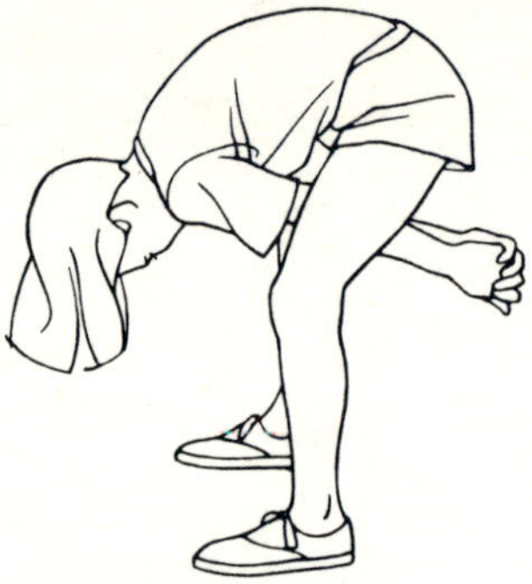

Abb. 128 «Holzhacken»

8. Der letzte Teil dieser Sequenz ist eine Massage von Rücken und Taille unter Verwendung der auf Seite 193 beschriebenen Techniken.

Wenn Sie die Sequenz gewissenhaft zehnmal, mindestens aber viermal täglich üben, müßte in weniger als einem Monat eine deutliche Besserung eintreten.

Vorbeugung gegen Überlastungen des Knies

Überlastungen des Knies sind sehr verbreitet. Im Anfangsstadium empfindet man dabei Schwäche und ist anfällig für Knieverletzungen, kann das Gelenk allerdings noch bewegen. Schmerzen treten auf, wenn man das Bein streckt, es entspannt und dann die Kniescheibe nach unten drückt.

In diesem Stadium ist die Erkrankung noch relativ leicht zu lindern. Leider warten die meisten Betroffenen mit der Behandlung, bis das Gelenk anschwillt. Der Patient spürt dann gewöhnlich eine schmerzhafte Empfindlichkeit unterhalb der Kniescheibe. Die Symptome können von leicht bis äußerst schmerzhaft variieren, je nach den Aktivitäten des Betreffenden, der Temperatur und den sonstigen Begleitumständen. Drückt man in diesem Stadium mit der Hand gegen die Kniescheibe und verschiebt sie, so schmerzt dies und erzeugt Reibungsgeräusche. Schmerzen kann auch schon das Anspannen des Quadriceps-Muskels des Oberschenkels, der bei der Streckung des Knies die wichtigste Rolle spielt. Besteht die Erkrankung schon lange und ist sie sehr weit fortgeschritten, so kann es vorkommen, daß der Quadriceps-Muskel durch Nichtgebrauch verkümmert ist.

Nach Ansicht eines Experten erfordert ein Winkel des Knies von 150 Grad die größte Anspannung und verursacht bei Kontraktion des Quadriceps-Muskels den meisten Schmerz. Die Chinesen sind jedoch im allgemeinen der Ansicht, daß der schmerzhafteste Winkel für Menschen mit Kniescheibenbeschwerden ein Winkel zwischen 110 und 135 Grad ist. Dies wird in den entsprechenden Heilübungen berücksichtigt.

Viele Menschen haben erfolglos versucht, mit Hilfe von Heilübungen eine Besserung von Kniebeschwerden zu erreichen, und sind so zu der Ansicht gelangt, bei dieser Erkrankung sei mit solchen Methoden nicht viel auszurichten. Dies ist unzutreffend. Zumindest heute gibt es erfolgreiche Methoden zur Therapie von Erkrankungen des Knies.

Patienten, die Angst haben, durch Heilübungen oder andere Arten von Körpertraining könnten ihre Schmerzen noch verschlimmert werden, behindern in Wahrheit gerade dadurch den Heilungsprozeß. Mangel an körperlicher Aktivität führt zur Atropie

(Schrumpfung) der Muskeln, was wiederum die Stabilität der Gelenke und den Gewebestoffwechsel beeinflußt. Der Patient wird dann anfälliger für weitere Schädigungen und verschlimmert dadurch die schon bestehenden Probleme.

Knieverletzungen entstehen gewöhnlich durch zufälligen außergewöhnlichen Druck auf das Knie. Das passiert meist durch Unachtsamkeit. Am besten versucht man natürlich, Verletzungen von vorneherein zu vermeiden. Dem müssen vor allem Sportler, die häufigsten Opfer von Knieverletzungen, bei der Auswahl ihrer Trainingsmethoden Rechnung tragen. Vor einem anstrengenden Training ist vor allem das Aufwärmen des Quadriceps-Muskels unerläßlich. Zu einer Knieverletzung kann es auch kommen, wenn man sich nicht an ein empfohlenes reguläres Trainingsprogramm hält. Weiterhin können zu langes Bergauf- und Bergablaufen oder abruptes Stehenbleiben nach schnellem Laufen die Verletzung verursachen.

Durch sachgemäßes Training wird die Blutversorgung der Muskeln und der Bindegewebe im Bereich der Kniescheibe verbessert.

Häufig läßt der durch Kniezerrungen verursachte Schmerz nach Behandlung durch therapeutische Körperübungen nach. Machen Schmerzen und Schwellungen das Üben jedoch zu unangenehm, so versuchen Sie zunächst, diese Symptome durch Medikamente zu lindern, und fahren Sie erst danach mit den Übungen fort.

Heilübungen bei Knieüberlastungen

Vermeiden Sie jede Bewegung, die eine schmerzhafte Reibung zwischen Kniescheibe und Oberschenkelknochen erzeugt. Das Knie darf nicht in einem Winkel zwischen 105 und 150 Grad gebeugt werden.

Helfen kann auch vorsichtiges Trainieren des Quadriceps-Muskels, des wichtigsten Streckmuskels auf der Vorderseite des Oberschenkels, der mit der Kniescheibe direkt verbunden ist. Tiefes Atmen lindert den Schmerz und ermöglicht längeres Üben. Massagen verbessern die Elastizität der Muskeln und wirken vorbeugend gegen Muskelschwund. Sie können jederzeit ausgeführt werden – vor, während und nach dem Üben. Jedoch wendet man die sehr wirksame Klopftechnik, die im weiteren Verlauf dieses Kapitels beschrieben wird, besser während oder gegen Ende der Übungszeit an.

Wählen Sie unter den folgenden Übungen nach Ihrer persönlichen Verfassung aus. Solange Reibungen zwischen Kniescheibe und Oberschenkelknochen vermieden werden, sind alle Übungen zur Stärkung der Muskeln und Bänder im Kniegelenk empfehlenswert. Übung 2 auf Seite 192 ist die leichteste, falls Sie mit etwas Einfachem beginnen wollen.

1. Die Füße stehen schulterbreit und etwa 45 cm von einer Wand entfernt. Lehnen Sie den Rücken gegen die Wand und gehen Sie in die Hocke, bis Schienbeine und Oberschenkel einen Winkel von 90 Grad bilden. Entspannen Sie die Schultern und lassen Sie sie natürlich hängen. Bleiben Sie in dieser Position, bis Ihre Muskeln kribbeln.

Wenn Sie etwas stärker geworden sind, können Sie die Füße ein wenig enger stellen, so daß die Knie einen Winkel von ca. 80 Grad bilden. In dieser Position können Sie das Gesäß leicht heben, ohne die Fersen vom Boden zu entfernen (Abb. 129). Nach ein bis vier Minuten in dieser Position spüren Sie vermutlich im Quadriceps-Muskel ein Wärmegefühl. Beenden Sie die Übung, wenn der Muskel zu zittern anfängt oder die Schmerzen unerträglich werden. Gehen Sie eine Weile umher, und wiederholen Sie die Hockübung zwei- oder dreimal.

2. Diese Übung wird Steigbügelübung genannt. Die Füße stehen parallel, der Abstand zwischen ihnen entspricht ungefähr der dreifachen Länge Ihres Fußes. Halten Sie die Zehen fest auf dem Boden. Gehen Sie halb in die Hocke, so daß Oberschenkel und Schienbein einen rechten Winkel bilden. Ballen Sie die Hände zu Fäusten und halten Sie sie mit aufwärts gerichteten Fingern vor die Hüften. Der Oberkörper ist aufgerichtet, und Sie atmen tief und langsam ein und aus (Abb. 130).

Wenn Sie stark genug sind, können Sie in der gleichen Haltung die folgenden Oberarmübungen durchführen:

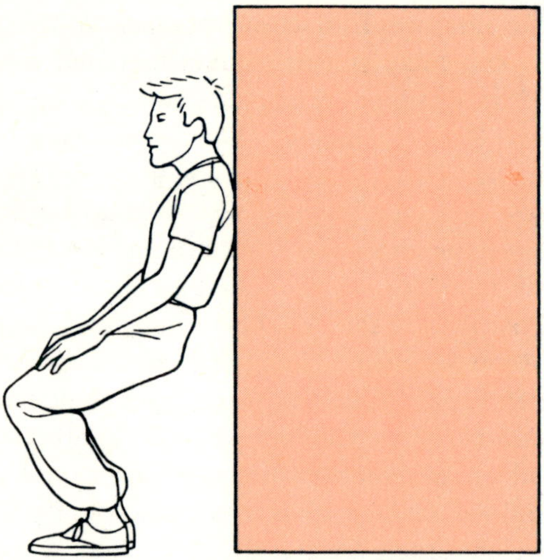

Abb. 129 Eine gute Übung für die Knie

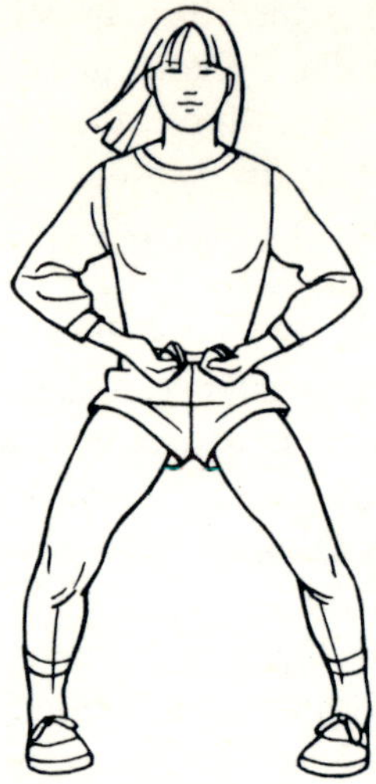

Abb. 130 Die Steigbügelhaltung

1. Heben Sie die linke Faust in einem Halbkreis nach links genau über den Kopf, und atmen Sie gleichzeitig tief ein. Bewegen Sie die Hand auf die gleiche Weise wieder abwärts zum linken Oberschenkel, und atmen Sie vollständig aus. Atmen Sie mehrmals ein und aus.

Lassen Sie die Fäuste in ihre ursprüngliche Position vor den Hüften zurückkehren, und heben und senken Sie die rechte Faust auf die gleiche Weise. Versuchen Sie die Übung auch mit beiden Armen gleichzeitig.

2. In der gleichen Ausgangsposition verschränken Sie die Finger, drehen die Handflächen vom Körper weg und stoßen beide Hände nach vorne, wobei Sie tief ein- und ausatmen. Wenden Sie danach die Handflächen wieder dem Körper zu und bringen Sie sie in die Nähe des Kinns, während Sie sich leicht aus der Taille heraus vorbeugen. At-

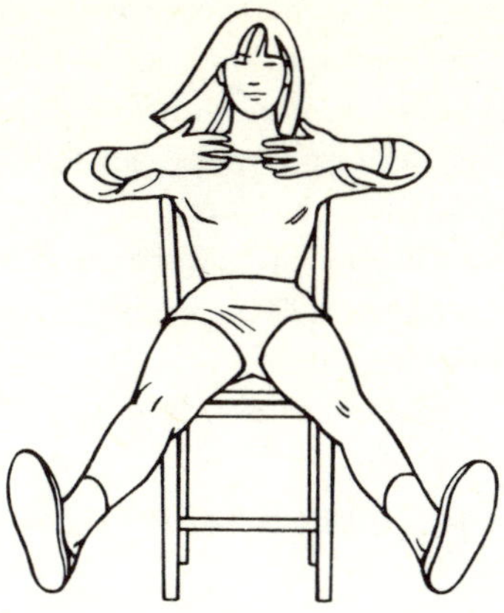

Abb. 131 Stärkung des Quadriceps-Muskels

men Sie dabei tief aus. Bleiben Sie in dieser Position, und atmen Sie mehrmals tief ein und aus.

3. Sie sitzen auf einem standfesten Hocker oder Stuhl, heben die Beine und halten sie in der Luft, etwas weiter als schulterbreit auseinander. Die Zehen weisen nach oben, die Füße bilden rechte Winkel zu den Beinen, und die Knie sind gestreckt. Halten Sie die Arme vor die Brust, als ob Sie einen großen Baum umfassen würden (Abb. 131). Wenn Sie nicht stark genug sind für diese Übung, können Sie die Fersen auf dem Boden lassen und die Kniescheiben mit Hilfe der Quadriceps-Muskeln hochziehen. Spannen und entspannen Sie die Quadriceps-Muskeln abwechselnd.

4. Die nächste Übung dient der Stärkung von Nieren und Taille. Sie beginnen im Stehen. Die Füße sind etwas mehr als schulterbreit voneinander entfernt. Es handelt sich hier im Grunde um eine Selbstmassage. Halten Sie die Beine gestreckt, und massieren Sie mit den Händen den Rücken vom Bereich des Kreuzbeins bis zum unteren Ende der Wirbelsäule (Abb. 132a). Massieren Sie auch die Hüften seitlich, und beugen Sie sich vor, um die Außenseiten der Beine und Füße zu erreichen (Abb. 132b). Reiben Sie kreisförmig an den Außenseiten von Füßen und Zehen entlang, und massieren Sie anschließend die Innenseiten der Füße. Von dort aus bewegen Sie sich an den Seiten der Beine entlang weiter aufwärts, bis Sie die Knie erreichen. Klatschen, klopfen und kneten Sie dann mehrmals um die Knie und den Quadriceps-Muskel auf der Vorderseite des Oberschenkels. Nach Beendigung der Beinmassage richten Sie sich wieder auf. Massieren Sie nun in Richtung Bauch (Abb. 132c). Wenn die Hände den Nabel erreicht haben, massieren Sie den Rumpf seitlich, bis Sie wieder am Ausgangspunkt im Lendenbereich angekommen sind. Wiederholen Sie die Sequenz mehrmals. Beugen Sie nicht die Knie, und spannen Sie auch nicht den Quadriceps-Muskel an. Versuchen Sie, sich so gut wie möglich zu entspannen.

Mehr über das Kniegelenk

Vorbeugende Maßnahmen gegen Knieverletzungen sind nicht zu unterschätzen. Viele hervorragende Athleten mußten infolge von Knieverletzungen Leistungseinbußen hinnehmen, weil sie es versäumten, Präventivmaßnahmen zu treffen. Um dies zu vermeiden, sollten Lehrer und Trainer auf einen vernünftigen Trainingsplan achten, der dem Geschlecht, dem Alter, den Fähigkeiten und der Kraft des einzelnen angepaßt ist. Übungen für junge oder weibliche Athleten beispielsweise sollten weniger anstrengend sein als solche für erwachsene Männer. Wenn ein Athlet wegen einer Beinverletzung sein Training unterbrechen muß, darf das gesunde Bein nicht überlastet werden, da auch dies zu einer Knieverletzung führen kann. Vor Beginn der eigentlichen Übungen ist in jedem Fall ein Aufwärmtraining zu empfehlen. Laufen Sie möglichst nie auf zu hartem Untergrund, da dies eine starke Belastung für die Kniegelenke ist. Schuhe mit Fußbettfederung zur Abschwächung der Aufprallwucht sind zu empfehlen.

Seitdem man zur Milderung des Aufpralls elastisches Material verwendet, ist die Zahl der Knieverletzungen bei Sportwettkämpfen stark zurückgegangen. Doch auch heute noch ist es wichtig, zur Vorbeugung die Muskeln um das Knie durch spezielles Training zu stärken.

Knieschoner verringern zwar die Wucht plötzlicher Stöße beträchtlich, doch kann längere Verwendung solcher Schoner die Blutzirkulation stören. Stärkung der Muskeln und Bänder im Bereich des Kniegelenks ist immer noch der bessere Schutz.

Halten Sie die Knie stets warm, und schützen Sie sie vor Wind und Feuchtigkeit. Ein wenig Aufmerksamkeit verringert die Gefahr von Knieverletzungen erheblich.

Heilübungen bei Schulter- und Nackenschmerzen

Ältere Menschen leiden oft unter Bandscheibenschäden im Bereich der Halswirbelsäule. Als Symptome treten Schmerzen und Steifheit im Bereich des Kopfs, des Nackens, der Schultern und des Rückens auf. Dies wird oft durch Vorbeugen und Drehen des Kopfes verschlimmert. Manchmal strahlt der

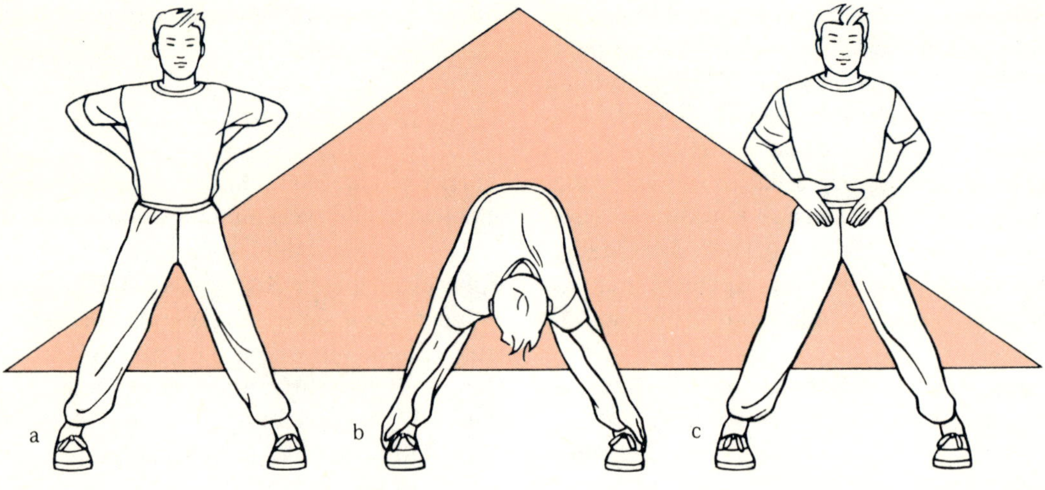

Abb. 132 Massage zur Stärkung von Taille und Nieren

Schmerz vom Nacken in die Schultern und in die Arme aus, was jede Bewegung der Halswirbelsäule beträchtlich behindert. Manchmal werden im Laufe der Zeit die Nackenbewegungen so stark eingeschränkt, daß sogar die Nackenmuskeln schrumpfen. Das passiert, weil Arthritis und das Vorspringen der Zwischenwirbelscheiben (der Halswirbelsäule) Druck auf die aus dem Rückenmark austretenden Nervenwurzeln ausüben. Die Folge sind Schmerzen und Steifheit.

Man behandelt das Halswirbelsäulensyndrom durch Spannungsverminderung wie Strecken (Traktion) und Massage, durch Beseitigung der belastenden Faktoren (Entzündungen und Schwellungen), durch medikamentöse Bekämpfung des Schmerzes, durch physikalische Therapie und durch Wiederherstellung der Bewegungsfähigkeit von Kopf und Nacken mittels therapeutischer Übungen.

Heilübungen helfen nicht nur, die Bewegungsfähigkeit des Kopfes, des Nackens und des Rückens wiederherzustellen, sondern sie stärken auch die Muskeln dieses Bereiches. Weiterhin verbessern sie die Blutzirkulation und lindern Entzündungen. In Verbindung mit physikalischer Therapie, Massage und Streckung können solche Übungen wertvolle Hilfe leisten.

Im Frühstadium der Krankheit werden therapeutische Übungen hauptsächlich zur Ergänzung anderer Therapieformen eingesetzt. Bei Einsetzen des Genesungsprozesses werden die Übungen zum Schwerpunkt der Therapie.

Heilübungen bei Halswirbelsäulensyndrom sind hauptsächlich Übungen zur Steigerung der Bewegungsfähigkeit des Kopfes – also Vor- und Rückwärtsbewegung des Kopfes, Drehung nach rechts und links, seitliches Beugen und Drehen des Kopfes. Am wichtigsten sind die beiden erstgenannten Bewegungsarten. Üben Sie drei- bis viermal täglich jeweils 10 bis 15 Minuten lang. Bewegen Sie den Kopf langsam und gleichmäßig, so daß keine Schmerzen auftreten. Hüten Sie sich vor heftigen Bewegungen. Wenn die äußerstmögliche Position in einer bestimmten Richtung erreicht ist, so bleiben Sie eine Minute lang in dieser Haltung. Das stärkt die Muskulatur und dehnt die Muskeln und Bänder.

Ist eine Degeneration der Halswirbelsäule die Ursache des Halswirbelsäulensyndroms, so sind höchstwahrscheinlich auch die Brust- und Lendenwirbel betroffen. Konzentrieren Sie in diesem Fall die Übungen auf die Stärkung der gesamten Wirbelsäule. Beruht die Erkrankung auf Arthritis im Bereich der Brustwirbelsäule, so beziehen Sie auch Übungen zur Korrektur der abnormen Krümmung der Brustwirbelsäule ein, etwa die auf Seite 197 beschriebenen.

Es folgt eine Übungssequenz für Kopf und Nacken. Üben Sie langsam und leicht, zunächst jede Übung nur einmal, höchstens viermal. Mit der Zeit können Sie die Anzahl der Wiederholungen dann steigern, aber hören Sie unbedingt auf, wenn Sie sich müde fühlen.

1. Sie sitzen und wenden den Kopf langsam von rechts nach links und wieder zurück.

2. Sie sitzen und beugen den Kopf vor, wobei das Kinn auf die Brust sinkt. Anschließend beugen Sie den Kopf zurück und schauen in die Höhe.

3. Sie sitzen, wenden den Kopf nach rechts und richten das Gesicht zur Decke. Achten Sie auf die Streckung vom Kiefer bis zum

Nacken. Dann drehen Sie den Kopf ebenso nach links.

4. Lassen Sie den Kopf langsam in einem vollständigen Kreis rollen, und wiederholen Sie dies anschließend in der Gegenrichtung.
Manchmal ist die Nacken- und Schultermuskulatur so angespannt, daß die Bewegungsfähigkeit des Kopfes beeinträchtigt wird. In diesem Fall ist folgende Übung zu empfehlen: Heben Sie zunächst eine Schulter zum Ohr der entsprechenden Körperseite, dann die andere. Tun Sie dies abwechselnd mit beiden Schultern. Schließlich heben Sie beide Schultern gleichzeitig, bis die Spannung nachläßt.

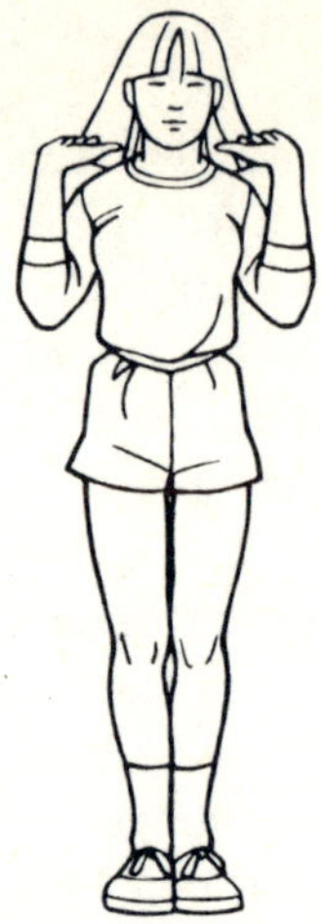

Abb. 133 Vorschieben der Brust

Korrektur runder Schultern

Körperlich wenig aktive Menschen, die über lange Zeiträume lesen, schreiben oder nähen, entwickeln leichter runde Schultern als andere. Aufgrund ihrer Arbeit befinden sich ihre Arme ständig vor dem Körper. Dadurch schrumpft mit der Zeit der wichtigste Muskel der Brust, der Pectoralis-Muskel, während der wichtigste Schultermuskel des Rückens, der Trapezius, schlaff und schwach wird. Die Schultern drehen sich nach innen und sacken herab. Menschen, die solcher Arbeit nachgehen, sei hiermit geraten, durch entsprechende Übungen die Brustmuskulatur zu dehnen.
Ist der Schaden schon entstanden, so versuchen Sie es mit den folgenden Übungen:

1. Sie stehen, berühren mit den Fingerspitzen die Rückseite des Nackens und ziehen die Ellbogen so weit wie möglich zurück. Halten Sie den Kopf hoch. Bleiben Sie einige Minuten lang in dieser Position, bevor Sie sich entspannen.

2. Führen Sie die Hände vor den Schultern zusammen, und schwingen Sie die Ellbogen nach hinten, um die Brust zu dehnen. Wiederholen Sie dies mehrmals.
Die Schulterblätter stehen bei manchen Menschen so weit vor, daß man an Hühner- oder Vogelflügel erinnert wird. Die Ursache ist eine Schwächung des Serratus-anterior-Muskels, die dazu führt, daß der Muskel das Schulterblatt nicht mehr an der richtigen Stelle zu halten vermag.
Die folgenden Übungen dienen der Korrektur dieser Fehlhaltung. Stehen Sie in einer angenehmen Haltung und lassen Sie die Arme natürlich hängen. Heben Sie dann die Hände etwas über die Schultern, schieben Sie die Brust nach vorne und versuchen Sie zu erreichen, daß sich die beiden Schulterblätter berühren (Abb. 133). Bleiben Sie so lange wie möglich in dieser Position.

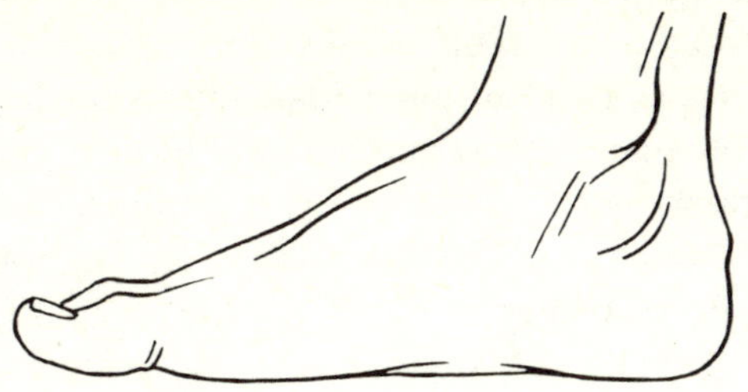

Abb. 134 Plattfuß

Übungen bei Plattfuß

Bei Senkfuß oder Plattfuß berührt die ganze Fußsohle den Boden, wenn der Betroffene steht (Abb. 134). Menschen mit Plattfüßen haben sehr niedrige oder flache Fußgewölbe.

Nicht bei allen Menschen, die an Plattfuß leiden, sind korrigierende Übungen erforderlich. Nach einer chinesischen Untersuchung haben etwa 25 bis 40 Prozent der Studenten und zwölf bis 40 Prozent der Sportler Plattfüße. Bei den Sportlern wirkte sich dies jedoch nicht negativ auf die Fähigkeit zu springen oder auf andere Leistungen aus. Wenn Plattfüße nicht von anderen Symptomen begleitet werden, kann es sich auch einfach um eine anatomische Eigenart des Betreffenden handeln, im Gegensatz zu einer Erkrankung. Solange sie keine anderweitigen Störungen verursachen, brauchen sie nicht behandelt zu werden.

Meist werden Plattfüße jedoch von anderen Symptomen begleitet. So kann die Blutzirkulation in den Unterschenkeln beeinträchtigt sein, und die Fußsohlen können schmerzen, was beim Gehen rasch zu Ermüdungserscheinungen führt. Bei einem Menschen mit Plattfüßen sind die Muskeln und Bänder in den Füßen oft schwach und locker. In schweren Fällen können nach Aussagen chinesischer Ärzte auch Knochen vorstehen. In diesen Fällen sind die Plattfüße möglicherweise durch Muskelschwäche infolge körperlicher Inaktivität in der Kindheit und Adoleszenz hervorgerufen worden.

Die Ursache kann auch eine abnorme Entwicklung der Knochen, Bänder und Muskeln sein oder eine falsche Gehhaltung, bei der die großen Zehen stark nach außen gerichtet sind. Der Betreffende geht dann hauptsächlich auf den Innenkanten der Füße. Manchmal sind Fußgewölbe und Fußmuskeln auch durch eine Infektionskrankheit geschwächt worden.

In der Kindheit oder Adoleszenz lassen sich Plattfüße oft noch mittels therapeutischer Gymnastik korrigieren. Im Erwachsenenalter sind die Chancen einer nennenswerten Besserung leider wesentlich geringer.

Die Übungen sollten sich hier auf das Trainieren bestimmter Muskelgruppen im Unterschenkel konzentrieren – einschließlich des Flexor digitorum longus, des Tibialis-anterior-Muskels und des Tibialis-posterior-Muskels – sowie der Fußmuskulatur. Die folgenden Übungen wurden zur Korrektur von Plattfüßen zusammengestellt. Üben Sie sie so oft, wie es Ihnen angenehm ist.

1. Sie sitzen auf einem Stuhl, wenden die beiden dicken Zehen nach innen und rollen die Füße auf die Außenkanten wie auf Abbildung 135a.

2. Sie sitzen mit überkreuzten Beinen, ziehen den obenliegenden Fuß hoch und krümmen und strecken die Zehen abwechselnd wie auf Abbildung 135b.

3. Sie sitzen, halten eine Ferse auf dem Boden und biegen den anderen Fuß zurück wie auf Abbildung 135c. Krümmen und strecken Sie in dieser Position die Zehen.

4. Spreizen Sie im Sitzen die Zehen, und bringen Sie sie anschließend wieder zusammen. Wiederholen Sie dies viele Male.

5. Greifen Sie im Sitzen mit den Füßen nach einem Stift, einer Murmel oder einem Stück Stoff. Oder lesen Sie mit den Zehen getrocknete Erbsen oder Murmeln in eine Schüssel (Abb. 136a).

6. Bewegen und rollen Sie im Sitzen einen Pingpong- oder Tennisball oder einen kleinen Gummiball zwischen den Fußsohlen hin und her (Abb. 136b).

7. Gehen Sie mit je einem Fuß auf den beiden Seiten eines speziell konstruierten Bretts, das wie ein umgekehrtes «V» aussieht.

8. Gehen Sie auf Zehenspitzen.

9. Gehen Sie auf den Außenkanten der Füße.

10. Gehen Sie auf den Außenkanten der Füße und rollen Sie die Zehen ein.

11. Gehen Sie auf einem Kiesweg, auf dem Strand oder auf einer unebenen Straße.

Bei spastisch bedingten Plattfüßen sind diese Übungen nicht zu empfehlen. Hören Sie bei Schmerzen sofort mit dem Training auf. Menschen, die an Plattfüßen leiden, brauchen allerdings gewöhnlich eher mehr Körperübungen als weniger. Oft haben sie auch schwache Hüft-, Oberschenkel-, Bauch- und Unterschenkelmuskeln. Deshalb empfehlen sich Übungen zur Stärkung des gesamten Körpers.

Übungen zur Korrektur von Wirbelsäulenverkrümmungen

Um die Jahrhundertwende beobachtete ein Wissenschaftler, daß die Wirbelsäulen von Eidechsen immer ganz gerade gewachsen sind, obwohl sie beim Kriechen seitlich gebogen werden. Der Forscher führte dies auf die ständige seitliche Bewegung der Wirbelsäule beim Kriechen zurück. Diese Entdeckung regte ihn dazu an, für Kinder, die unter einer seitlichen Verkrümmung der Wirbelsäule lit-

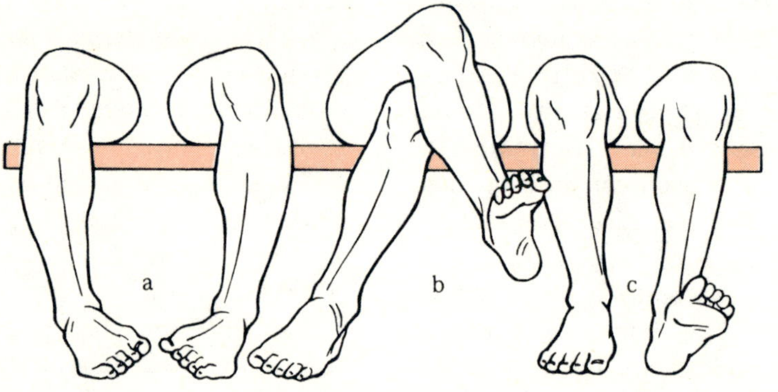

Abb. 135 Übungen zur Stärkung der Fußgewölbe

ten, korrigierende Kriechübungen zu ersinnen. Eine dieser Übungen finden Sie in Abbildung 137.

Diese Kriechübung wird jedoch heute nicht mehr häufig benutzt. Neuere und bessere Übungen sind an ihre Stelle getreten. Diese Übungen haben erwiesenermaßen ihren Wert bei der Korrektur von seitlichen Wirbelsäulenverkrümmungen.

Bevor wir die Übungen beschreiben, wollen wir über die Ursachen der Skoliose sprechen – die medizinische Bezeichnung für seitliche Wirbelsäulenverkrümmungen.

Eine normale Wirbelsäule ist frontal gesehen völlig gerade. Skoliose tritt in zwei Formen auf: Es gibt sichelförmige oder C-förmige Verkrümmungen, bei denen sich die Wirbelsäule frontal gesehen nur zu einer Seite neigt, und es gibt S-förmige Verkrümmungen, bei denen der obere und der untere Teil der Wirbelsäule frontal gesehen in entgegengesetzte Richtungen seitlich verkrümmt sind.

Skoliose kann auch anhand ihrer Ursachen klassifiziert werden. Die Variante, die die Ärzte als rachitische Skoliose bezeichnen, entsteht durch Rachitis, eine Mangelkrankheit, die bei Vitamin-D-Mangel entsteht. Unterentwik-

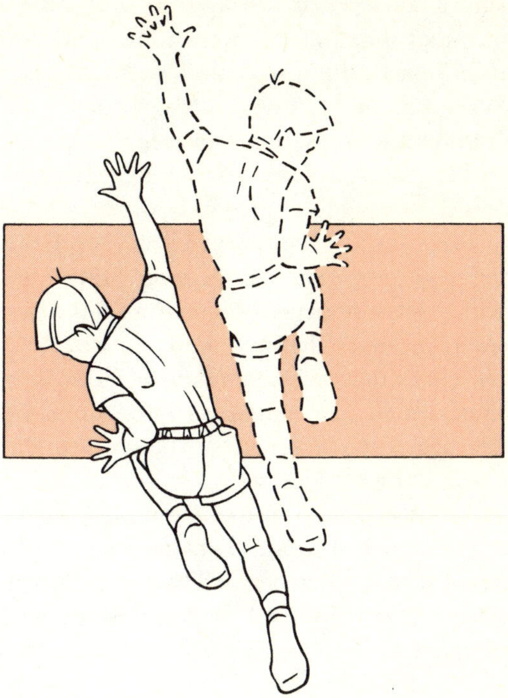

Abb. 137 Eidechsenübung bei seitlicher Wirbelsäulenverkrümmung

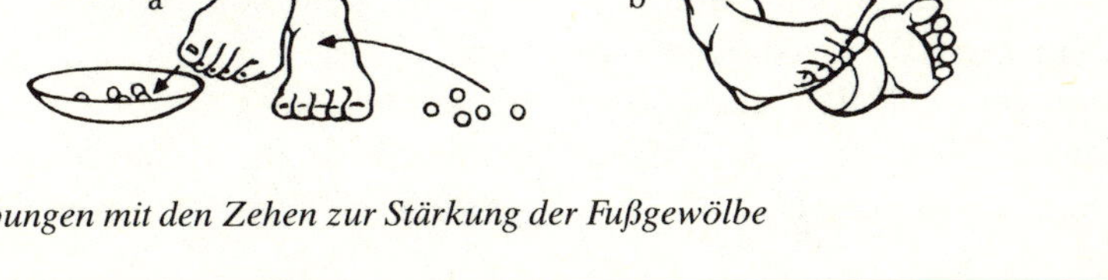

Abb. 136 Greifübungen mit den Zehen zur Stärkung der Fußgewölbe

kelte Knochen und Muskeln in Verbindung mit einer durch langes Sitzen entstandenen schlechten Haltung sind die Ursachen dieser Art von Skoliose. Eine andere Variante der Krankheit entsteht durch eine längerfristige Drehung des Beckens. Die häufigsten Ursachen dieser Fehlhaltung sind eine einseitige Verlagerung des Körpergewichts beim Sitzen sowie ungleiche Länge oder Stärke der Beine – letzteres ist gewöhnlich auf Polio und andere schwere Krankheiten zurückzuführen. Unter diesen Umständen wird der Bekkenboden in eine unnatürliche Krümmung hineingezwungen, so daß der Patient schließlich Skoliose entwickelt.

Die letzte Variante ist die habituelle Skoliose. Bei manchen Kindern entsteht eine seitliche Verkrümmung der Wirbelsäule infolge falscher Haltung beim Lesen und Schreiben. Sie neigen Kopf und Oberkörper zu einer Seite.

Die drei Arten seitlicher Verkrümmung der Wirbelsäule treten meist in der Kindheit und Adoleszenz auf. Daher sollte man mit vorbeugenden Maßnahmen in den ersten Lebensjahren beginnen. Zunächst müssen die auslösenden Faktoren beseitigt werden – das heißt, man sollte dem Kind helfen, eine gute Steh- und Sitzhaltung zu entwickeln. Wichtig ist auch, Kinder zu körperlicher Aktivität zu ermutigen, damit ihre Muskeln stärker werden und damit sie körperlich gesund bleiben. Starke Muskeln und Bänder halten die Wirbelsäule in der richtigen Position.

Sobald Skoliose diagnostiziert ist, sollte sie möglichst umgehend behandelt werden, denn Haltungsübungen sind bei Kindern und Heranwachsenden generell wirkungsvoller als bei Erwachsenen. Wie sehr sie helfen, hängt vom Grad der Krümmung ab.

Seitliche Verkrümmungen ersten Grades sind die harmlosesten. Sie wirken sich nur bei längerem Sitzen oder Stehen aus. Die Verkrümmung verschwindet, wenn der Patient an einem horizontalen Balken über seinem Kopf in der Luft hängt. Diese Art der Verkrümmung wird durch Muskelschwäche verursacht, und sie ist leicht durch Heilübungen zur Stärkung der Muskeln zu beheben.

Seitliche Verkrümmungen zweiten Grades sind wesentlich ernster. Die Krümmung ist in diesem Stadium schon dauerhafter geworden. Durch Hängen an einem horizontalen Balken ist sie nicht mehr zu beseitigen. Therapeutische Übungen wirken sich in diesem Stadium jedoch immer noch positiv aus.

Wegen ihrer Auswirkungen auf Muskeln, Bänder, Knochen und Knorpel sind seitliche Verkrümmungen dritten Grades sehr ernst. Außer der seitlichen Verkrümmung der Wirbelsäule haben manche Patienten auch noch einen Buckel und einen durch Drehung verformten Brustkorb, der die Funktion des Herzens behindern kann. In diesem Stadium vermögen therapeutische Übungen nicht mehr viel auszurichten.

Die wichtigsten Übungen zur Behandlung von Skoliose sind Streckübungen für die Wirbelsäule und Übungen zur Stärkung der Rückenmuskulatur. Außerdem sind Übungen zur Streckung der infolge der konvexen Krümmung überanstrengten, geschwächten und geschrumpften Muskeln wichtig.

Die folgende Übungssequenz wird häufig zur Korrektur von S-förmigen Verkrümmungen eingesetzt. Üben Sie, bis Sie leicht ermüden.

1. Stellen Sie sich vor eine Sprossenwand, strecken Sie die Arme über den Kopf, und greifen Sie mit der linken Hand eine hohe

Sprosse, mit der rechten eine niedrigere. Hängen Sie drei bis fünf Minuten so. Wenn nötig, können Sie während der Übung eine oder mehrere Pausen einlegen.

2. Sie legen die rechte Hand an die Hüfte, heben den linken Arm über den Kopf und schwingen ihn kräftig zur Seite.

3. Sie stemmen stehend die Arme in die Hüften und treten mit dem linken Bein einen langen Schritt vor. Beugen Sie das linke Bein, während das rechte gerade bleibt. Strecken Sie in dieser Position den linken Arm über den Kopf, und greifen Sie mit dem rechten kräftig nach unten.

4. Die rechte Seite Ihres Körpers ist einer Sprossenwand zugewandt. Sie können entweder auf einer niedrigen Stufe der Leiter oder auf dem Boden stehen. Greifen Sie mit der linken Hand eine Sprosse, mit der rechten Hand eine Sprosse in Hüftnähe. Beugen Sie den Oberkörper wie auf Abbildung 138 dargestellt.

5. Sie wenden der Sprossenwand den Rükken zu. Heben Sie die Fersen vom Boden und machen Sie sich so lang wie möglich. Strecken Sie die Arme möglichst weit hoch (siehe Abb. 139).

6. Sie knien und bringen die Hände an die Hüften. Heben Sie den linken Arm und beugen Sie den Oberkörper nach rechts (siehe Abb. 140).

7. Sie liegen auf dem Bauch und halten einen langen Gymnastikstab (oder irgendeinen an-

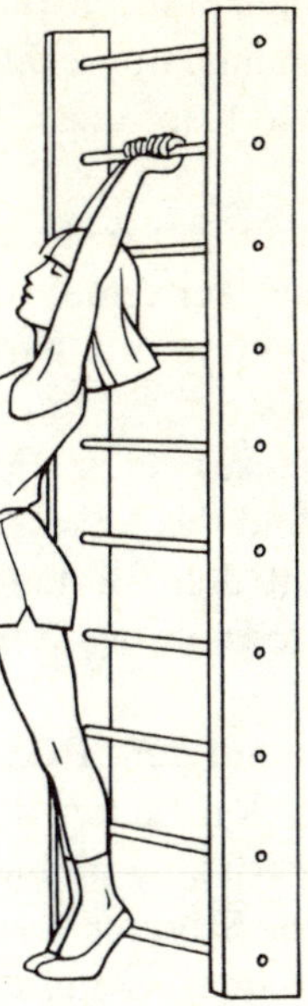

Abb. 139 Streckübung an einer Sprossenwand

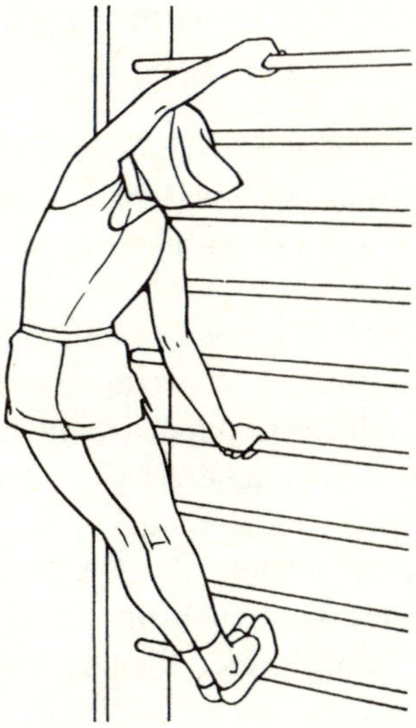

Abb. 138 Seitliches Beugen des Körpers an einer Sprossenwand

deren hölzernen Stab). Strecken Sie die linke Hand vor sich aus, die rechte Hand nach unten. Heben Sie Kopf und Oberkörper (siehe Abb. 141).

8. Sie liegen auf der rechten Seite und legen unter den am weitesten vorstehenden Teil der Verkrümmung ein hartes Kissen oder einen Sandsack.

9. Gehen Sie auf allen vieren. Die rechte Handfläche und das linke Knie bleiben zum Abstützen auf dem Boden, der linke Arm und das rechte Bein ragen in die Luft (siehe Abb. 142).

10. Sie liegen auf dem Rücken und strecken die Arme an den Seiten des Rumpfes aus. Bewegen Sie sich langsam nach vorne, indem Sie jeweils eine Schulter vorbewegen. Benutzen Sie dazu nur Rückenmuskeln und Schulterblätter.

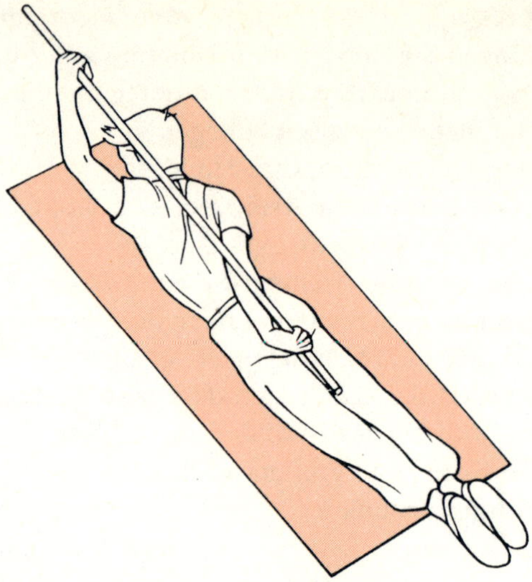

Abb. 141 Übung mit Gymnastikstab bei Wirbelsäulenverkrümmung

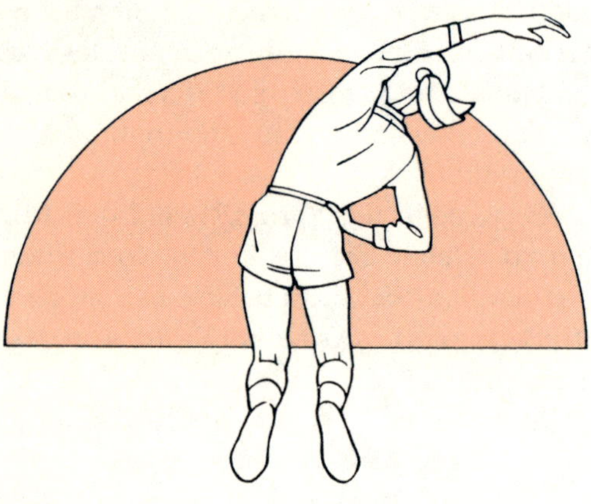

Abb. 140 Beugeübung für die Wirbelsäule

Übungen bei Verkrümmungen des Rückgrates nach vorne (Lordose)

Lordose ist die medizinische Bezeichnung für Hohlkreuz, was bedeutet, daß die Wirbelsäule sich stark nach vorne biegt (siehe Abb. 143).

Lordose kann durch gewohnheitsmäßige schlechte Haltung entstehen, durch eine nicht korrigierte Lendenwirbelverschiebung nach einer Schwangerschaft oder einfach durch schwache Rückenmuskulatur.

Bei Kindern entsteht diese Störung häufig durch schlechte Ernährung und Muskelschwäche infolge einer Magen- oder Darmerkrankung. In diesen Fällen sind zur Therapie sowohl eine bessere Ernährung als auch korrigierende Übungen erforderlich.

Abgesehen von dem etwas merkwürdigen

Aussehen braucht ein Hohlkreuz nicht von anderen Symptomen begleitet zu sein. Doch führt Lordose bei Frauen häufig zu Lumbago (Hexenschuß). Um die Lumbago zu behandeln, sollte man versuchen, auch die Lordose durch Übungen zu behandeln. Übungen zur Korrektur eines Hohlkreuzes konzentrieren sich auf die Streckung der Muskeln des Lendenwirbelbereichs und auf die Streckung der Bauchmuskulatur. Die folgenden vier Übungen sind speziell zur Behandlung des Hohlkreuzes gedacht. Wiederholen Sie sie so oft, wie es Ihnen angenehm ist.

1. Sie sitzen rittlings auf einem Hocker, mit dem Rücken zur Wand. Ziehen Sie den Bauch so weit ein, daß der Rücken die Wand berührt.

2. Sie sitzen auf dem Boden oder auf dem Bett und strecken die Beine aus. Ziehen Sie wie in Übung 1 den Bauch ein. Dadurch wird das Rückgrat aufgerichtet.

3. Sie liegen mit angezogenen Knien auf dem Rücken und heben die Füße über den Kopf. Bringen Sie in dieser Position die Beine zusammen und ziehen Sie mit den Füßen Kreise, indem Sie die Beine strecken und zurückziehen. Je größer die Kreise, um so besser.

4. Legen Sie in Rückenlage die Arme hinter den Kopf, und heben Sie die Beine, so daß die Hüftgelenke im Winkel von 90 Grad gebeugt sind. Beugen und strecken Sie in dieser Position die Beine abwechselnd wie beim Fahrradfahren.

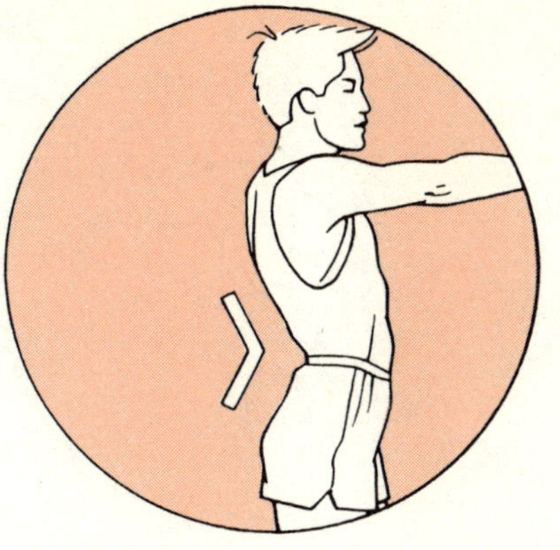

Abb. 143 Hohlkreuz

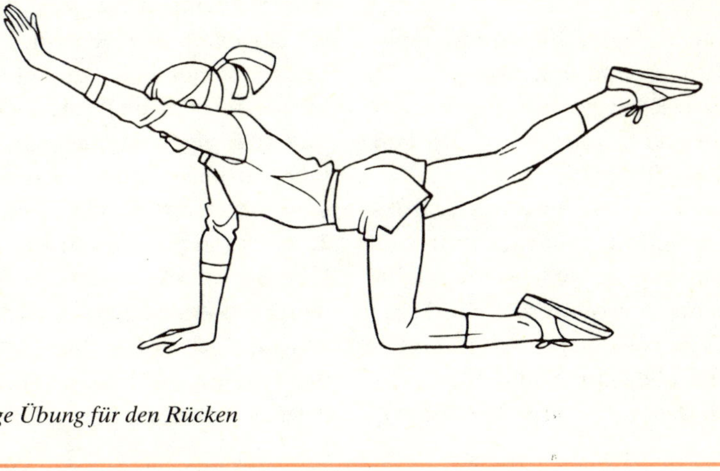

Abb. 142 Anmutige Übung für den Rücken

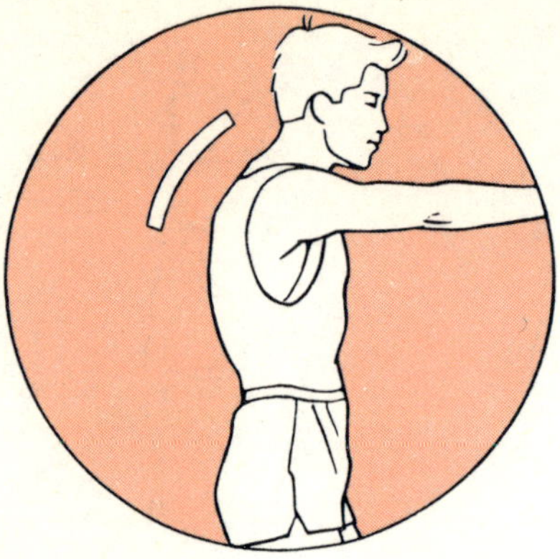

Abb. 144 Rundrücken

Wenn Ihnen die Übungen 3 und 4 zu anstrengend sind, so können Sie auch auf einfachere Übungen zur Stärkung der Bauchmuskulatur zurückgreifen, etwa die auf Seite 136 beschriebenen.

Übungen bei Rundrücken

Rundrücken ist eine halbkreisförmige Vorwölbung des oberen Rückens. Von der Seite sieht das so aus, als würde der obere Teil der Wirbelsäule vorstehen und Kopf und Schultern würden nach vorne ragen.

In leichten Fällen scheint dies keine physiologischen Prozesse zu beeinflussen. In schwereren Fällen kann es sich auf die Atmung auswirken und Schmerzen im Rücken verursachen (siehe Abb. 144).

Man unterscheidet drei Arten von Rundrükken. Bei Kindern und Jugendlichen tritt häufig eine Art auf, die durch unterentwickelte Rückenmuskulatur hervorgerufen wird, etwa infolge eines zu niedrigen Tischs oder infolge schlechter Beleuchtung und Kurzsichtigkeit, denn all dies zwingt ein Kind dazu, sich vorzubeugen. In einigen Fällen ist der Rundrücken auch erblich bedingt.

Berufsbedingt ist Rundrücken, wenn ein Mensch sich aus beruflichen Gründen zuviel vorbeugen muß. Bei älteren Menschen kann Rundrücken durch Veränderungen im Gewebe der Bandscheiben entstehen, die ihrerseits die Rückenmuskulatur schwächen. Dann erhält die Wirbelsäule nicht mehr genügend Unterstützung, und die Brustwirbel bilden einen Bogen nach hinten.

Bei Jugendlichen kann und sollte man versuchen, gegen die Entstehung eines Rundrükkens vorzubeugen, indem man ihnen Tische von richtiger Höhe verschafft, für ausreichendes Licht in den Klassen- und Arbeitszimmern sorgt und sie dazu anhält, ihren Körper zu trainieren.

Wenn der Rundrücken sich jedoch schon entwickelt hat, kann er durch Heilübungen behoben werden. Diese stärken die Rückenmuskulatur, strecken den Rumpf und dehnen den Brustkorb. Gymnastik, Schwimmen und bestimmte Hängeübungen sind ebenfalls zu empfehlen.

Wir werden nun eine häufig verwendete Sequenz von korrektiven Übungen beschreiben. Sie können die gesamte Sequenz so oft wiederholen, wie Sie wollen.

1. Sie stehen mit geschlossenen Beinen. Strecken Sie beide Arme vor dem Körper aus, und schwingen Sie sie dann so kräftig wie möglich nach hinten. Strecken Sie sich anschließend, und wiederholen Sie das Ganze.

2. In der gleichen Ausgangsposition wie bei Übung 1 verschränken Sie die Finger hinter dem Rücken. Stellen Sie sich auf Zehenspitzen und heben Sie die Arme, während Sie den Rücken durchbiegen und die Brust nach vorne strecken.

3. In der bekannten Ausgangsposition halten Sie einen Gymnastikstab (oder irgendeinen hölzernen Stab) in beiden Händen vor dem Körper und heben die Arme kräftig, so daß sich der Rumpf streckt.

4. In der bekannten Ausgangsposition halten Sie mit beiden Händen einen Gymnastikstab hinter dem Rücken in Höhe der Schulterblätter (siehe Abb. 145 a). Drehen Sie den Körper nach links und rechts, während Sie den Rumpf strecken.

5. Die Füße stehen schulterbreit. Sie halten wie zuvor einen Gymnastikstab hinter den Schulterblättern. Gehen Sie in die halbe Hocke und halten Sie dabei den Rücken aufrecht (siehe Abb. 145 b).

6. Sie stehen frontal vor einer Sprossenwand. Heben Sie die Arme und greifen Sie nach einer hohen Sprosse. Beugen Sie sich vor, so daß der Rücken nach rückwärts einen Bogen bildet und die Brust sich nach vorne streckt.

Übungen bei Hühnerbrust

Wenn Sie sich einmal die Brust eines Huhns genau anschauen, so sehen Sie, daß sein Brustbein (Sternum) scharf vorspringt, so wie der Kiel eines hölzernen Bootes. Die Brust mancher Menschen erinnert an die einer Taube oder eines Huhns. Ihr Brustbein steht vor, und seitlich ist ihre Brust leicht eingesunken. Man bezeichnet dies häufig als Tauben- oder Hühnerbrust.

Eine Hühnerbrust bildet sich in der frühen Kindheit. Wegen chronischer Tonsilitis (Mandelentzündung) oder anderer Behinderungen der Luftwege entstehen bei einigen Kindern Atemprobleme. Sie können nicht genügend Luft einatmen, und ihr Brustkorb dehnt sich auch nicht so stark aus wie der von normalen Kindern. Ihre Rippen bilden keine natürliche Krümmung. So entwickelt sich mit der Zeit die typische Hühnerbrust. Bei kleinen Kindern, die an Rachitis leiden, einer Krankheit, die auf Ernährungsmangel

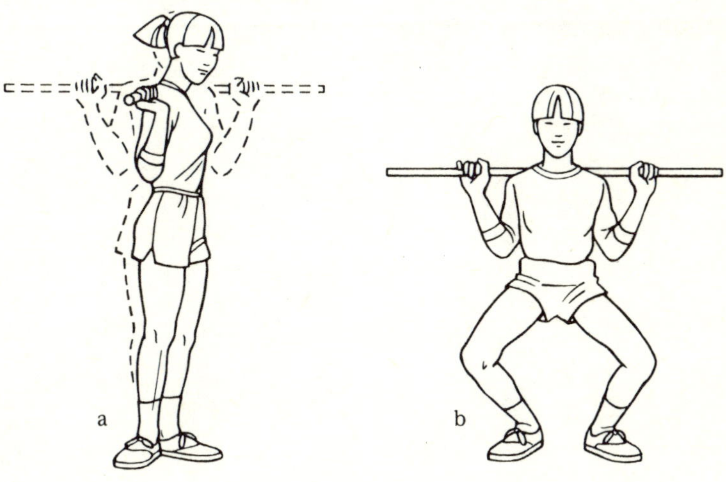

Abb. 145 Heilübungen gegen Rundrücken

zurückzuführen ist, entsteht wegen der unterentwickelten Knochen oft auch eine Hühnerbrust.

Bei nur leichter Deformation normalisiert sich der Zustand mit fortschreitendem Alter häufig von selbst. In schwereren Fällen jedoch bleibt die Abnormität meist dauerhaft.

Kinder mit einer Hühnerbrust sind wegen ihrer schwachen Lungen und ihrer schlechten Atmung anfällig für Bronchitis und Lungenentzündung. Man sollte deshalb so früh wie möglich etwas dagegen unternehmen.

Voraussetzung ist eine ärztliche Diagnose. Ist chronische Tonsilitis (Mandelentzündung) die Ursache, so muß sich die Therapie auf die Beseitigung der Infektion des Atemsystems richten. In diesem Fall sind neben Körperübungen auch tiefe Atemübungen wichtig, wobei das Schwergewicht auf dem Trainieren richtigen Einatmens liegen muß.

Wenn die Hühnerbrust infolge von Rachitis entstanden ist, sind große Gaben Vitamin D (in Tablettenform) zu empfehlen. Außerdem sollte jedes Körpertraining in diesem Fall an der Sonne und in frischer Luft stattfinden.

Korrigierende Gymnastik und andere Körperübungen sind bei Kindern mit Hühnerbrust eindeutig therapeutisch wirksam. Es folgen einige Übungen, die die Brust dehnen, die Atmung stärken und dadurch den Zustand der Brust normalisieren.

Benutzen Sie Hanteln zur Stärkung der Brustmuskulatur, indem Sie kleine Gewichte seitlich zum Rumpf bis auf Schulterhöhe heben. Sie können auch mit oder ohne Hanteln in den Händen die Arme vor- und zurückschwingen oder die Arme seitlich vom Körper in Kreisen schwingen lassen – ebenfalls mit oder ohne Hanteln. Auch Laufen, Springen, Schwimmen oder Basketball sind zu empfehlen.

Die Hühnerbrust wird gegen Ende der Jugendzeit zu einem dauerhaften, irreversiblen Zustand. Doch auch dann noch können Betroffene mit Hilfe der zuvor beschriebenen Heilübungen die Brustmuskulatur stärken und die Atmung verbessern.

8. Heilung von Erkrankungen des Urogenitalsystems

Gesündere Babys, eine schnellere Geburt und rasche Erholung von der Geburt sind nur einige der erfreulichen Auswirkungen chinesischer Übungen für das Urogenitalsystem.
Auch für Erkrankungen in diesem wichtigen Bereich des menschlichen Körpers haben die Chinesen Übungen entwickelt. Durch Steigerung und Regulierung des Energieflusses, durch Anregung der Blutzirkulation, durch Stärkung und Verbesserung der Elastizität beschleunigen und erleichtern sie die Genesung.
Alle diese Heilübungen können auch zur Vorbeugung genutzt werden und so vor kostspieligen und schmerzhaften Krankheiten schützen.

Übungen zur Erleichterung von Schwangerschaft und Geburt

Im Laufe des Evolutionsprozesses erwarb der Mensch die Fähigkeit, auf zwei Gliedmaßen anstatt auf allen vieren zu gehen. Dafür mußte er allerdings einen Preis zahlen. Die weichen Gewebe des Beckenbodens müssen infolge des aufrechten Gangs größeren Druck abfangen, da dieser um das Gewicht des gesamten Oberkörpers vergrößert worden ist. Außerdem erschwert der aufrechte Gang den Rückfluß des venösen Blutes zum Herzen. Hinzu kommt, daß viele Menschen es nicht für notwendig halten, auch diesen Teil des Körpers zu trainieren. Besonders wichtig wäre das für diejenigen, die aufgrund ihrer Arbeit viel sitzen müssen. Die Folge bei Frauen ist, daß Schwangerschaft und Wehen die Muskeln des Beckenbodens und der Bauchdecke überdehnen und schwächen. Dadurch kann es zu Uterus- oder Vaginavorfall kommen, und auch andere innere Organe können sich nach unten verlagern.
Therapeutische Übungen stärken die Muskeln, die die inneren Organe stützen. Außerdem verbessern sie die Blutzirkulation in der Beckenhöhle, helfen, das Herz gesund zu erhalten, und verringern chronische Entzündungen.
Übungen für Schwangere und Übungen zur Geburtsvorbereitung sind in den letzten Jahren sehr populär geworden. Korrekt ausgeführt, sind sie sehr empfehlenswert.
Während der Schwangerschaft macht der Körper viele Veränderungen durch. So schränkt die Entwicklung des Fötus die Bewegungsfähigkeit des Zwerchfells ein, was sich behindernd auf die Atmung auswirkt. Auch der Kreislauf wird im Laufe der Schwangerschaft immer stärker belastet. Es kann zu Störungen des Stoffwechsels kommen.

Mittels therapeutischer Übungen läßt sich die Atmungs- und Kreislauffunktion stärken und der Stoffwechselprozeß beschleunigen. Weiterhin stärkt regelmäßiges Üben das Zwerchfell und die Bauchmuskulatur, was die Wehen und die Niederkunft erleichtert.

Schon 12 bis 16 Stunden nach der Geburt kann man mit Übungen zur möglichst raschen Kräftigung des Körpers und zur Beschleunigung der Kontraktion der überdehnten Muskeln in der Bauchhöhle und im Bekkenboden der Mutter beginnen.

Nach klinischen Studien kam es bei Frauen, die regelmäßig Schwangerschaftsgymnastik betrieben hatten, weniger häufig zu Uterusvorfällen. Der Uterus dieser Frauen zog sich nach der Geburt auch schneller zu seiner ursprünglichen Größe zusammen, und sie konnten wesentlich früher wieder normal urinieren und defäkieren als andere. Heilübungen beschleunigen außerdem bei Uterusvorfall die Genesung, insbesondere, wenn man schon kurz nach der Geburt damit beginnt. Dies wird im weiteren Verlauf des Kapitels näher besprochen.

Schon allein zum Wohle ihres ungeborenen Kindes sollten Schwangere Übungen praktizieren. Physisch inaktive werdende Mütter scheinen eher kränkelnde Kinder zu gebären als körperlich aktive Mütter – manche vermeiden es sogar aus Angst, viel zu gehen. Bei Babys von inaktiven Müttern treten auch häufiger Herzkrankheiten auf.

Therapeutische Übungen helfen Frauen weiterhin bei vielen Erkrankungen der Sexualorgane. So ist durch Übungen Uterusvorfall zu heilen, oder die Heilung wird zumindest gefördert. Das gleiche gilt bei Vaginavorfall, bei chronisch aufsteigender Entzündung der Geschlechtsorgane, bei Blaseninkontinenz, Lageveränderung des Uterus, Menstruationsbeschwerden, Symptomen im Zusammenhang mit der Menopause oder organisch bedingten Regelstörungen. Allerdings sollte man keinesfalls bei akuten Entzündungen der Fortpflanzungsorgane, bei hohem Fieber, Beckenabszessen, bösartigen Tumoren, starken Blutungen oder bei Extrauterinschwangerschaft üben.

Übungen während der Schwangerschaft

Schwangeren sei empfohlen, die Technik der Tiefenatmung zu erlernen, um die Schwangerschaft und später die Wehen zu erleichtern. Korrekt ausgeführte Tiefenatmung verbessert nicht nur allgemein den Tonus des Körpers, sondern beschleunigt auch den Geburtsprozeß und verbessert die Elastizität der Bauch- und Beckenmuskulatur sowie die Flexibilität der Hüftgelenke – lauter Faktoren, die die Geburt leichter und sicherer machen.

In den ersten drei Monaten der Schwangerschaft kommt es am häufigsten zu einer Fehlgeburt, weil das befruchtete Ei sich noch nicht fest in die Uteruswand eingenistet hat. Frauen, die schon Fehlgeburten gehabt haben, sollten während der ersten drei Monate keine Übungen praktizieren. Die meisten Schwangeren können jedoch gelegentlich kurze Spaziergänge unternehmen oder Tiefenatmung üben. Entspannende Atemübungen helfen auch gegen die häufig auftretenden Symptome Übelkeit, Erbrechen oder Appetitlosigkeit.

Die folgende Übungssequenz ist für Schwangere vom vierten bis zum sechsten Monat gedacht. Man kann die Übungen nacheinander ausführen oder jeweils nur ein paar davon. Die Bewegungen sollten langsam und sanft sein und nicht zur Ermüdung führen.

1. Die folgende Übung ist am besten für die Zeit am Morgen unmittelbar nach dem Aufwachen geeignet. Sie liegen mit ausgestreckten Beinen auf dem Rücken und lassen die Arme zu beiden Seiten des Körpers ruhen. Führen Sie nun mit Händen und Füßen 50- bis 100mal Greif- und Kratzbewegungen aus.

2. Sie liegen mit entspannt ausgestreckten Beinen auf dem Rücken. Die Arme liegen bequem neben dem Körper. Sie rollen sie nun 50mal nach innen und außen. Wiederholen Sie das gleiche mit den Beinen 50- bis 100mal.

3. Sie liegen mit ausgestreckten, geschlossenen Beinen auf dem Rücken. Beugen Sie die Knie und ziehen Sie die Füße bis zum Gesäß hoch. Heben Sie das Becken und ziehen Sie gleichzeitig den Anus zusammen. Senken Sie anschießend langsam das Becken und entspannen Sie den Anus. Sobald die Hüften sich auf dem Bett befinden, drehen Sie die Fußsohlen gegeneinander und entspannen die Oberschenkelmuskeln, wobei sich die Knie so weit wie möglich voneinander entfernen (siehe Abb. 146). Atmen Sie nun dreimal tief ein und aus und strecken Sie die Beine. Wiederholen Sie die Übung zehn- bis 20mal.

4. Sie liegen in Kreuzform auf dem Rücken; die Arme sind also vollständig nach beiden Seiten ausgestreckt. Versuchen Sie, die Hüften nicht zu bewegen. Greifen Sie mit der rechten Hand über den ganzen Körper zur linken Hand hinüber, die sich nicht bewegt. Verfahren Sie genauso mit der anderen Seite. Wiederholen Sie dies mit jeder Hand zehnmal oder öfter.

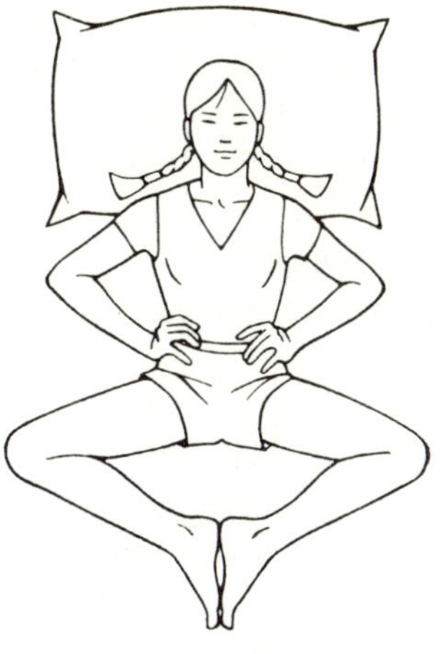

Abb. 146 Übungen während der Schwangerschaft.

5. Spannen und entspannen Sie die Anus- und Vulvamuskeln 30- bis 50mal, während Sie mit natürlich ausgestreckten Beinen auf dem Rücken liegen. Versuchen Sie, diese Übung mit dem Atemrhythmus zu koordinieren: Atmen Sie ein, während sie anspannen, und atmen Sie aus, während Sie entspannen.

6. Sie stemmen stehend die Hände in die Hüften und treten einen großen Schritt vor, so daß die Beine einen Bogen bilden. Das vorne stehende Bein ist gebeugt, das hintere gestreckt. Wiederholen Sie dies mit jedem Bein vier- bis achtmal.

7. Sie stehen und stemmen die Hände in die Hüften. Heben Sie, ohne die Knie zu beugen, die linke Ferse vom Boden. Verfahren Sie ebenso mit der anderen Ferse. Wiederholen Sie dies vier- bis achtmal mit jedem Fuß.

8. Sie stehen wie bei den beiden vorangegangenen Übungen und heben die Knie so hoch wie möglich – natürlich nacheinander. Tun Sie dies vier- bis achtmal pro Knie.

9. Sie stehen auf einem Bein und vollführen mit dem anderen Fuß Kreisbewegungen, wobei der Fuß so weit wie möglich bewegt werden soll. Verfahren Sie ebenso mit dem anderen Fuß. Wiederholen Sie die Übung vier- bis achtmal.

Wenn Sie Schwierigkeiten haben, das Gleichgewicht zu behalten, können Sie sich bei den letzten drei Übungen festhalten.

Vom siebten Monat der Schwangerschaft an bis zur Zeit der Niederkunft steigt das Körpergewicht der werdenden Mutter so stark, daß ihr Schwerkraftzentrum sich nach vorne verlagert. Da es in diesem Stadium schwierig ist, die Balance zu halten, sollten Sie sich von diesem Zeitpunkt an auf Übungen beschränken, die Sie auf dem Rücken liegend ausführen können. Besonders während des letzten Monats der Schwangerschaft sollten Sie die Übungen nicht mehr so oft wiederholen, um Erschöpfung zu vermeiden.

Übungen für die Zeit nach der Geburt

Eine Geburt ist eine große körperliche Belastung für die Mutter. Danach fühlt sie sich oft stark geschwächt. Magen und Darm arbeiten nicht so, wie sie sollten, und die Muskeln des Beckenbodens und der Bauchregion sind erschlafft.

Therapeutische Übungen nach der Geburt können die Erholung merklich beschleunigen. Auch die normale Funktionsfähigkeit von Magen und Darm wird gefördert. In einigen Fällen muß die niedergekommene Mutter allerdings auf Übungen verzichten: Bei Fieber, Blutungen, Nierenkrankheiten, Leberleiden, offener Tuberkulose, Herz-Kreislauf-Erkrankungen, bei Stoffwechselanomalien und nach Kaiserschnitten sind Körperübungen nicht empfehlenswert. Bei einer normal verlaufenen Geburt hingegen kann die Mutter schon nach 12 bis 16 Stunden wieder mit Übungen beginnen.

Es folgen zwei Übungssequenzen für die Zeit nach der Geburt. Wählen Sie darunter nach Belieben. Sie können die Anzahl der Wiederholungen nach Ihren Bedürfnissen steigern oder verringern. Auch die Häufigkeit des Übens hängt von Ihrer individuellen Situation ab. Nach einem Monat können Sie Übungen zur Behandlung von Uterusvorfall hinzufügen.

1. Sie liegen auf dem Rücken, die Arme liegen neben dem Oberkörper. Strecken Sie die Arme beim Einatmen langsam hoch in die Luft, und senken Sie sie beim Ausatmen wieder.

2. Heben und senken Sie auf dem Rücken liegend abwechselnd je ein Bein.

3. Sie liegen mit angezogenen Beinen auf dem Rücken und heben und senken die Hüften.

4. Sie liegen mit angezogenen Beinen auf der linken Körperseite, heben das rechte Bein und senken es anschließend wieder. Wiederholen Sie die Übung auf der anderen Seite.

5. Sie liegen auf dem Bauch, ziehen die Beine an, bringen die Fersen so nahe wie möglich ans Gesäß und senken die Beine anschließend wieder.

6. Sie liegen mit angezogenen Beinen auf dem Rücken und versuchen sich aufzurichten. Wenn Ihnen das schwerfällt, so können Sie sich anfangs mit den Armen abstützen.

Versuchen Sie es aber später auch ohne Abstützen.

7. Sie liegen auf dem Rücken und «fahren Fahrrad».

Die Übungen 1, 2 und 3 können Sie schon vom Tag nach der Geburt an praktizieren. Am dritten Tag können Sie die Nr. 1 bis 4 üben, am vierten Nr. 1 bis 6. Vom fünften bis zum siebten Tag kann die gesamte Serie geübt werden. Wiederholen Sie anfangs jede Übung vier- bis sechsmal. Später können es acht bis zwölf Wiederholungen sein.

Weitere Übungen nach der Geburt

1. Sie liegen mit natürlich ausgestreckten Beinen auf dem Rücken, die Arme liegen parallel zum Oberkörper. Machen Sie mit Händen und Füßen 50- bis 100mal langsame Greifbewegungen.

2. Sie liegen wie bei der vorigen Übung, ziehen den Anus beim Einatmen zusammen und entspannen ihn beim Ausatmen. Wiederholen Sie dies fünf- bis siebenmal.

3. Ziehen Sie in der gleichen Rückenlage die Beine an, so daß die Fersen das Gesäß berühren, und atmen Sie gleichzeitig tief ein und aus. Lassen Sie die Füße auf den Boden zurückgleiten, bis die Beine ganz ausgestreckt sind, und atmen Sie dabei tief aus. Wiederholen Sie die Übung drei- bis siebenmal.

4. Sie liegen mit angezogenen Beinen auf dem Rücken. Die Fersen berühren das Gesäß. Die Hände liegen unter dem Kopf. Atmen Sie tief ein und heben Sie die Hüften vom Bett. Das Gewicht des Körpers ruht dabei auf Schultern und Fußsohlen.

Atmen Sie tief aus, während Sie die Hüften senken. Ziehen Sie beim Einatmen den Anus zusammen, und entspannen Sie ihn beim Ausatmen. Wiederholen Sie dies drei- bis siebenmal.

5. Sie liegen wie bei Übung 1 auf dem Rükken. Ziehen Sie die Hände an den Körperseiten entlang hoch und winkeln Sie die Arme an. Heben Sie anschließend die Hände über Schultern und Kopf, und atmen Sie ein. Atmen Sie aus, wenn Sie die Arme senken. Wiederholen Sie dies drei- bis siebenmal.

6. Sie liegen auf dem Bauch, atmen ein und ziehen die angewinkelten Beine zu beiden Seiten des Rumpfs hoch. Atmen Sie anschließend langsam aus und strecken Sie die Beine wieder. Diese Übung ist gewöhnlich schon vier bis fünf Tage nach der Geburt möglich. Sie hilft, eine Retroflexion des Uterus (Kippung nach hinten) zu verhindern – die sich durch längeres Liegen in der Rükkenlage verschlimmern kann.

Übungen zur Linderung von Menstruationsbeschwerden

Menstruationsschmerzen treten kurz vor oder bei Einsetzen der Menstruation auf. Sie können krampfartig sein und haben ihren Ursprung im Unterbauch.

Es gibt zwei Arten von Menstruationsbeschwerden. Primäre Menstruationsschmerzen treten bei jungen Frauen auf, die ihre ersten Monatsblutungen haben. Psychische Faktoren, eine schwache Bauchmuskulatur sowie ein unterentwickelter oder verschobener Uterus können diese Schmerzen verursachen. Sekundäre Menstruationsbeschwerden werden gewöhnlich durch gynäkologische Störungen ausgelöst, etwa durch Entzündungen der Fortpflanzungsorgane.

Bei primären Menstruationsbeschwerden sprechen therapeutische Übungen besser an als bei sekundären. Sie regen die Blutzirkulation in der Beckenhöhle an, stärken die Bauchmuskeln und verbessern die psychische Verfassung der Patientin.

Nach wissenschaftlichen Untersuchungen vermochten Heilübungen bei 25 bis 85 Prozent einer Gruppe von Studentinnen Menstruationsbeschwerden zu lindern.

Die folgenden Übungen sind leicht auszuführen und haben sich als therapeutisch wertvoll erwiesen. Man sollte sie vor Beginn der Menstruation zwei- bis dreimal täglich praktizieren.

1. Sie liegen mit angezogenen Beinen auf dem Rücken. Atmen Sie etwa zehnmal tief ein und aus und spüren Sie, daß Ihr Bauch sich wie ein Ballon füllt und allmählich wieder erschlafft.

2. Sie stehen und halten sich mit den Händen an der Rücklehne eines Stuhls fest. Heben und senken Sie, ohne die Knie zu beugen, zunächst eine Ferse und dann die andere, ca. 20mal.

3. Halten Sie sich wieder an der Stuhllehne fest und machen Sie fünf tiefe Kniebeugen.

4. Sie liegen auf dem Rücken, ziehen die Knie an und versuchen, mit diesen das Kinn zu berühren, ca. zehnmal.

Die Muskeln des Beckenbodens

Die Muskeln des Beckenbodens werden auch als Beckendiaphragma bezeichnet. Zusammenfassend werden sie Levator-ani-Muskel genannt. Der Levator ani besteht aus den Pubococcygeus-, Iliococcygeus-, Sacrococcygeus- und Puborectalis-Muskeln, von denen der Pubococcygeus-Muskel der größte und stärkste ist. Der Pubococcygeus-Muskel steht in Beziehung zum Sphinkter der Harnröhre. Ein anderer Teil des Sphinkters der Harnröhre (Musculus transversus perinei profundus) verschließt den Eingang der Vagina.

Der Levator-ani-Muskel übt zwei wichtige Funktionen aus. Er unterstützt die Organe in der Beckenhöhle und verschließt das untere Ende des Enddarms und die Vagina. Er steht auch in enger Beziehung zu den Sphinkter-Muskeln der Blase und der Harnröhre.

Die Muskeln des Beckenbodens werden oft als Ursache für Vorfall des Anus, des Rektums oder des Uterus sowie für Urin-Inkontinenz genannt. Um diese Krankheiten zu behandeln, muß man die schwachen oder ihre Funktion nicht erfüllenden Muskeln stärken. Dies kann durch Training der Muskeln im Bereich des Anus, des Bauches und der Hüften geschehen.

Die folgenden Übungen sind hierzu besonders geeignet. Üben Sie sie jeweils so lange, bis Sie müde werden.

1. Sie liegen auf dem Rücken, atmen ein, heben die Hüften leicht und spannen die Muskeln des Beckenbodens an. Das muß sich so anfühlen, als würden Sie eine Darmentleerung unterdrücken. Anschließend entspannen Sie sich und atmen aus.

2. Sie liegen mit angezogenen Beinen auf dem Rücken, atmen ein und heben die Kreuzbeinregion. Spannen Sie dabei wie in Übung 1 die Muskeln der Oberschenkel, der Hüften und des Beckenbodens an. Anschließend entspannen Sie sich und lassen sich auf das Bett sinken. Entspannen Sie den ganzen Körper.

3. Sie liegen mit ausgestreckten Beinen auf dem Rücken. Die Knöchel sind gekreuzt. Setzen Sie die Fußsohlen gegen eine Wand. Spannen Sie beim Einatmen die Muskeln des

Beckenbodens an und erheben Sie das Gesäß vom Bett – die Kreuzbeinregion. Danach heben Sie leicht Kopf und Hüften und atmen gleichzeitig ein. Entspannen Sie beim Ausatmen den ganzen Körper.

4. Sie liegen mit angezogenen Beinen auf dem Rücken. Pressen Sie die Knie so fest wie möglich gegeneinander und heben Sie das Becken an. Dann entspannen Sie die Oberschenkel und senken das Becken wieder.

5. Sie sitzen mit ausgestreckten Beinen auf einem niedrigen Hocker, die Knöchel sind überkreuzt. Drücken Sie die Knie so fest wie möglich zusammen und spannen Sie gleichzeitig die Muskeln des Beckenbodens an.

6. Ihre Hände und Knie befinden sich auf dem Boden. Formen Sie den Mittelrücken zu einem Bogen und spannen Sie die Muskeln des Beckenbodens an, während Sie einatmen. Beim Ausatmen entspannen Sie den Rücken wieder.

7. Sie sitzen in der Hocke auf den Fersen. Spannen Sie beim Einatmen die Hüftmuskeln und die Muskeln des Beckenbodens an. Dann beugen Sie sich vor und legen die Hände auf den Boden. Sie knien. Kehren Sie beim Ausatmen in die Hocke zurück.

8. Sie sitzen auf einem hohen Hocker, spannen die Muskeln des Beckenbodens an, heben die Füße vom Boden und atmen ein. Entspannen Sie sich und senken Sie die Füße beim Ausatmen.

Die wichtigste von diesen acht Übungen ist die erste. Schon mit dieser einen Übung können Sie gute Resultate erzielen. Üben Sie sie zwei- bis dreimal täglich jeweils 15 bis 20 Minuten lang oder 200mal hintereinander.

Heilung von Uterusvorfall

Uterusvorfall tritt auf, wenn die Beckenbänder so schlaff werden, daß die Gebärmutter sich nach unten in die Vagina verlagert.

Dem kann man mit Heilübungen entgegenwirken. Der Patient muß allerdings eine positive Einstellung haben und selbst an die Möglichkeit einer Heilung und an die Wirksamkeit therapeutischer Übungen glauben. Durch systematisches Training der Levator-ani-Muskeln werden bei Patienten mit schlaffer Bauchdecke oder mit Muskelrissen infolge der Wehen nicht nur die Muskeln und Bänder gestärkt, die das Becken unterstützen, sondern auch der Uterusvorfall kann teilweise oder sogar vollständig behoben werden. Außerdem verschwinden gleichzeitig oft begleitende Symptome wie Rückenschmerzen, Empfindlichkeit im Bereich der Taille, unangenehme Empfindungen in der Beckenhöhle, Schwierigkeiten beim Urinieren, Menstruationsstörungen und Vorwölbungen außerhalb der Vagina. Diese Symptome bessern sich oft schon, bevor der Uterus wieder völlig seine alte Lage eingenommen hat.

Ist der Vorfall ernst, so muß sich die Behandlung zunächst auf die Verminderung der Entzündung und Schwellung konzentrieren. Danach muß der Uterus manuell angehoben und mittels eines Muttermundrings (ein Hilfsmittel zur Unterstützung des Uterus) an der richtigen Stelle gehalten werden. Zur Festigung dieses temporären Effekts sind regelmäßige therapeutische Übungen sehr geeignet. Die Erfahrung lehrt, daß man mit Hilfe solcher Übungen Vorfälle ersten und zweiten Grades effektiv behandeln kann und daß selbst bei Vorfällen dritten Grades Besserungen zu erzielen sind. (Beim Vorfall ersten Grades hat sich der Gebärmutterhals in die untere Vagina verlagert. Beim Vorfall zweiten Grades tritt der Gebärmutterhals aus der Vagina hervor. Beim Vorfall dritten Grades schließlich tritt der Uterus selbst vor.) Es folgen einige ausgezeichnete Übungen, unter denen Sie diejenigen auswählen können, die Ihnen am meisten zusagen.

1. Sie liegen entweder auf dem Bauch oder auf dem Rücken. Die Hüften werden mit Hilfe eines Kissens leicht angehoben. Diese Position beschleunigt die Kontraktion des Uterus. Nachdem der Uterus kontrahiert ist, spannen Sie die Muskeln des Beckenbodens an, als ob Sie das Urinieren oder eine Darmbewegung unterdrücken wollten. Spannen und entspannen Sie diese Muskeln 100- bis 200mal je Übungszeit, und üben Sie zwei- bis sechsmal täglich. Diese Methode ist leicht auszuführen und besonders geeignet für Patienten im Frühstadium eines Vorfalls dritten Grades. Nach der Genesung oder kurz davor brauchen Sie nicht mehr jedesmal ein Kissen unter das Gesäß zu legen. Sie können die Übung dann in jeder Ihnen angenehmen Position ausführen, auch im Sitzen oder Stehen.

2. Sie liegen flach auf dem Rücken und entspannen den ganzen Körper. Dann legen Sie die Hände neben den Rumpf und ziehen die Beine an, so daß die Fersen nahe am Gesäß liegen. Stützen Sie sich mit Füßen und Schultern ab, heben Sie die Hüften vom Bett und atmen Sie unterdessen ein. Beim Ausatmen entspannen Sie die Hüften, den Anus und den gesamten übrigen Körper. Wiederholen Sie diese Übung 20- bis 30mal.

3. Diese Übung können Sie machen, wenn die Gebärmutter wieder in der richtigen Lage ist. Sie stehen oder liegen auf Bauch, Rükken oder Seite. Die Beine halten Sie ganz ausgestreckt und übereinandergeschlagen und spannen so fest wie möglich After und Schamteile an. Dann entspannen Sie die Muskulatur in den Beinen und in der Schamgegend vollkommen. Diese Übung können Sie 100- bis 300mal wiederholen. Wenn Sie sich an diesen Zyklus von Anspannen-Entspannen gewöhnt haben, können Sie üben, beim Einatmen die Schammuskulatur anzuspannen und beim Ausatmen zu entspannen.

4. Sie liegen auf dem Rücken mit den Händen auf den Oberschenkeln. Ohne die Ellbogen zu Hilfe zu nehmen, richten Sie sich in eine sitzende Position auf und spannen dabei After und Schamgegend fest an. Dann legen Sie sich langsam wieder hin und entspannen den ganzen Körper. Wiederholen Sie diese Übung zehn- bis 30mal.

5. Sie liegen auf dem Boden wie ein Kreuz: die Arme zu beiden Seiten ausgestreckt, die Handinnenflächen nach oben. Ohne die linke Hand zu bewegen, rollen Sie den Oberkörper und schlagen mit der rechten Hand auf die linke. Versuchen Sie dabei, die Hüften nicht zu bewegen. Dann schlagen Sie umgekehrt mit der linken Hand auf die rechte. Machen Sie diese Übung zehn- bis 30mal.

6. Sie knien auf dem Bett und lassen Schultern und Kopf darauf ruhen, während die Hüften in der Luft bleiben. Die Oberschenkel stehen senkrecht zum Bett (siehe Abb. 147). Bleiben Sie am Anfang morgens und nachmittags jeweils fünf Minuten in dieser Position, und steigern Sie sich allmählich auf je 20 Minuten. Diese Übung ist Patienten mit einem retroflektierten Uterus sehr zu empfehlen, was bei Uterus- oder Vaginavorfall häufig der Fall ist. Nach Behebung des Vorfalls kann man die Übung auch zur Stärkung des Uterus praktizieren.

Therapeutische Übungen bei aufsteigenden Entzündungen der Geschlechtsorgane

Zu den Symptomen chronischer Entzündungen der Geschlechtsorgane zählen Rükkenschmerzen, Schmerzen im Unterbauch, Schmerzen am unteren Ende der Wirbelsäule, dicker weißlicher Vaginalausfluß und Menstruationsstörungen. Bei Untersuchung des Beckens findet man oft abnorme Schwellungen sowie empfindliche Stellen und Knoten. Bei einer akuten Entzündung sind Übungen nicht empfehlenswert. Im chronischen Stadium jedoch kann man Heilübungen einsetzen.

Therapeutische Übungen zielen hier darauf, die Blutzirkulation zu verbessern und die chronische Entzündung zu reduzieren. Es folgt die Beschreibung einiger hierfür sehr nützlicher Übungen.

1. Sie liegen auf dem Rücken, entspannen und konzentrieren sich und drücken mit dem

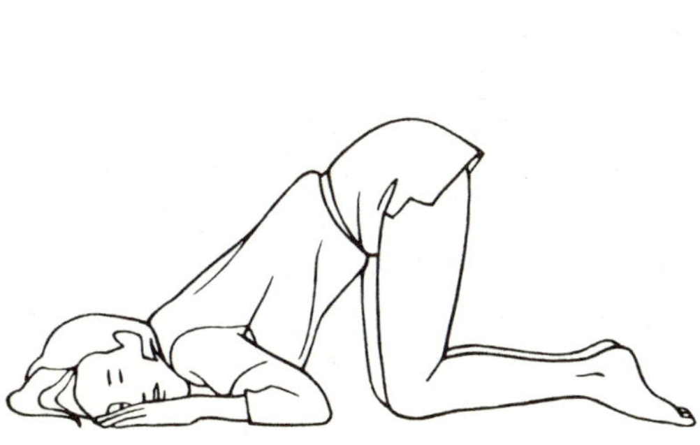

Abb. 147 Übung zur Heilung von Uterusvorfall

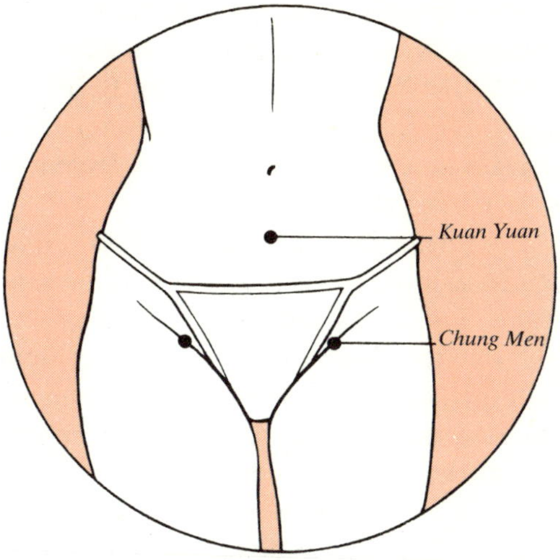

Abb. 148 Die Akupunkturpunkte Kuan Yuan *und* Chung Men

Daumen sanft *Kuan Yuan,* den Akupunkturpunkt 7,5 cm unterhalb des Nabels (siehe Abb. 148). Reiben Sie und kneten Sie leicht um diesen Punkt herum, und zwar zuerst im Uhrzeigersinn, später im Gegenuhrzeigersinn. Tun Sie dies 300mal oder öfter in beiden Richtungen. Nach einiger Zeit kann ein Gefühl der Wärme auftreten, und möglicherweise kommt es Ihnen so vor, als würden sich Ihre inneren Organe in die gleiche Richtung bewegen wie Ihr Daumen. Praktizieren Sie die Übung morgens und nachmittags.

2. Sie liegen mit natürlich ausgestreckten Beinen auf dem Rücken und drücken mit beiden Daumen oder Mittelfingern fest *Chung Men*, die beiden Akupunkturpunkte zwischen Oberschenkeln und Leisten unmittelbar über der Oberschenkelarterie – und zwar beide nacheinander (siehe Abb. 148).

Warten Sie 30 bis 40 Pulsschläge, und lösen Sie dann den Druck allmählich. Nachdem Sie etwa eine Minute pausiert haben, wiederholen Sie die Prozedur am anderen Bein. Verfahren Sie so mit jedem Bein dreimal. Für Menschen, die an Krampfadern leiden, ist diese Übung nicht geeignet.

3. Es folgt eine Bewegungs- und Atemübung. Sie sitzen ruhig auf der Kante eines Stuhls. Lassen Sie die Handballen auf dem Unterbauch ruhen, öffnen Sie die Beine leicht und atmen Sie einmal tief ein und aus. Beim Ausatmen beugen Sie den Oberkörper vor, bis der Kopf sich unterhalb der Knie befindet. Drücken Sie gleichzeitig mit beiden Händen fest gegen den Unterbauch. Dadurch wird der Druck im Bauch größer, und das Zwerchfell hebt sich. Lassen Sie soviel Luft wie möglich entweichen. Entspannen Sie dann den Bauch, strecken Sie den Nakken vor und heben Sie den Kopf langsam, während Sie tief und ruhig einatmen. Richten Sie sich allmählich zur ursprünglichen Position auf. Wiederholen Sie dies sieben- bis 14mal. Stehen Sie anschließend auf, und gehen Sie ein paar Schritte auf der Stelle. Den Abschluß bilden sechs bis sieben tiefe Kniebeugen.

4. Bei der letzten Übung gehen Sie mit großen Schritten im Kreis. Beginnen Sie mit einem Kreis von zwei Metern Durchmesser, den Sie später allmählich auf einen Meter verkleinern. Ihre Arme hängen natürlich oder schwingen von einer zur anderen Körperseite. Tritt der linke Fuß vor, so schwingen beide Arme nach links – und umgekehrt (siehe Abb. 149). Wenn Sie schwindelig werden, so gehen Sie in die entgegengesetzte Richtung. Gehen Sie auf diese Weise 10 bis 20 Minuten pro Tag. Wenn Schwindelgefühle nicht durch Richtungswechsel zu beheben sind, so können Sie auch in einer geraden Linie gehen.

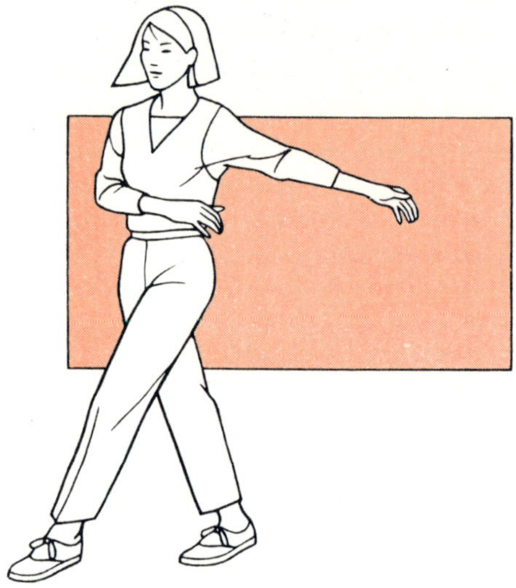

Abb. 149 Gehen mit schwingenden Armen

Heilung von Blasenkatarrh (Zystitis)

Blasenkatarrh ist die am weitesten verbreitete Blasenerkrankung. Zu ihren Symptomen gehören häufiges und schmerzhaftes Urinieren und Abfließen von Blut und Eiter mit dem Urin. Manchmal sind die Symptome bei chronischem Blasenkatarrh nur schwach ausgeprägt und werden daher leicht übersehen. Bei chronischem Blasenkatarrh kann ein Teil der Schleimhaut bzw. die gesamte Schleimhaut entzündet sein. Die am häufigsten betroffenen Bereiche sind der untere, trichterförmige Teil der Blase, der Blasenausgang und der Blasenhals. Chronischer Blasenka-

tarrh ist eine hartnäckige Krankheit, die sich nur schwer behandeln läßt.
Regelmäßiges Duschen oder Baden im Wasser einer Mineralquelle kann heilend wirken. Auch konsequentes Körpertraining über einen längeren Zeitraum kann von therapeutischem Wert sein. In China gelang es Patienten, die schon seit 20 Jahren an dieser Krankheit litten, sie nach einjährigem Üben von *Pa Kua Ch'ang* (der Handteller der Acht Diagramme) und *Hsing I Ch'uan* (die Faust der Form und des Willens) zu überwinden.
Menschen, die unter akutem Blasenkatarrh leiden – der schweren, aktiven Form der Krankheit – sollten nicht üben. Sie brauchen viel Ruhe und natürlich auch medizinische Behandlung.
Chronischer Blasenkatarrh läßt sich durch die folgenden Heilübungen günstig beeinflussen. Sie können jede davon, falls nicht anders angegeben, so oft üben, wie es Ihnen angenehm ist.

1. Sie liegen mit natürlich ausgestreckten Beinen (Fußabstand ca. 0,5 Meter) auf dem Rücken. Drehen Sie die Füße nach außen und innen, so daß die Beine von einer Seite auf die andere rollen.

2. Sie liegen mit angezogenen Beinen auf dem Rücken. Die Füße befinden sich in der Nähe des Gesäßes. Heben Sie die Hüften so hoch wie möglich in die Luft, und atmen Sie unterdessen tief ein. Senken Sie die Hüften beim Ausatmen.

3. Sie liegen auf dem Rücken und treten die Pedale eines imaginären Fahrrads.

4. Sie strecken in Rückenlage die Beine steil in die Luft, kreuzen sie abwechselnd in beiden Richtungen (siehe Abb. 150) und beschreiben kleine Kreise.

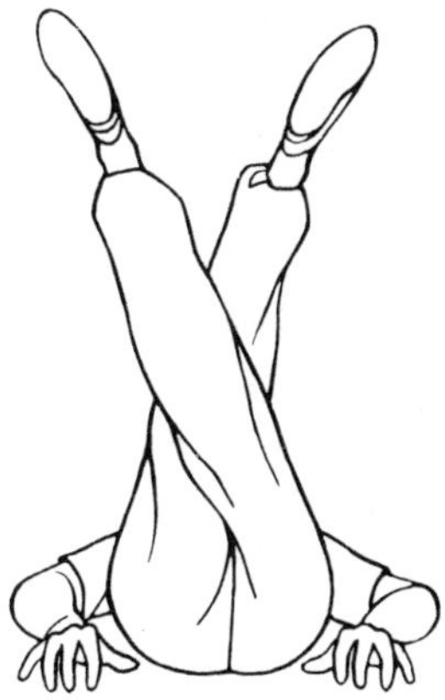

Abb. 150 Kreuzen der Beine und Kreisen

5. Sie stehen in einer natürlichen Haltung und reiben und drücken mit den Händen ein paar Minuten lang den Bereich um das Steißbein. Anschließend klopfen Sie diesen Körperbereich fest mit einer Faust ab. Danach stehen Sie mit geschlossenen Beinen, atmen tief und gehen so tief wie möglich in die Hokke. Schlingen Sie die Arme um die Knie, und drücken Sie feste zu, während Sie tief ausatmen. Wiederholen Sie dies sechs- bis siebenmal. Weitere Übungen finden Sie im Abschnitt über Staublunge auf S. 122.

Übungen bei Entzündungen von Prostata und Samenbläschen

Patienten mit chronischer Prostatitis, einer Entzündung der Prostata, leiden häufig gleichzeitig unter chronischer Vesikulitis, einer Entzündung der Samenbläschen.
Einige Männer bemerken die Symptome dieser Krankheiten gar nicht, andere hingegen reagieren sehr empfindlich darauf. Schmer-

zen in den Lenden, im Gesäß, im Beckenboden, in den Leisten oder in den Sexualorganen treten auf, manchmal auch im Unterbauch und in den Beinen. Ist die Krankheit schon sehr weit fortgeschritten, so kann der Patient manchmal wegen Schmerzen im Lenden- und Beckenbereich nicht lange sitzen.

Prostatitis verursacht manchmal auch häufiges und schmerzhaftes Urinieren sowie das Gefühl, daß die Blase nie ganz leer ist. Außerdem kann der Harnleiter stechen und brennen. Dies sind Anzeichen für eine Prostataentzündung, und sie treten typischerweise auf, wenn der Patient aus dem Bett aufsteht oder wenn sich sein Darm bewegt. Vorzeitige Ejakulation, Impotenz, Nachlassen des sexuellen Verlangens und nächtlicher Samenerguß können ebenfalls Begleiterscheinungen sein.

Man hat bis heute noch keine völlig befriedigende Behandlung für chronische Prostatitis und Vesikulitis gefunden. In den letzten Jahren hat sich herausgestellt, daß eine Kombination von Methoden der traditionellen chinesischen und der westlichen Medizin, therapeutische Übungen und allabendliche heiße Bäder von jeweils zehn- bis 20minütiger Dauer die Symptome lindern können. Sowohl *T'ai Chi* als auch *Nei Yang Kung,* die Atemtechnik des innerlich nährenden *Ch'i Kung* (siehe S. 62), haben sich als hilfreich erwiesen. Außerdem sind folgende Übungen zu empfehlen:

1. In China wird die folgende Übung als «Übung, die die Oberschenkel vibrieren läßt» bezeichnet. Sie liegen mit natürlich ausgestreckten Beinen auf dem Rücken. Spannen und entspannen Sie die Oberschenkel abwechselnd, so schnell Sie können, so daß die Hüften auf und ab hüpfen. Tun Sie dies, bis die Muskeln ermüden. Der Sinn der Übung ist, das Becken zu lockern und die Energie im Beckenbereich in Bewegung zu bringen.

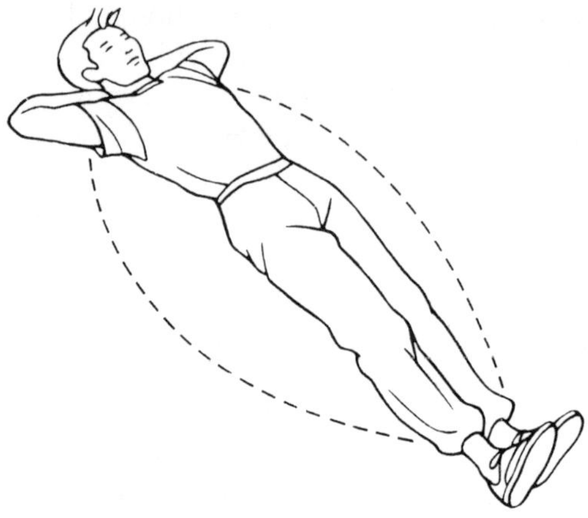

Abb. 151 Die Goldfischübung

2. Sie liegen mit angezogenen Beinen auf dem Rücken und halten die Füße in Gesäßnähe. Benutzen Sie Schultern und Füße zur Unterstützung, heben Sie die Hüften möglichst hoch, spannen Sie den Anus an und atmen Sie tief. Lassen Sie dann plötzlich los, so daß die Hüften auf das Bett fallen. Auf diese Weise wird der Beckenbereich noch mehr durchgeschüttelt. Entspannen Sie, während die Hüften fallen, den gesamten Körper und atmen Sie tief aus. Wiederholen Sie die Sequenz zehn- bis 20mal.

3. Bei der Goldfischübung müssen Sie mit natürlich ausgestreckten Beinen auf dem Rücken liegen und mit den Hüften von einer zur anderen Seite schaukeln wie ein Fisch im Wasser (siehe Abb. 151). Tun Sie dies 100- bis 200mal. Sie können die Übung auch in der

Bauchlage ausführen. Sie ist besonders geeignet zur Behandlung von Verstopfung und Blähbauch.

4. Bei der Wedelübung liegen Sie auf dem Bauch, heben die Beine 40 bis 45 Grad vom Bett hoch und wedeln mit den Beinen 50- bis 100mal über Kreuz.

5. Die Radfahrübung – bei der Sie auf dem Rücken liegen und in imaginäre Pedale treten – sollte mindestens 50- bis 100mal ausgeführt werden.

6. Die Übung zur Stärkung von Nieren und Taille ist eine Selbstmassage in Verbindung mit einer Streckung. Sie stehen, die Füße etwas mehr als schulterbreit voneinander entfernt. Reiben Sie mit beiden Händen den Nabelbereich, dann um die Seiten der Taille herum zum Kreuz und Steißbein hin. Beugen Sie sich vor und massieren Sie an den Außenseiten der Beine entlang, bis die Hände wieder am Ausgangspunkt in der Nähe des Nabels angelangt sind. Wiederholen Sie dies 20- bis 30mal.

7. Ihre Füße stehen schulterbreit. Ihre Hände sind zu lockeren Fäusten geballt. Drehen Sie den Körper von einer Seite zur anderen, wobei die Lendenwirbel am Kreuz den Drehpunkt bilden. Wenn Sie sich nach links drehen, klopfen Sie den Unterbauch mit der rechten Faust und das Steißbein mit der linken. (Eine Illustration dieser Übung befindet sich auf Seite 68.) Wiederholen Sie die Übung beliebig oft.

8. Um die «Dosenhebeübung» auszuführen, müssen Sie sich ein einfaches Hilfsmittel bauen. Sie benötigen einen Holzstab, der vier bis fünf Zentimeter dick und so lang ist, wie Ihre Schultern breit sind. Bohren Sie ein Loch in die Mitte des Stabes, binden Sie dort eine Schnur fest und das andere Ende der Schnur an eine Dose oder an einen Ziegel, der nicht mehr als 2,5 kg wiegt. Stellen Sie sich zu Anfang der Übung so hin, als säßen Sie auf einem Sattel. Die Zehen stehen fest auf dem Boden. Halten Sie den Stab gerade vor sich, eine Hand an jedem Ende, wobei Ihre «Tigermäuler» – die Zwischenräume zwischen Daumen und Zeigefingern – einander zugewandt sind. Rollen Sie nun mit den Händen die Schnur auf, bis sich die Dose oder der Ziegel auf Brusthöhe befindet. Lassen Sie danach die Schnur allmählich wieder locker, so daß die Dose zu Boden sinkt. Wiederholen Sie die Übung mehrmals. Das Gewicht des Gegenstandes an der Schnur und die Anzahl der Wiederholungen können Sie steigern, wenn sich Ihre Kondition bessert. Klopfen Sie nach der Übung Arme, Brust und Bauch mit lockeren Fäusten oder mit den Handinnenflächen ab – dies ist eine Massage und dient gleichzeitig der Anregung der Blutzirkulation.

Übungen bei Krampfaderbruch (Varikozele)

Krampfaderbruch – ein Krampfaderleiden der Gefäße entlang des Samenleiters – tritt bei 20- bis 30jährigen Männern oft an der linken Körperseite auf. In den meisten Fällen wird die Krankheit nur zufällig anläßlich einer medizinischen Untersuchung entdeckt.

Krampfaderbruch erfordert nur selten eine spezielle medizinische Behandlung, es sei denn, die Spermaproduktion wird beeinträchtigt oder Schwellungen und Schmerzen treten auf oder das Gefühl entsteht, daß sich etwas nach unten verlagert. Häufig bessert sich der Zustand der jungen Patienten nach der Heirat spontan. Doch sollten Schwellungen oder Knoten im Genitalbereich stets von einem Arzt untersucht werden.

Bei Krampfaderbruch ist allgemein anzuraten, daß der Patient für regelmäßigen Stuhlgang sorgt und chronische Verstopfung vermeidet. Dies verringert die Möglichkeit, daß der Darminhalt den Druck auf den linken Samenleiter verstärkt, was den Rücktransport des Blutes zum Herzen erschwert.

Nützlich ist auch, den Unterkörper mit kaltem Wasser zu waschen. Dadurch kontrahieren die Samenleiter, und der Blutandrang in den Venen wird verringert.

Durch Tragen eines Suspensoriums oder eines engen Slips kann man die störenden Symptome eines Krampfaderbruchs lindern.

Auch die folgenden Ratschläge mögen hilfreich sein. Nehmen Sie ein kaltes Bad, oder waschen Sie den Hodensack täglich mit kaltem Wasser. Die besten Heilübungen bei Krampfaderbruch sind diejenigen, die die Muskulatur der Bauchdecke stärken und die Blutzirkulation in der Beckenhöhle verbessern. Diese Übungen werden gewöhnlich in Rückenlage ausgeführt. Sie fördern nicht nur die Darmtätigkeit, sondern verringern auch den Blutandrang in den Venen der Beckenhöhle. So verhindern sie Verstopfung und lindern die Symptome des Krampfaderbruchs. Die Übungen aus dem Abschnitt über chronische Verstopfung (S.132) sowie Übungen zur Stärkung der Muskeln des Beckenbodens (S. 212) sind ebenfalls zur Behandlung des Krampfaderbruchs anzuraten.

Anstrengende Körperübungen hingegen sind nicht zu empfehlen. Langstreckenlauf, Gewichtheben, Fußball, Basketball und ähnliche Sportarten können zur Erweiterung der Venen und zur Verschlimmerung der Symptome führen.

Register

Abhärtung in kaltem Wasser, 78f., 120
Abhusten, 119f.
Acht Elegante Übungen, 37f.
Affen, Spiel des, 26
Alkoholkonsum und Gesundheit, 22
allergische Blutfleckenkrankheit, 108
Altersbeschwerden, 176
Analfissuren, 137
An das Tor des Lebens klopfen, 68
angeborene Herzfehler, 86
Angina pectoris, 91, 99
Angst, 48, 55, 68f., 141, 158
An Mu, 15, 54
Anmut durch *T'ai Chi*, 48
Anus heben, 138f.
Anusvorfall, 212
Appendizitis (Blinddarmentzündung), 135
Appetit, 73
Appetitlosigkeit, 156, 208
Arbeitsunfähigkeit, 156
Armtraining, 43
Arrhythmie, 86
Arteriosklerose (Arterienverkalkung), 47, 73, 89, 94f.
Arthritis, 77, 176
  der Schulter, 181
Asthma, 112f., 120
Atemfunktion, 111
Atemmuskulatur, 120
Atempause, 63
Atemsystem, 47, 110ff.
Atemübungen, 115f.
Atmung, 54
aufrechter Gang, 137, 207
aufsteigende Entzündungen der Geschlechtsorgane, 215
Aufstoßen, 135, 149
Augenakupunkturpunkte, 82, 157
Augenübungen, 81
Ausatemübung, 117f., 121
Autoabgase, 159
autonomes Nervensystem, 93

Bäder, 77ff.
  kalte, 78f.
Bänderflexibilität, 48
Bandscheibenschäden, 183
Bandscheibenvorfall, 161
Bandwürmer, 146
Bären, Spiel des, 24
Bauchatmung, 55, 115ff.
Bauchdecke, 136, 207, 213
Bauchdurchblutung, 46, 48, 79, 136
Bauchfellentzündung, 146
Bauchmassage, 135
Bauchmuskulatur, 55, 65, 136ff., 149, 208
Bauchschmerzen, 44, 135
  Diagnose, 145f.
Bechterewsche Krankheit, 179
Beckenabszesse, 208
Beckenbodenmuskulatur, 139, 208, 212ff.
Beckenbänder, Erschlaffung, 139, 149, 213
Beckendiaphragma (Muskeln des Beckenbodens), 212
Beckenhöhle, 28, 207, 220
  Durchblutung, 46
Beine, Stärkung, 45
Beinmassage, 193
Belastbarkeit, 99
Belastungs-EKG, 100
Benommenheit, 157
Benzingeruch, 159
Bewegungsapparat, Tonisierung, 176ff.
Bewegungsfähigkeit nach Kinderlähmung, 172
Bewegungskrankheit (Kinetose), 159f.
Bewegungsmangel, 132
Blähungen, 135, 149f.
Blasenausgang, 216
Blasenhals, 216
Blaseninkontinenz, 208
Blasenkatarrh, 216
Blasenmeridian, 146f.
Blasenmuskulatur, 212
Blutandrang
  im Kopf, 92
  in der Nase, 111
Blutdruck, systolischer, 90
Blutfleckenkrankheit (Purpura), 108
Bluthochdruck, 14, 47f., 54f., 64, 68f., 74, 89, 155
Blutzirkulation, 15, 45, 65
Blutzuckerspiegel, 142
Bohnen lesen (Übung), 46
Brand (Gangrän), 107
Brennen in der Harnröhre, 218
Bronchialasthma, 112, 119f.
Bronchialspasmen, 112f., 120
Bronchitis, 64, 69, 111f., 119f.
Brust, 205
Brustkorb, 43
Brustmassage, 119
Brustmuskulatur, 65, 110, 120, 196
Brustschmerzen, 91, 124f.
Bürgersche Krankheit, 107
Bursitis (Schleimbeutelentzündung), 181
Changsha (Ausgrabungen), 13
Ch'ao Yuen Fan (Arzt der Sui-Dynastie), 142
Cheng Ch'i (innere Energie), 54
Cheng-Ch'i (Akupunkturpunkt), 82
Ch'iang Chuang Kung (kräftigende Atmung), 60
Ch'ien chai cou, 49
Ch'i (Energie), 45
Ch'i hai (See des *Ch'i*), 138
Ching-Ming (Akupunkturpunkt), 82
Ch'i Kung, 14, 54ff.
Ch'i-Mangel, 107
Ch'ien Ming Men (das vordere Tor des Lebens), 68
Ching (Grundsubstanz), 46
Ching-Lo-Theorie, 45, 54
Chiu-Hou (Akupunkturpunkt), 82
Cholesterin, 73
Cholesterinablagerung, 99
Cholesterinspiegel, 86, 95, 99
Chong Men (Akupunkturpunkte), 215
chronisch aufsteigende Entzündung der Geschlechtsorgane, 208
chronische Herzerkrankungen, 87
chronische Krankheiten, Heilübungen, 15, 38, 48, 65, 69
chronische Müdigkeit, 156
chronische obstruktive Lungenkrankheit, 111f.
chronischer Durchfall, 137, 148
Chu Ping Yuan Hou («Über die Ursachen der Krankheiten»), 142

Dao Yin (Massage), 50
Damm, 140
Darmentzündung, 77
Darmkatarrh, 148
Darmtätigkeit, 64
Depression, 14, 48, 55, 68f., 144, 156f.
Diabetes, 142ff., 163
Dickdarmentzündung, 148ff.
Dienergefäß (Akupunkturmeridian), 44
Dosenhebeübung, 219
Dreifacher Erwärmer (Akupunkturmeridian), 37
Drei Rundungen (Stehposition), 60
Dünndarm, 148ff.
Duodenitis (Zwölffingerdarmgeschwür), 14, 55, 62, 68, 141
Durchblutung, 64, 69
Dysenterie (Durchfall), 146
Eidechsenübung (bei Wirbelsäulenverkrümmung), 198

Eisenmangel (bei Haarausfall), 83
Ejakulation
vorzeitige, 218
nächtliche, 44, 218
Embolie, 164
emotionale Störungen, zeitweilige, 158
Emphysem (Lungenblähung), 111 ff.
Enddarm, 212
Enteritis, chronische, 77, 148 ff.
Entspannende Atemübung, 59
Epilepsie bei Kindern, 171
Erbrechen, 135, 208
Erkältung, 111 ff.
Ernährung, 22
falsche, 107
Erschöpfungszustände, 156
Extrasystolen (Herzstolpern), 86
Extrauterinschwangerschaft, 208

Fadenblasen (Übung), 116
Fahrigkeit, 144
Fahrradfahrübung, 132, 291
Fang Sung Kung (entspannende Atmung), 59 ff.
Faust der Form und des Willens, 217
Fehlgeburt, 208
Feng Chih (Windiger See, Akupunkturpunkt), 43, 111
Fettablagerung, 73, 136, 154
Fettleibigkeit, 73, 85, 150
Fettreduktion durch Massage, 154
Fettstoffwechsel, 73
Fettverwertung im Körper, 99
Fibrin, 99, 125
Fibrinabbau, 73
Fibrinklumpen, 73
Fibrinthromben, 99
Fieber, 20
Fortpflanzungsorgane, Entzündungen, 210
Freistil-*T'ai-Chi*, 50
Freizeitaktivitäten, 15
Funktionelle Herzkrankheit, 86
Fußbehandlung, 45, 197
Fußbeschwerden, 197
Füße wärmen, 109
Fußtraining bei Lähmungen, 173

Gallenblasenerkrankung, 143 f.
Gallenblasenmeridian, 43
Gallensteine, 132, 143
Gangrän (Brand), 107
Gastroptosis (Magensenkung), 149
Gebärmutterhals, 214
Geburt, 207
Geburtsvorbereitung, 207
Gefäßkrämpfe, 91
Gehfähigkeit, 45
Gehirnerschütterung, 162 f.
Gehirnrinde, 48, 55, 158
Gehprogramm, systematisches (für Herzkranke), 88, 102 ff.
geistige Ruhe, 71
Gelenkentzündung, 161, 176
Gelenkflexibilität, 47 f.
Gelenkschmerzen, 176
Gelenkschwellungen, 177
Genitalbereich, Schwellungen, 220
Geschwüre, 55, 140 f.
Gleichgewichtssinn, 49, 160
Gliederflexibilität, 177
Gliederschwäche, 163
Glykogenverbrennung, 150
Goldfischübung, 218
graues Haar, 83
Großhirnrinde, Überaktivität der, 90, 141
Gymnastik, therapeutische, 13
gynäkologische Probleme, 146

Ha-Ku (Akupunkturpunkt), 147
Haarausfall, 83
Halswirbelsäule, 194 f.
Halswirbelsäulensyndrom, 195
Haltungskorrektur, 37, 196
Hämorrhoiden, 132, 137 ff., 150
Han-Dynastie, 23
Han hsiung pa pei (Rückendehnung), 49
Hände wärmen, 109
Händeschwingen, 69
Hau Ming Men (das rückwärtige Tor des Lebens), 68
Hautdurchblutung, 42, 79
Hauttemperatur, 109
Heilübungen, 12 ff.
Hemiplegie (einseitige Lähmung), 164
Hepatitis (Leberentzündung), 144 f.
Herz, 85
Herz-Kreislauf-Erkrankungen, 85, 110
Herz-Kreislaufsystem, 47, 72, 77
Herzfehler, angeborene, 86
Herzfrequenz, 89, 101
Herzfrequenz, maximale, 75, 99, 100 f.
Herzfunktion, 87
Herzinfarkt, 87, 98, 106 f.
Herzinsuffizienz, 87
Herzklappenerkrankungen, 87
Herzklappenfehler, 86
Herzklopfen, 45, 158
Herzrasen, 91
Herzrhythmusstörungen, 86, 89, 91
Herzschmerzen, 86
Herzschwäche, 87, 150
Herzstärkung, 28, 85
Herzstolpern, 86
Heuschnupfen, 121
Hexenschuß, 183
Hirnanhangdrüse, Funktionsstörung, 150
Hirschs, Spiel des, 27
Hohlkreuz, 37, 202
Hsing (die physische Gestalt), 49
Hsing I Chuan (Faust der Form und des Willens), 217
Hua To (Arzt), 13, 23
Hüftgelenke, Flexibilität, 179, 208
Hüftmuskeln, 173
Hüfttraining bei Lähmungen, 173
Hühnerbrust, 205
Husten, chronischer, 140
Hyperlipedämie (zu hoher Blutfettspiegel), 74

Iliosakralgelenk (am Kreuzbein), 176
Immunkräfte, 77
Innenohr, 159
innere Kräftigung, 151 f.
Insulinverbrauch, 142
Ischias, 161 f.
ischiatische Neuritis (Entzündung des Ischiasnervs), 161

Jen Mo (Dienergefäß, Akupunkturmeridian), 44
Ju ching (Zustand geistiger Ruhe), 55, 57, 59

Kältegefühle (in Händen und Füßen), 109
Kahlköpfigkeit, 83
Kaiserschnitt, 210
Kapillargefäßerweiterung, 90
Kardiomyopathie, 87
Kinderlähmung, 156, 172 f.
Kinetose (Seekrankheit), 156, 159 f.
Knie, 190 f.
Knie, Flexibilität, 179
Kniegelenke, 176, 193
Kniescheibe, 191
Knieüberlastung, 190 ff.
Knieverletzung, 190 f.
Knochen, 47, 176 ff.
Knochenerkrankungen, 29
Knochen- und Gelenkentzündung, 161
Kolitis (Dickdarmentzündung), 148
kollateraler Kreislauf, 99
Kondition, 47, 69
Kontraktilität der Arterien, 90
Konzentrationsschwierigkeiten, 163
Koordinationstraining, 48
Kopfhautmassage, 54
Kopfschmerzen, 43, 157 f., 167
Kopfverletzungen, 162
Koronararterien, 95
Koronarerkrankungen, 85, 87, 94, 97 f., 102, 104 f., 155
Körperbalance, 49
Körperhaltung, 54
körperliche Aktivität bzw. Inaktivität, 90, 156

Körpertemperatur, Regulationssystem, 77, 79
Kortex (Gehirnrinde), 55, 141
Kraft, innere, 151
Kräftigende Atmung, 60
Krampfaderbruch, 219
Krampfadern, 216
Kreuzbeinregion, 176, 193
Kuan-Yuan (Akupunkturpunkt), 215
Kuang Po Tsao (chinesische Morgengymnastik), 120, 129
Kung Fu, 54
Kurzatmigkeit, 88, 98, 112
Kurzsichtigkeit, 81 f.

Lähmungen, 164 ff.
Laufen, 72 ff.
Leberentzündung, 143
Lebermeridian, 44
Leistenmuskelzerrung, 45
Leistungsfähigkeit, 79
Lendenmuskeln, 183, 186
  Zerrung, 188
Lendenschmerzen, 183, 186
Lendenwirbelsäule, 202
Lenkergefäß (Akupunkturmeridian), 45
Levator-ani-Muskel, 212 f.
Li Shou (Schwingen der Hände), 69
Lipometabolismus (Fettstoffwechsel), 73
Lordose (Vorwärtskrümmung der Wirbelsäule), 183, 202 f.
Luftbäder, 80
Luftwege, 112
Lumbago (Hexenschuß), 183
Lungen, 28, 112 ff., 119
Lungenblähung, 112
Lungenbläschen, 112
Lungenemphysem, 119
Lungenentzündung, 110 ff.
Lungentuberkulose, 128 ff.
Lymphkreislauf, 15

Magen, 37
Magen-Darmtrakt, 48, 55, 68 f., 132, 137, 140
Magengeschwür, 14, 55, 68, 132, 141
Magenreizung, 140
Magensenkung, 140, 149
Massage, 54
Mastdarm, 137
Mastdarmvorfall, 139 f.
Mattigkeit, 163
Maximale Herzfrequenz, 99, 100 f.
Medikamente, 21
Menopause, 208
Menstruation, 146
Menstruationsbeschwerden, 208, 210, 213
Milz, 37, 136
Ming-Men (Akupunkturpunkt), 68
Mittelohr, 159
Morbus Bechterew, 179
Munddurchblutung, 42
Muskeln, 47, 176 ff.
Muskelschmerzen, 176
Muskelstärkung, 29
Muskeltonus, 48, 74
Muskelzerrungen, 183
Mütter, körperlich aktive und inaktive, 208
Muttermundring, 213

Nacken, 194 f.
Nackenschmerzen, 194
Nackensteifheit, 43
Nahrungsaufnahme, 55
Nase, 111
Nasenrückenmassage, 111
Naturbäder, 15
Nei Ching (Werke über innere Medizin), 13
Nei Chuang Kung (Übung zur inneren Kräftigung), 151 f.
Nei Yang Kung (innerlich nährende Atmung), 62 ff.
Nervensystem, 47, 54, 74, 90, 156 ff.
Nervosität, 141
Neuritis, ischiatische, 161
Neurose, 158
neurovaskuläres System, 74
Niederkunft, 208
Nierenkrankheiten, 210
Nierenmeridian, 45
Nierenstärkung, 28, 37, 219
Nierenstörungen, 47

Oberschenkelarterie, 215
Oberschenkelstärkung (bei Lähmungen), 173
Oberschenkeltraining, 44
Oberschenkelvibrieren (Übung), 218
Ohr, 159
Ohrenentzündungen, 121
Ohrsummen, 91
Osteoarthritis (Knochen- und Gelenkentzündung), 161

Pai-Hui (Akupunkturpunkt), 83
Pa Kua Ch'ang (Handteller der Acht Diagramme), 160, 217
parasympathisches System, 93
Pa Tuan Chin (die Acht Eleganten Übungen), 37 ff.
Perineum (Damm), 140
Pfortaderdruck, Anstieg, 137
physische Belastbarkeit, 99
Plattfüße, 197 f.
Polio, 172
Primäre Vitalenergie, 55
Prostatitis (Prostataentzündung), 217
Pseudomyopie (Pseudokurzsichtigkeit), 81 f.
Punktmassage, 141
Purpura (Blutfleckenkrankheit), 108

Querschnittlähmung, 167 ff.

Rachitis, 77, 199, 205
Radfahrübung, 132, 219
Rauchen, 22, 86
Raucherbein, 107
Regelstörungen, 208
Reisekrankheit, 159
Reisen, 158
Reizbarkeit, 157
Reizbarkeit des sympathischen Nervensystems, 90, 141
Rektumvorfall, 212
Retroflexion des Uterus, 210, 214
rheumatoide Arthritis, 177 ff.
Rippenfellentzündung, 110, 125 ff.
Rollstuhlfahrer, 170
Rückenmarksentzündung, 169
Rückenmarksschädigung, 167
Rückenmuskeln, 44, 183, 202
Rückenschmerzen (Ursache Urogenitalbereich), 213
Rückenschmerzen, 194, 214
Rückfluß des venösen Bluts, 137, 207
Ruderübung, 46
Rundrücken, 37, 204

Samenbläschen, 217
Samenerguß, nächtlicher, 218
Samenleiter, 219
San Chiu (Dreifacher Erwärmer, Akupunkturmeridian), 37
Sauerstoffbedarf des Herzens, 99
Schilddrüse, Funktionsstörung, 150
Schlaf, 69
Schläfenschmerzen, 158
Schlaflosigkeit, 45, 144, 156, 158 f.
Schlafstörungen, 86
Schleimauswurf, 112
Schleimbeutelentzündung, 181
Schließen des Tores (Übung), 140
Schließmuskelerschlaffung, 140
Schlüsselbeinbereich, 43
Schulter, arthritische, 181
Schulterblatt, 196
Schultergelenke, arthritische, 43
Schultern, Bewegungsfähigkeit, 14, 178
Schultern, gefrorene, 181
Schultern, runde, 196
Schulterschmerzen, 194
Schwangerschaft, 207
Schwangerschaftsgymnastik, 208
Schwellungen im Genitalbereich, 220

Schwerkraftzentrum
Stabilisierung, 49
Verlagerung, 136, 210
Schwindelgefühle, 43, 89, 163
Seekrankheit, 156
Selbstheilung, 21 f.
Selbsthilfetherapie, 19
Selbstmassage für Nieren und Taille, 219
Sehnenentzündung, 181
Seniorenübungen, 37
Senkfüße, 197 f.
Sexualorgane, 208
Shen Ch'i (Nierenenergie), 45
Shen-Yu (Akupunkturpunkte), 44, 54
Shi Erh Tuan Chin (die Zwölf Eleganten Übungen), 42 ff.
Shih Men (Steintor, Akupunkturpunkt), 44
Shun-San (Akupunkturpunkt), 146 f.
Shun Shi (Nierenstörungen), 47
Silbensprechübung (Ausatmen), 121
Silikose (Staublunge), 122 f.
sitzende Tätigkeit, 200
Sitzschäden, 200
Skoliose (seitliche Wirbelsäulenverkrümmung), 199
Sonnenbäder, 77 ff.
Spiel der Fünf Tiere, 23 ff.
Sprossenwandübungen, 200 f.
Sprudelnde Quelle (Akupunkturpunkt), 44, 109
Staublunge, 122 f.
Steigbügelübung, 192
Steintor (Akupunkturpunkt), 44
Steißbein, 28
Stimmungsschwankungen, 158
Stoffwechselstörungen, 181, 207
Strahlung, ultraviolette, 77
Streß, psychischer, 156
Strohhalmübung, 116
Ssu-Chu-K'ang (Akupunkturpunkt), 82
Ssu-Pai (Akupunkturpunkt), 82
Sternum (Brustbein), 205
Sui-Dynastie, 142
Sun-Yat-Sun-Schule für Medizin, 103
Suspensorium, 220
Sympathisches Nervensystem, Beruhigung, 93
systematisches Gehprogramm für Herzkranke, 88, 102 ff.
systolischer Blutdruck, 90
Tachykardie (Herzrasen), 91
T'ai Chi Ch'uan, 46 ff.
T'ai-Chi-Form (erster Teil), 51 ff.
T'ai Chi mit dem Stab, 65 ff.
Taillenmassage, 54
Taillenstärkung, 28, 37, 219
Taillentraining, 28, 44, 45 f., 48, 68
T'ai-Yang (Akupunkturpunkt), 82
Ta Na, 13
T'an Yao, 13
Tao Yin (psycho-physiologische Übungen), 13
Tan T'ien (Zinnoberfeld), 24, 44, 62, 68
Taubheitsgefühle in den Gliedmaßen, 107
tausend Verschreibungen, das Buch der, 13, 109
Temperaturtoleranz, 79
Tendinitis (Sehnenentzündung), 181
Therapeutische Gymnastik, 13
Thromboangitis obliterans (Bürgersche Krankheit), 107
thrombozytopenische Blutfleckenkrankheit, 108
Thrombose, 164
T'ien-Yin (Akupunkturpunkt), 82
Tigers, Spiel des, 24
Tonsilitis (Mandelentzündung), 205
Tor des Lebens, 68 f.
Tracheitis (Luftröhrenentzündung), 113, 119
Tsa Fu Pei (An das Tor des Lebens klopfen), 68 f.
Tsan-Chu (Akupunkturpunkt), 82
Tsien Chin Fang (Buch der tausend Verschreibungen), 13, 109
Tsu San Li (Akupunkturpunkt), 146 f.
Tuberkulose, 122, 128 ff.
Tu Mo (Lenkergefäß, Akupunkturmeridian), 45
Tumore, 137, 208
T'ung-Tzu-Chiao (Akupunkturpunkt), 82

Übelkeit, 135, 208
Überaktivität der Großhirnrinde, 90
Überarbeitung, 79, 156
Übergewicht, 73, 136, 150, 154
Übung des höchsten Prinzips, 47
Übungsfahrrad, 14
Übungsintensität, optimale, 99
Übungstherapie, 14
ultraviolette Strahlung, 77
unregelmäßiger Herzschlag, 88
Untergewicht, 56
Unterrückenschmerzen, 28, 44, 183
Urin-Inkontinenz, 212
Urinvolumen, tägliches, 142
Urogenitalsystem, 207
Uteruskippung, 210
Uterusvorfall, 207, 210, 213
Vaginamuskulatur, 212
Vaginavorfall, 207
Vagus, 90
Varikozele (Krampfaderbruch), 219
vasomotorisches Zentrum, 90
Venenblockaden, 73
Venenventile, 137
Verdauung, Anregung, 42, 47, 55, 65, 69, 73, 79, 132 ff.
Verdauungsstörungen, 44, 68, 149
Verstopfung, auch chronische, 55 f., 62, 150
Verwertung der Fette, 99
Vesikulitis (Samenbläschenentzündung), 217
Vestibularapparat (Gleichgewichtsorgan im Ohr), 159
Vierpunkt-Gehsequenz (bei Lähmungen), 169
Vitalkapazität, 110
Vogels, Spiel des, 28

Wärmen kalter Hände und Füße, 109
Wang Shou (Arzt der T'ang Dynastie), 142
Wasserlassen, Schmerzen, 216
Wassertherapie, 78 f., 120, 133
Wedelübung, 219
Wei Chuan (Akupunkturpunkt), 146 f.
Widerstandskraft, 69
Wirbelsäulenschäden, 156, 179
Wirbelsäulenflexibilität, 44
Wirbelsäulenverkrümmung, 184, 198 f.
Wirbelsäulenverschleiß, 179
Wu Chin Hsi (Spiel der Fünf Tiere), 23 ff.

Yi (Konzentration), 49, 62
Yi Chin Ching, 28 ff.
Yin Shen, 54, 111
Yuan Ch'i (innere Energie), 130
Yua-yao (Akupunkturpunkt), 82
Yuen Ch'i (primäre Lebensenergie), 46, 54 f., 157
Yung Chuan (Sprudelnde Quelle, Akupunkturpunkte), 44, 45, 54, 158 f.

Zahnerkrankungen, 42
Zahnfleischerkrankungen, 42
Zerstreutheit, 157
Zinnoberfeld (*Tan Tien*), 24
Zirrhose, 137
Zwerchfell, 115, 120, 208
Zwischenwirbelscheiben, 195
Zwölf Elegante Übungen, 42 ff.
Zwölffingerdarmgeschwüre, 14, 55, 62, 68, 141
Zystitis (Blasenkatarrh), 216